Collection « Clinique du travail »
dirigée par Yves Clot et Dominique Lhuilier

La collection accueille et valorise des travaux relatifs à la problématique « subjectivité et travail », dans une perspective pluridisciplinaire en articulation avec les préoccupations et les demandes sociales émanant des situations de travail. Le fondement commun de ces perspectives et de la collection est la priorité accordée aux situations réelles et concrètes de travail et à la visée de transformations de celles-ci.

DÉJÀ PARUS

Damien Collard
Le travail au-delà de l'évaluation

Sous la direction de
Gilles Amado, Jean-Philippe Bouillaud,
Dominique Lhuilier, Anne-Lise Ulmann
La créativité au travail

Voir la collection complète en fin d'ouvrage

Agir en clinique du travail

DES MÊMES AUTEURS :

Perspectives en clinique du travail, érès, 2015.

Travail et santé, érès, 2010.

Yves Clot a publié :

Le travail à cœur : pour en finir avec les risques psychosociaux, La Découverte, 2010.

Travail et pouvoir d'agir, PUF, 2008.

La fonction psychologique du travail, PUF, 1999.

Dominique Lhuilier a publié :

Qualité du travail, qualité au travail, Octares, 2014.

Cliniques du travail, érès, 2006.

Placardisés. Des exclus dans l'entreprise, Le Seuil, 2002.

Le choc carcéral. Survivre en prison (avec A. Lemiszewska), Bayard, 2001.

La prison en changement, érès, 2000.

Sous la direction de

Yves Clot

Dominique Lhuillier

Agir en clinique du travail

Clinique du travail

érès

Cet ouvrage a été éloboré à la suite du colloque sur la clinique du travail organisé par la chaire de psychologie du travail du CNAM en 2008.

Conception de la couverture :
Anne Hébert

ISBN : 978-2-7492-1172-5
CF – 1500/TCD

33, avenue Marcel-Dassault, 31500 Toulouse
www.editions-eres.com

Introduction

Yves Clot, Dominique Lhuilier

Le projet de cet ouvrage est de réunir les différentes orientations qui composent la clinique du travail pour en poursuivre le développement.

Poursuivre parce que son histoire a commencé bien avant, sans doute dans la psychopathologie du travail et les travaux de ses fondateurs, dans ceux aussi de la psychothérapie institutionnelle, ou encore dans l'ergonomie francophone et la psychologie du travail depuis la transformation de son paradigme, du travail défini par ses conditions à l'analyse du travail comme processus.

Poursuivre parce que des occasions de rencontres, de débats, d'échanges conceptuels et méthodologiques ont marqué cette histoire en construction. Elle reste pourtant toujours exposée aux risques de la segmentation disciplinaire et professionnelle, de la division du travail entre théoriciens et praticiens, aux risques du dogme qui confond vérité et certitude, ou à ceux de l'invalidation-disqualification souvent plus alimentés par d'autres enjeux que d'authentiques disputes scientifiques.

La clinique du travail n'est pas une école, une théorie, mais elle pourrait être, si on prend soin de son développement, une ressource et un instrument pour l'action en milieu de travail.

Action dont les enjeux sont à la mesure des transformations du travail, y compris du traitement social de cette question devenue objet à la fois de préoccupations croissantes et de dénis persistants, entre sortie de l'ombre et travestissements ou dévoiements, que ceux-ci prennent la forme d'échelles de mesure du « bien-être au travail », de guides de « bonnes pratiques », ou d'incantations au travailler plus et plus longtemps ou au travailler moins pour s'affranchir.

La qualité et la richesse des débats tiennent sans doute à la diversité des orientations réunies à cette occasion : psychodynamique du travail, clinique de l'activité, mais aussi psychologie sociale clinique, clinique médicale du travail, ergonomie, et encore philosophie, sociologie, anthropologie, et bien sûr professionnels de l'intervention, de la consultation...

Aussi, dans le prolongement de cette initiative, nous avons voulu construire les traces de ces travaux afin de faire de la publication de deux ouvrages, des outils au service de la poursuite des dialogues engagés.

Deux ouvrages organisés autour de deux problématiques centrales en clinique du travail. Le premier traite de la signification des liaisons entre subjectivité, santé et travail. Le deuxième, celui-ci, s'attache à la question de l'action en clinique du travail.

Car la clinique ne peut se réduire à des observations, des analyses – aussi fines soient-elles – de « cas » individuels et/ou de situations de travail. Elle n'est pas réductible au diagnostic élaboré par un expert « au chevet du lit du malade », que ce dernier soit un des « blessés » des combats qui se mènent dans le monde industrieux, ou une unité de travail « en crise ». La clinique est action de transformation. Elle est aussi production de connaissances. S'ouvrent alors nombre d'interrogations, qui sont autant de questions de métier pour le clinicien du travail, mais dont la portée dépasse ce courant et ses différentes composantes.

Comment s'articulent, se différencient, s'alimentent réciproquement ces deux projets en acte : l'action et le savoir, l'intervention et l'élaboration de connaissances ? Y a-t-il là deux types d'activités, deux temps à différencier, ou convient-il de préciser leur trait d'union ? S'il ne s'agit pas ici de concevoir l'action comme ensemble de préconisations issues de connaissances scientifiques, sorte de science appliquée nourrie de démarche hypothético-déductive, reste à définir les savoirs qui sont construits dans l'action, à partir de l'action. Savoirs d'expérience, savoirs de métiers, savoirs d'action, savoirs théoriques, savoirs co-construits avec les sujets dans les situations d'intervention..., leurs différenciations et leurs liaisons méritent d'être discutées et précisées. Non pas pour d'infinis débats d'école mais pour analyser notre propre activité, et ce dans ses différentes dimensions : celle de la construction des dispositifs et des démarches d'action, celles des représentations et des savoirs mobilisés lors de la rencontre entre intervenants et professionnels, celle de la confrontation au réel et ses inattendus, celle de l'implication et de l'affectation de l'intervenant comme de ses partenaires dans cette coproduction, celle de la portée et des usages de ces différents savoirs dans et hors du temps de l'intervention. Pour préciser les dimensions techniques, méthodologiques, éthiques et politiques de nos activités, dans leur double visée.

Une autre entrée dans cette problématique consiste à s'interroger sur ce que l'on transforme dans l'intervention, et plus globalement dans l'action en milieu de travail : des représentations, des savoirs, des concepts, des affects, des artefacts, des discours ? Transformations en somme des manières de faire, de penser et de dire des professionnels avec qui nous travaillons, ou de tous ceux qui sont engagés dans l'aventure, cliniciens du travail compris ?

Dans le prolongement de ces questions et en articulation avec elles, ont été retenus ici trois objets essentiels de nos activités : l'organisation du travail, le collectif et le métier. Il s'agit là de clarifier ces notions mais aussi de mesurer les implicites contenus dans leurs usages, d'identifier leurs fonctions respectives sur le plan des processus de transformation comme sur celui des constructions théoriques.

Saisir l'organisation du travail comme un objet de travail, aussi bien pour l'ensemble des acteurs (prescripteurs comme opérateurs) que pour les cliniciens du travail (quelle organisation de notre propre travail ?), permet de se dégager de la naturalisation des systèmes et dispositifs organisationnels, d'une représentation de l'organisation comme donnée en occultant le créé, ou comme instituée, sans instituant. Il s'agit alors de tenir ensemble deux perspectives : celle du travail d'organisation de la production et celle du travail d'organisation du développement.

Quelles sont ici les fonctions des collectifs de travail et des métiers ? Groupes d'appartenance, de référence, définis par la co-activité, la coopération, la production de règles, de repères partagés, par une histoire commune à faire vivre pour qu'elle puisse devenir un instrument d'action ? Contact social avec soi-même pour des travailleurs appelés à prendre de plus en plus de responsabilités personnelles ?

Si les cliniciens du travail ont en partage la reconnaissance de la fonction du travail dans la vie subjective et le lien social, s'ils accordent une place essentielle à l'analyse du travail, ils ne peuvent se dérober à l'analyse de leur propre travail et à l'entretien des conditions qui la permettent. Cette analyse passe par le débat de chacun avec lui-même et avec les autres, pour déconstruire les discours convenus comme des concepts, pour se mesurer avec le réel, ses surprises, ses butées comme ses possibles. Pour préserver la vitalité de nos propres métiers. On trouvera dans cet ouvrage l'exemple d'un effort fait ensemble pour y parvenir.

I
Actions de transformation et production de connaissances

Pourquoi l'activité dans la clinique du travail ?

Yves Clot

En annonçant que l'on va aborder le problème de la clinique du travail et même de la clinique « tout court » par *l'activité*, on peut surprendre. En effet, qui dit clinique dit le plus souvent subjectivité. C'est l'habitude. Qui dit subjectivité dit ensuite psychanalyse. Et qui dit psychanalyse dit Freud d'abord. Dans ces conditions, dire « activité » pour parler clinique a des effets et des conséquences dont toutes ne sont sûrement pas présentement prévisibles.

On va pourtant essayer d'« entrer » dans la clinique par l'activité. Le faire, c'est d'abord, bien sûr, convoquer les usages de l'ergonomie, mais c'est surtout entraîner avec soi un cortège d'auteurs de la lignée des grands Russes des années vingt : Vygotski (1997, 2003, 2005 ; Clot, 1999*a*), Bakhtine (1984), Léontiev (1976, 1984), Luria (1995) et Rubinstein (2007), pour ne citer qu'eux. *A priori*, le contraire de la subjectivité en quelque sorte. C'est pourtant cette idée convenue que je voudrais discuter ici. Avec un seul exemple, parmi d'autres, un des auteurs qui est allé à la subjectivité par le détour de l'activité, convaincu alors que l'accès à la subjectivité ne pouvait se faire en ligne droite.

L'activité comme trait d'union

Celui dont je veux parler maintenant et à qui je souhaite rendre hommage afin que son rôle soit plus justement reconnu en clinique du travail est curieusement un psychiatre. Un psychiatre parmi les grands, de la trempe des Le Guillant, Sivadon, Daumezon (Billiard, 2001). De Le Guillant, j'ai souvent commenté les textes pour les méditer devant les difficultés rencontrées dans l'exercice de notre métier, l'analyse du travail (Le Guillant, 2006). Mais, paradoxalement, j'ai moins su tirer jusqu'ici les leçons pour notre propre discipline [1], du travail de F. Tosquelles. Et pourtant, sans connaître les grands Russes et en citant la psychiatrie allemande, il a donné très tôt ses lettres de noblesse à l'activité pratique comme ressort de la vie mentale [2].

Il a commencé par le bon bout, par une critique d'une conception fétichiste de l'activité. On nous permettra de le citer ici : il y a un risque, écrit-il, « de voir se faufiler derrière ce joli mot d'activité une distorsion et un contresens très graves [...]. En effet, il ne faut pas confondre le concept d'activité avec la simple prestation de mouvements, voire d'efforts consentants d'application et d'endurance, soumis au désir du maître d'école ou du maître d'œuvre [...]. Activité veut dire activité propre : activité qui part et s'enracine dans le sujet actif pour s'épanouir le cas échéant, dans un contexte social » (Tosquelles, 2009, p. 47). En concluant que le « simple affairement » apparent n'est pas forcément synonyme d'activité psychologique, Tosquelles nous a mis très clairement en garde contre les « conceptions myopes du

1. Cette conférence datant de mai 2008, on trouvera une reprise approfondie de la question dans la postface à la réédition de l'ouvrage classique de Tosquelles, *Le travail thérapeutique en psychiatrie* (2009).

2. Delion a redit récemment combien l'activité chez le patient pouvait ouvrir sur « un pan de sa psychopathologie que la clinique du sujet couché ne pouvait dévoiler » (Delion, 2009, p. 10).

travail en tant qu'exercice musculaire, ou même en temps que production d'objets » (2009, p. 79). On le suivra sans problème dans sa distinction tranchée entre affairement et activité. Comme il l'écrit, la « bougeotte » – cette agitation opératoire – est le contraire de l'activité. Cette dernière n'est rien d'autre que la conversion par les hommes du milieu « naturel » en « monde ». L'homme ne s'adapte pas ; ou plutôt, il ne s'adapte qu'en adaptant le monde autour de lui pour le faire sien. Sans cette possibilité de travailler à construire son monde avec les autres hommes dans lequel il « se fera homme », il ne s'humanise plus[3]. Il est alors soumis à la loi zoologique du « s'adapter ou périr », dilemme propre aux seules espèces animales (2009, p. 37-39). Son originalité psychique disparaît. Telle est l'épistémologie commune de l'activité que Tosquelles et la tradition russe mobilisent ensemble sans le savoir (Léontiev, 1976). Elle est leur trait d'union même si, bien sûr, ces épistémologies sont loin de converger complètement et durablement.

L'activité jusque dans la maladie

Tout est là : qu'elle soit pratique ou psychique, visible ou invisible, l'activité n'est jamais déterminée mécaniquement par son contexte. Elle le métamorphose. Pour le meilleur et pour le pire, elle affranchit le sujet des dépendances de la situation concrète et se subordonne le contexte en question. Dans le champ du travail – mais bien au-delà aussi –, l'objet de l'activité, loin d'être la seule tâche à accomplir, c'est même cette subordination. L'acti-

3. Tosquelles, d'ailleurs, « envisage la folie en tant qu'événement dans le processus d'humanisation » (2009, p. 66), « occasionnellement en échec chez nos malades », écrit-il (2009, p. 39). On remarquera que la sous-estimation par Freud de cette dimension de l'humanisation dans ce qu'il appelle le *Kulturarbeit* est justement l'objection que lui font les psychanalystes aujourd'hui proches de Nathalie Zaltzman (Zaltzman, 2007, p. 24).

vité n'existe dans un contexte qu'en produisant du contexte pour exister. Car les femmes et les hommes ne vivent pas dans un contexte, mais doivent produire du contexte pour vivre. C'est bien là l'équivoque d'ailleurs. Là où réside la possibilité est aussi le risque. Car rien ne garantit à l'avance que cette métamorphose et cette subordination vitales pour eux, grâce à laquelle ils cherchent à apprivoiser la réalité, ne se retournent pas contre eux. C'est bien sûr vrai au plan social. Les « artifices » qu'ils produisent peuvent devenir les instruments d'un vrai « calvaire » (Tosquelles, 2009, p. 39). Mais c'est vrai aussi au plan psychique. S'affranchir des dépendances de la situation concrète peut aussi virer à la maladie.

L'activité fait l'épreuve pratique d'objets ou de relations avec autrui qui lui résistent, qui la dévient, qui l'affectent de toute façon. C'est même au cours de cette activité extérieure que le cercle des processus psychiques s'ouvre au réel qui y fait irruption, selon la jolie formule de Léontiev (1984). Mais ces épreuves ont, dès lors, deux destins possibles. Vivre, c'est pouvoir développer les objets, les destinataires et les instruments de son activité en affectant le monde par son initiative. Quand, à l'inverse, les choses se mettent à avoir entre elles, dans ce monde, des rapports systématiquement indépendants de mon initiative, au mieux, j'y survis. Mon monde se rétrécit. Il redevient simple milieu.

Mais l'activité se trouve alors désaffectée, comme déliée des autres et de moi-même. Dans ce cas, on le sait, on agit sans se sentir actif. Et cette désaffection diminue le sujet, le déréalise en amputant son pouvoir d'agir (Clot, 2008*a*). Car le cercle des processus psychiques se referme sur lui-même et ils deviennent intransformables, incarcérés, privés de la plasticité fonctionnelle que seules les convocations du réel garantissent : réel amorphe, sujet atone. De cette nécrose du réel, on peut « en faire une maladie », comme le dit bien le langage populaire. Mais la maladie peut alors être regardée comme la seule activité qui reste possible pour celui qui la « fait ». On peut la voir comme une paradoxale et dangereuse métamorphose du contexte vital, une manière risquée de s'affranchir des dépendances de la situation concrète ; comme une tentative désespérée de domestiquer un contexte qui rend « la vie impossible ».

La maladie doit donc être aussi envisagée comme une création morbide. L'activité s'engage alors, sans aucunement disparaître, dans une déviation qui tombe en impasse, bifurque sur des circuits centripètes qui dissipent l'énergie subjective. Elle prive en retour de cette énergie les mouvements centrifuges du rapport au réel. Le développement de l'activité du sujet est pris au piège d'une enveloppe qui la protège en la stérilisant. On peut donc penser que l'objet même d'une clinique, au-delà de la clinique du travail, c'est l'activité confisquée par la maladie et qu'il faut lui disputer. Non pas la maladie comme telle, mais l'activité du ou des sujets, recluse dans la maladie. On comprend bien alors que G. Le Blanc ait pu définir la clinique par une sorte de bienveillance dans le travail de restauration des capacités créatrices des sujets (Le Blanc, 2007, 2009). Mais cette bienveillance mérite pourtant qu'on s'y arrête un instant.

Disputer l'activité à la maladie

On le fera encore avec Tosquelles. Il y avait à Saint Alban en Lozère, dans ce drôle d'hôpital psychiatrique, un journal intérieur reprographié. Son nom était le *Trait d'union*. Dans ce journal, entre 1950 et 1962, Tosquelles a écrit très régulièrement des billets adressés à tous, au personnel comme aux malades, de petits articles d'une page ou deux qui ont la simplicité de la vraie profondeur. Le journal conserve la trace d'une posture clinique où la bienveillance est le contraire de ce qu'on pourrait désigner comme une complaisance suspecte à l'égard de la maladie et des malades. Leur plainte n'est jamais prise à la lettre, et leur activité responsable est toujours sollicitée. En 1951, le vendredi 16 mars, notre auteur parle aux malades ainsi :

« On se dit souvent : seulement à moi m'arrivent des choses pareilles. C'est mon malheur. C'est mon destin particulier. Je suis comme je suis ; on ne peut pas me comprendre. Je suis le seul à savoir l'amertume ou la profondeur de mes maux. Et après avoir bien tourné dans la tête des idées semblables, on s'isole, on s'enferme dans sa bulle, on boude les autres, on devient timide, maussade. Dans le meilleur des cas, on vit parmi les autres, sans les regarder, sans participer à leur vie, sans les reconnaître comme des frères. Dans d'autres cas peut-être plus malheureux, cette façon de se sentir soi-même irréductiblement différent des autres se transforme peu à peu en une erreur bien plus lourde de conséquences. On se dit : ils m'abandonnent, ils sont méchants, ils sont jaloux. Ils m'en veulent. Dès lors, on se défend, on se méfie, on éprouve de la haine. Cependant, si vous saviez écouter, si vous ne vous isoliez pas à la moindre occasion ou excuse, si vous vouliez regarder les autres, malades ou non, tout autour de vous, vous apprendriez dans leurs aveux que tous les humains ont les mêmes problèmes. Au fond, on n'est pas si différent que ça les uns des autres. Alors vous prendriez conscience d'une certaine tricherie que vous vous êtes jouée à vous-même. Vous vous êtes isolé des autres, peut-être pour avoir raison lorsque vous prévoyez de crier au désespoir, au milieu du drame qui nous guette, je suis seul. Et si vous saviez écouter les autres, il vous apparaîtrait clair comme le jour qu'il est toujours possible de se débarrasser de ces "mauvais fondements" [...]. Il n'y a qu'à suivre l'exemple de ce simple et brave Pendariès lorsqu'il disait à Sains, au début de la pastorale de Noël : "Moi je retourne avec les hommes. Un homme parmi les hommes ; ni plus ni moins" » (Tosquelles, 1951).

Ce petit billet du psychiatre catalan est sans doute l'esprit même de son travail : une clinique d'une civilité extrême et pourtant sans complaisance. Elle est tout entière tournée contre la propension chez le malade à mettre le contexte de sa vie au service de la maladie. Celle-ci lui sert alors paradoxalement de refuge incertain et fascinant et peut devenir « une drogue dure dont il faut toujours davantage augmenter les doses et dont il est impossible de se sevrer tout seul », pour reprendre les mots de Zaltzman (1998, p. 80). Tosquelles, en proposant aux malades internés de revenir prendre leur place parmi les hommes, ne compte pas benoîtement sur la bonne volonté ou sur le sursaut d'un héros psychique. C'est le contraire : il connaît les risques à prendre par le malade pour le renoncement qu'il lui propose. Retourner avec les autres c'est le déplaisir assuré des retrouvailles avec les conflits du réel que la maladie « contient ». Et ce, éventuellement mais sans garantie, pour leur trouver un autre destin. Son travail clinique, il le voit comme une lutte à l'issue indécidable à l'avance entre ce nouveau destin possible, le risque qui s'y attache, et la tentation inverse : cette aimantation dangereuse qui pousse à substituer à la tâche de vivre les buts fictifs et éreintants de la maladie psychique. Chez le patient, il veut toujours voir l'activité qui hésite – si peu que ce soit – à regagner le cours possible de la vie commune. Car se donner la peine de vivre ne peut jamais se faire seul.

Soigner l'humanisation

Point décisif, ce renoncement à l'autarcie du soi, à ce solo du moi qu'il définit comme une certaine « tricherie avec soi-même », il en trouve les ressorts non pas dans la seule aide qu'on doit bien sûr apporter au malade mais dans l'effort qu'on lui demande pour domestiquer l'hôpital, avec l'hôpital, contre l'hôpital et au-delà de l'hôpital. C'est à un retournement de la prise en charge que procède Tosquelles. La prise en charge du patient par l'hôpital a tout à gagner de la prise en charge de l'hôpital par le malade. L'ergothérapie de Tosquelles est une drôle d'ergothérapie quand on la regarde d'aujourd'hui : le contraire même du traitement des symptômes par la laborieuse occupation du malade. Le contraire d'un usage narcotique du travail. Il écrit : « Il ne s'agit pas de faire travailler les malades pour diminuer tel symptôme ou tel autre. Il s'agit de faire travailler les malades et le personnel soignant, pour soigner l'institution : pour que l'institution et les soignants saisissent sur le vif que les malades sont des êtres humains, toujours responsables de ce qu'ils font, ce qui ne peut être mis en évidence qu'à condition de faire quelque chose » (2009, p. 79).

Faire quelque chose ici, c'est soigner l'hôpital et le transformer en sur-destinataire de l'effort consenti. Non qu'il faille relâcher l'attention dans les soins apportés au malade. P. Delion a montré quel clinicien était Tosquelles de ce point de vue (Delion, 2007, p. 306). Mais il y a autre chose, quelque chose comme une recatégorisation du concept de soin. Prendre soin de l'hôpital, c'est le maintenir en état d'accueillir l'initiative du malade et, mieux encore, de faire de cette initiative une institution susceptible de supporter le processus d'humanisation mentionnée ci-dessus. C'est là ce que Tosquelles appelle ergothérapie. Ce soin singulier qui fait de l'hôpital, contre vents et marrées, l'objet de l'activité des malades et des soignants est un renversement clinique majeur. Car ici la solitude n'est pas rompue par la seule présence des autres. La reconnaissance ne vient d'eux que par l'entremise d'autre chose. Elle n'est pas directe. Ne pas se sentir seul ou encore mieux, devenir enfin capable de l'être[4], c'est se reconnaître dans *quelque chose* qu'on fait ensemble et qui dépasse chacun : une histoire, une institution dont on se sent comptable et qu'on fait sienne justement parce qu'on y a mis du sien. Quelque chose *à quoi l'on tient*. Ici l'activité n'est plus seu-

4. On reconnaîtra ici un souci de Winnicott même si l'approche vygotskienne lui donne une autre assise. Voir sur ce point les remarques intéressantes de A. Phillips (2008, p. 189-191).

lement adressée à l'autre actuel dans le moment qu'on partage. Elle ne s'épuise ni dans l'objet produit ni dans l'échange intersubjectif. Elle leur échappe et se survit dans le lot commun d'une expérience « objectivée » à laquelle on contribue en lui imprimant sa marque ; où l'on pourra puiser précisément parce qu'on y aura déposé, hors de soi et loin de soi, une partie de soi différente de soi. C'est donc aussi en raison de ce qui la dépasse et la perpétue dans un monde transpersonnel et impersonnel que l'activité peut devenir une source de vitalité psychique. C'est finalement en cours d'humanisation qu'on devient reconnaissable, à ses propres yeux et à ceux des autres. C'est sans doute l'une des conditions essentielles pour être reconnu, non tel qu'on est déjà ou pour ce qu'on fait déjà, mais pour ce qu'on pourrait faire ou encore devenir (Butler, 2005, p. 72 ; Clot, 2008*a* ; Foessel, 2009, p. 109 ; Le Blanc, 2009, p. 120).

Tosquelles fait de cette objectivation médiatisante l'acte même d'humanisation. C'est peut-être ce que Freud a essayé d'approcher par l'idée de *Kulturarbeit,* ce travail de culture grâce auquel les hommes interposent entre eux et la réalité les artifices qui leur permettent de vivre. Mais il n'y est pas parvenu, pris au piège de ce dualisme du social et de l'individu que N. Zaltzman n'a cessé de mettre en débat dans la psychanalyse (1998, 2007) après d'autres[5]. Dans le champ de la psychologie, c'est seulement dans la tradition ouverte par Vygotski qu'on trouve le développement systématique de l'idée que cette activité d'humanisation, ce travail de production d'une histoire commune – possible ou impossible – est l'accumulateur et le transformateur d'énergie où l'histoire individuelle puise sa vitalité et peut aussi se perdre.

Quoi qu'il en soit, si l'activité mérite d'entrer dans la clinique, c'est qu'elle peut devenir un opérateur pour le renouvellement du

5. On peut se référer ici, par exemple, à C. Castoriadis (2002).

problème de la subjectivité. C'est qu'elle est finalement un quasi-synonyme de santé. À une condition cependant : si l'on retient la définition de la santé maintenant classique proposée par G. Canguilhem. Citons-le, au risque de se répéter : « Je me porte bien, écrit-il malicieusement, dans la mesure où je me sens capable de porter la responsabilité de mes actes, de porter des choses à l'existence, et de créer entre les choses des rapports qui ne leur viendraient pas sans moi » (2002, p. 68). Tosquelles s'y serait sans aucun doute retrouvé.

Une autre prise en charge

Entrée dans la clinique, l'activité entraîne donc avec elle la liaison entre sujet et collectif. Elle est leur trait d'union. C'est seulement en elle qu'ils montrent leurs rapports, et jusque dans sa paralysie. C'est dans l'activité et par l'activité que le collectif délié et relié en elle se régénère en chaque sujet pour lui servir de répondant personnel au contact du réel. Le collectif est dans les individus et n'a pas seulement vocation à exister entre eux. C'est pourquoi Vygotski a pu noter sans aucun paradoxe que « l'individuel chez l'homme n'est pas le contraire du social mais sa forme supérieure » (2004, p. 236).

Finissons directement sur la question du travail. Car une clinique de l'activité est aussi une clinique du travail (Clot, 2006 ; Lhuilier 2006). On la voudrait aussi civile, aussi bienveillante mais aussi peu complaisante en milieu de travail ordinaire que celle de Tosquelles en milieu psychiatrique. Aussi peu complaisante surtout à l'égard de ceux qui travaillent eux-mêmes dans les conditions si difficiles d'aujourd'hui. Avec Tosquelles, la clinique n'est plus tableau mais action. L'activité n'est plus seulement objet de savoir mais moyen de vivre, moyen pour vivre, souvent malgré tout. Avec nos interlocuteurs, quand ils sont demandeurs, si l'on veut suivre un autre chemin que celui qui conduit à « soigner les personnes », il faut expérimenter des cadres dans lesquels on puisse d'abord « soigner le travail » (Fernandez, 2009). La psychologie du travail n'a pas pour vocation première la prise en charge des « accidentés » de la vie professionnelle à quoi on veut si vite la réduire quand on en fait l'instrument d'une éradication des risques psychosociaux (Clot, 2008*b*). Il faut la voir d'abord, pour la spécialité bien particulière qui est la nôtre – et qui n'est pas sans limites –, comme la mise au point d'instrument d'action en milieu ordinaire. Instrument d'une restauration du pouvoir d'agir, elle est susceptible de supporter une autre prise en charge que celle qu'on lui concède si facilement : elle peut rechercher la prise en charge de leur métier par ceux qui le font. Une clinique de l'activité consiste, pour paraphraser Tosquelles, à faire travailler nos interlocuteurs pour soigner le travail afin que l'organisation du travail saisisse sur le vif qu'ils sont des êtres humains toujours responsables de ce qu'ils font, ce qui ne peut être réalisé qu'à condition de faire quelque chose d'autre de leur métier dans l'organisation.

Je voudrais conclure sur ce point : soigner le travail est une expression qui a l'avantage d'être à double sens. Bien sûr, elle désigne le fait que trop d'organisations du travail maltraitent le travail humain exposant ainsi la santé des femmes et des hommes. Mais l'expression permet aussi d'insister sur la responsabilité de l'acte de chacun d'entre nous quant à son propre travail. Pour que le travail humain soit moins maltraité, il faut aussi que ceux qui le font le soignent davantage. Nous avons besoin d'une « clinique du travail bien fait ».

Travail « bien fait » et « bonne pratique »

Mais le principal intérêt de la chose n'est peut-être pas où l'on croit. Il n'est sûrement pas d'aboutir à la sacro-sainte « bonne pratique » derrière laquelle il faudrait se ranger en file indienne. Au contraire, l'un des principaux intérêts de ce genre de clinique, quand on parvient à tenir bon sur le cadre, c'est que la qualité du travail y devient définitivement discutable. La seule bonne pratique en clinique de l'activité est peut-être la pratique de la controverse professionnelle entre « connaisseurs ». Car la meilleure façon de défendre le métier, c'est encore de s'y attaquer en *cultivant* les affects et les techniques qui le gardent vivant. C'est en tout cas la voie la moins mauvaise que nous avons trouvée pour réhabiliter le collectif. En fait, dès lors qu'on s'attaque aux critères du travail bien fait, la dissonance est vite au rendez-vous dans un milieu professionnel. Les passions du réel aussi. Certes rien ne garantit à l'avance la conversion des passions en actions. En la matière, le dernier mot n'est jamais dit et, trop souvent aujourd'hui, le premier non plus.

Dans le monde professionnel, le silence sur la question de la qualité du travail peut même se faire assourdissant, au risque de constituer ce genre d'unité factice si souvent rencontrée par le clinicien et si difficile à rompre. Faut-il alors craindre la controverse de métier entre « connaisseurs » ? Faut-il colmater les risques de la dispute professionnelle ? Je crois au contraire que le retour de la vitalité collective au travail passe inévitablement par un déplaisir : celui de l'engagement délibéré dans le déchiffrage patient des manières différentes de faire la même chose, celui de l'inventaire des questions de métier laissées en jachère, celui des différends professionnels recouverts par les histoires qu'on se raconte, les versions autorisées et les discours rebattus qui deviennent les « lignes Maginot » de la santé au travail.

Au-delà du déjà-dit, une clinique de l'activité est donc focalisée sur le développement de « débats d'école » exigeants sur la qualité du travail. Les accords de façade, les silences entendus et même la plainte exprimée envers l'organisation se révèlent souvent comme l'un des obstacles principaux à l'engagement du travail clinique. Car, paradoxalement, la déploration aussi peut faire lien. Mais si ce lien factice et défensif peut bien protéger un groupe, il n'engage le plus souvent qu'une collection d'individus là où c'est un collectif qui est nécessaire pour soigner le travail ; c'est-à-dire supporter d'instruire le dossier des désaccords professionnels qui rendent tout collectif digne de ce nom foncièrement hétérogène. Cette hétérogénéité est d'ailleurs indispensable pour voir venir le réel de façon plus sûre. Elle est même un instrument de veille. À l'inverse, les accords factices derrière lesquels on s'abrite pour tricher avec le réel empoisonnent la vie professionnelle. Et la déflation de la dispute de métier peut être donnée comme un excellent indicateur de l'inflation à venir de la querelle de personnes.

Soyons précis : la coopération en elle-même n'a rien d'irénique, et son idéalisation risque souvent de nous rassurer à bon compte. Il n'y a pas de vertu thaumaturgique du collectif (Tosel, 2008, p. 261). Une clinique de l'activité privilégie le réel de la coopération : la dispute sur ce qu'on n'arrive pas encore à faire ou à dire, les désaccords à instruire pour ne pas tourner le dos aux inattendus que la réalité prépare toujours. De ce point de vue, la coopération n'est jamais si bonne que lorsqu'elle descend jusqu'aux *dissensus* alors qu'on la rêve souvent assagie dans les accords affichés, qu'ils portent sur ce qu'on a toujours fait ou, à l'inverse, qu'on ne pourra jamais faire. L'impuissance elle-même peut devenir l'objet d'une coopération si le clinicien n'y prend garde. Mais la vie collective ne doit pas être confondue avec ces « pactes » qu'il faut passer parfois pour arriver à travailler malgré tout et qu'on peut vouloir « faire remonter » pour être reconnus. Tenir sur un cadre clinico-développemental expose d'abord le clinicien à l'inconfort. Mais sa résistance à l'œcuménisme spontané d'un collectif défensif ou encore à la quête de reconnaissance dont il peut devenir le destinataire imaginaire peut ouvrir sur une vitalité reconquise. Cela ne va pas sans pertes. Malgré tout, cette vitalité « délibérée » est sans doute la meilleure critique qu'on puisse trouver de l'organisation du travail. Elle est littéralement instituante et peut-être même, la condition du « travail bien fait ».

Quelles connaissances pour l'action en clinique du travail ?

Une contribution à la question des rapports entre les actions de transformation et la production de connaissances en clinique du travail

Katia Kostulski

Cette contribution se donne pour tâche de verser au dialogue une question si ambitieuse que nous n'espérons pas ici en poser un pan, ni même finir les fondations. Elle concerne les relations qui unissent le savoir et l'action dans l'intervention, et nous tenterons de l'instruire à partir d'une pratique d'intervention mais aussi de recherche en clinique de l'activité. Elle sera instruite brièvement à partir des termes : « action » et « production de connaissances », et en tentant de les mettre en discussion à partir d'une expérience d'intervenant *et* de chercheur. Notre hypothèse est « simple » : intervention et production de connaissance convoquent des cadres, des contraintes, des ressources très différents, voire peu compatibles simultanément. Nous proposons donc un point de vue dans lequel, pour parvenir à intervenir, il nous faut suspendre les questions théoriques pour mettre en œuvre des méthodologies qui sont les nôtres. Inversement, pour faire de la recherche, c'est-à-dire pour construire des connaissances, notre action doit changer de destinataires, d'objet et d'horizon... Bref, de nature : elle doit cesser d'être intervention pour permettre la production de connaissances en psychologie.

Bien sur, ces activités d'intervenant et de chercheur ne sont pas clivées. Pour autant, elles ne sont pas si poreuses que l'on pourrait considérer que la recherche se fait dans les situations d'intervention et, inversement, que les situations d'intervention sont « l'occasion » de la recherche. En quelque sorte, nous dirions plutôt que la recherche commence quand l'intervention est terminée. En fait, les contraintes propres à chacune de ces activités sont si différentes que cette porosité entre l'action et la production de connaissances nous semble à interroger, notamment du point de vue de la démarche clinique : pourrait-on engager une démarche clinique dans une position de chercheur sans tomber dans une posture d'expertise ? Peut-on être chercheur sans être expert ? La démarche clinique en psychologie, tout au moins, peut-elle souffrir une telle posture ? Nous ne le pensons pas. C'est cette idée que nous tentons de soutenir ici.

Transformer les situations, en développant le métier

Partons de la question du métier, qui est toujours au centre de nos interventions. Elle est en effet importante, tant au plan théorique et méthodologique qu'au plan de l'objet même de la commande qui nous est passée dans une intervention. Métier et activité ne sont pas synonymes : « Si le métier équipe l'activité, en retour elle le modifie » (Clot, 2008*a*, p. 261).

Clot *(ibid.)* distingue le métier du collectif de travail et propose de le définir comme une architecture entre quatre instances en tension. Le métier, selon cette perspective, est tout à la fois personnel, interpersonnel, impersonnel et transpersonnel. Ces quatre instances sont structurellement liées, en tension, en « conflit », et de la fluidité de leurs rapports dépendent les questions de santé et d'efficacité au travail. Tout est lié ; ou du moins devrait l'être pour que l'énergie psychologique indispensable à la vitalité professionnelle ne se dissipe pas autant dans les milieux de travail. Définissons ces quatre instances. Au plan de l'institution et de l'organisation, une première dimension essentielle du métier se définit par *l'impersonnel*, à savoir la conception du travail, sa prescription et l'organisation des tâches. Mais le métier n'est pas tout entier défini par cette dimension, puisqu'il vit ou meurt entre les professionnels dans l'activité et les dialogues qu'ils conduisent sur le réel du travail pour l'entretenir ou non : il est donc également *interpersonnel*. Dans nos interventions, nous comptons avec cette deuxième dimension pour mettre en mouvement les autres. Cette dimension interpersonnelle est en effet un levier du maintien et du développement d'une autre instance : de l'histoire collective qui relie ces professionnels entre eux, mais aussi à leurs prédécesseurs historiques et aux jeunes qui arriveront demain. C'est là la troisième dimension, le métier dans sa dimension *transpersonnelle*, mémoire de l'histoire, des techniques, des contextes qui ont traversé le métier et qu'il a traversés, qui contribuent à le rendre historiquement « faisable » ; le métier générique aussi désigné comme « genre professionnel » (Clot, 1999*b*, 2008*a*). Enfin, une quatrième dimension *personnelle* se définit en tension avec trois autres : chaque professionnel incarne son métier à sa manière.

Chacune de ces instances doit jouer sa partie pour que le conflit entre elles reste créatif. La déréalisation de l'impersonnel ou la nécrose du transpersonnel [1] sont au cœur du mal-être au

---

1. Voir sur ces aspects les conclusions d'une précédente étude chez les personnels soignants en long séjour dans un établissement public hospitalier (Litim, Kostulski, 2006).

travail et emportent avec elles les fonctions des autres instances dans la vie psychologique au travail. La dégénérescence du transpersonnel précipite le professionnel dans un abîme entre isolement personnel et rébus impersonnel. Cette dégénérescence est celle de l'abandon des tensions créatrices de l'activité par les professionnels ou par l'institution elle-même. À l'inverse, la vitalité du transpersonnel – quand elle existe – est un instrument psychologique et technique (Vygotski, 1985) du développement de l'impersonnel et de l'activité de la personne au travail. Ainsi l'architecture qui lie ces instances pour faire d'un métier ce qu'il est, soutient elle-même un conflit créateur entre ces différentes dimensions.

Intervenir : obstacles méthodologiques et obstacles du métier

Si les professionnels souffrent aujourd'hui au travail, c'est pour une large part parce qu'ils perdent leur capacité à agir sur lui (Clot, 2008*a*). L'intervention en clinique de l'activité se donne pour horizon de rendre aux professionnels cette possibilité d'action, fondamentale au développement du métier. Il ne s'agit donc pas d'approcher la question du travail du point de vue du « bien-être psychologique » des professionnels au détriment de la question de l'efficacité du travail. Bien des travaux en psychologie montrent au contraire que ce qui entame le bien-être et peut faire souffrir, ce qui use ou ce qui rend malade au travail, ce n'est pas tant d'avoir « beaucoup » de travail que de ne pas pouvoir le réaliser de façon acceptable. Au contraire, le « bien-être psychologique » est à rechercher dans ce qui permet au sujet de réorganiser et réaliser son activité, c'est-à-dire dans ce qui lui permet d'arbitrer efficacement et de façon éclairée dans les situations délicates. Les ressources disponibles sont ici hétérogènes : liées à l'institution, à l'organisation du travail, au partage de la tâche avec les autres professionnels, à l'histoire du métier, à l'expérience personnelle. C'est pourquoi le *pouvoir d'agir* des professionnels est au centre de notre réflexion (Clot, 2008*a*). Nous recherchons, dans chaque situation, non pas « ce qui cloche » ou qui dysfonctionne, mais les voies pour réaliser du « bon travail », malgré les obstacles des situations. Le pouvoir d'agir au travail est une clé de voûte de la santé et de l'efficacité. Il suppose un métier vivant, qui donne du *répondant à chacun*, un métier qui met au travail l'histoire de ses manières de faire pour faire avancer les questions en suspens, portant aussi bien sur le sens et l'efficience de l'action que sur les voies d'arbitrage en matière d'efficacité.

Revenons un instant sur la place des « dysfonctionnements » dans notre approche. Si notre tentative n'est pas celle d'en dresser l'inventaire, notre méthodologie contribue, de fait, à les actualiser dans le cours même de l'intervention, et peut-être même, pour emprunter un concept à la chimie, à les précipiter. En effet, puisqu'il s'agit pour nous de créer des cadres méthodologiques qui donnent à voir le métier dans l'action, notre travail clinique de construction du collectif de professionnel et d'installation du travail d'analyse se heurte nécessairement aux obstacles accumulés dans le métier concerné, à ce qui enraye le mouvement entre les quatre instances du métier en tension (Clot, 2008*a*).

En effet, dans chaque intervention, il s'agit de répondre à une commande de l'institution et à une demande des professionnels, notamment en instruisant la question des rapports complexes que l'un et l'autre entretiennent dans l'institution ou dans l'organisation qui les porte (Michelot, 2006). Il s'agit pour nous de constituer un collectif de professionnels autour des préoccupations du métier, collectif prévu pour participer à une analyse individuelle puis collective des activités. Si nous partons des façons singulières de porter ce métier, c'est pour ancrer notre analyse dans le réel et ainsi mieux approcher sa nature collective, psychosociale, transpersonnelle. Le métier n'appartient à personne en particulier. Le collectif n'est donc pas, au sein de notre démarche, un simple caprice méthodologique. Il est la condition du développement de l'analyse d'un objet – le métier – qui repose sur une dimension collective et non sur l'individu. Si le métier se construit alors sous la condition d'un développement du collectif, ce développement lui-même est la condition de l'analyse et du renouvellement du métier. Et ce, en particulier dans sa dimension psychologique fondamentalement opérante : sa *dimension transpersonnelle*, historiquement constituée, passée, actuelle et à venir, qui habite chacun des professionnels sans leur appartenir, et qui trouve des cristallisations dans certains gestes de travail, des manières de faire et de prendre les situations dans l'épreuve du réel.

Ainsi, quand dans le cours d'une intervention, nous nous heurtons à des obstacles cliniques concrets (la résistance à « parler métier », l'impossibilité d'en débattre, les évitements des professionnels au moment des analyses, alors qu'ils étaient pourtant volontaires…), ces obstacles révélés par la méthodologie signalent la fluidité contrariée et même la nécrose des instances en tension. Notre objectif est alors non pas de masquer ou de contourner les obstacles pour réussir *à tout prix* à accéder aux analyses de l'activité concrète, mais de mettre en discussion, et potentiellement de transformer en *développements réalisés*, les obstacles réels qui s'imposent à nous dans le cadre méthodologique comme ils s'imposent aux professionnels dans leur quotidien de travail. Les lieux d'examen de ces obstacles sont multiples. Ils concernent bien sûr le collectif professionnel en première ligne, avec lequel il s'agit d'organiser un dépassement de ces obstacles dans l'intervention mais au-delà dans l'activité quotidienne. Mais ce n'est pas tout. Le professionnel, pas plus que l'intervenant psychologue, n'est en effet omnipotent quant aux instances de son métier et leurs tensions, et à la transmission de celui-ci dans une histoire, une organisation et une institution qui le dépassent toujours. C'est pourquoi les concepteurs du travail et l'institution sont aussi impliqués dans l'analyse et les dénouements possibles des obstacles : par leur action de conception du travail et dans l'histoire même de l'institution, ils autorisent, favorisent ou empêchent le développement du métier.

Ainsi, la confrontation aux obstacles n'est pas seulement un moyen pour nous de parvenir à faire des analyses coûte que coûte ; c'est aussi un moyen de travailler dans l'institution *les conditions* et les cadres sociaux de l'activité de ces professionnels afin qu'ils puissent disposer de ressources nouvelles dans le développement de leur métier. L'objet de la commande est déployé dans l'analyse avec les premiers intéressés, mais suppose aussi d'être travaillé avec les commanditaires et l'institution. En effet, si cet objet ne faisait pas problème pour l'institution elle-même, il ne serait pas à l'origine d'une commande d'intervention. Pour autant, le psychologue ne peut avoir pour fonction et même pour ambition de lever seul les obstacles historiques qu'un fonctionnement institutionnel a contribué à créer. Il peut tout au plus les identifier et les porter au dialogue dans les sphères où leur destin peut se rejouer. De fait, *échouer*, par exemple, *à déployer une analyse de l'activité* peut devenir un moyen de « réveiller » l'institution sur ses modes de gestion, d'engager les controverses nécessaires sur les théories de référence, les missions et les moyens qu'elle met au service de ce métier (Clot, Kostulski, 2009).

Dans cette démarche d'intervention, notre action est tout entière portée vers la transformation des situations d'activités et de l'organisation. Elle n'est pas tournée vers la production de connaissances sur le métier ou sur l'organisation. Elle est encore moins tournée vers la production de connaissances en psychologie. Nous dirions au contraire que certaines connaissances en psychologie nous portent à des constructions méthodologiques, pensées en référence à une conceptualisation du métier et de l'activité, que nous tenterons de mettre en œuvre dans les situations singulières avec des objectifs singuliers liés au contexte et à la demande des professionnels et des commanditaires concernés.

Ainsi, au plan de l'action, le travail engagé avec les professionnels dans nos interventions en clinique de l'activité nécessite de construire des cadres qui visent le développement du pouvoir d'agir des sujets engagés avec nous, c'est en tout cas ainsi que nous définissons notre horizon « d'action de transformation », dans une perspective historico-développementale. Dans ce cadre, c'est la singularité des situations, des contraintes, des façons de faire, du métier, qui est sur le devant de la scène. Les professionnels sont les principaux protagonistes du développement de l'analyse de leur activité. Nous opérons en effet un retournement de la question de l'expertise, et ce dès les premiers moments de l'intervention : si par exemple nous observons un professionnel au travail, ce n'est pas pour produire des connaissances, mais c'est bien dans le but de l'inciter à s'observer lui-même pour pouvoir ensuite mettre en dialogue ses façons de faire avec ses collègues. Ainsi, notre action est un moyen du dialogue entre les professionnels, et au-delà, un moyen du développement de leur pouvoir d'agir (Clot, 2008*a*).

À l'issue d'une intervention avec des procureurs de la République (Kostulski, 2009), l'un d'eux écrit un mail à l'ensemble du collectif et à l'intervenante que je suis, à propos de ce qu'il pense que l'on a fait : il dit avoir eu un grand intérêt à « cette technique de coproduction collective de savoirs sur le métier ». Retenons pour un temps ce qualificatif premier de technique : nos modes d'action en intervention sont effectivement le fruit de techniques pensées et développées en référence aux objectifs de transformations que nous assignons à l'intervention.

Le travail de production de connaissances : des connaissances en psychologie pour développer la technique d'action

Le travail de recherche, second volet de notre réflexion, exige une production de connaissances dans le champ conceptuel, qui fasse sens dans un champ de recherche ou dans une discipline. Quel est le devenir de ces savoirs dans les champs théoriques et cliniques ?

Si la clinique et la production de connaissances ne sont pas solubles l'une dans l'autre, à quoi, alors se réfère ce professionnel quand il parle de coproduction collective de savoirs sur le métier ? Les concepts mobilisés dans le champ de la recherche ne sont pas ceux auxquels ce professionnel, dans mon exemple, se réfère. D'ailleurs, les professionnels qui participent à une intervention en clinique de l'activité ne savent que peu de choses des conceptualisations qui orientent nos manières de prendre et de comprendre l'activité de travail durant les interventions. Dans la plupart des cas, nous leur proposons une présentation des présupposés qui nous mènent à avancer des propositions méthodologiques pour travailler sur des questions de *leur métier*. Dans le travail à mener en intervention, les concepts sont des ressources pour mettre en œuvre des gestes cliniques : je construis ma façon d'intervenir en fonction de présupposés théoriques sur le sujet, sur l'activité, le développement, la conscience… Ces concepts sont donc un moyen de la construction des voies de notre action.

Dans le travail sur les concepts que nous mobilisons en clinique de l'activité et plus particulièrement sur le langage en clinique de l'activité (Langage, Dialogue, Interaction), nous cherchons, en prenant pour objet les interventions passées pour lesquelles nous avons des traces tangibles, à étudier les processus psychologiques engagés dans l'intervention elle-même (Clot, Kostulski, 2007 ; Kostulski, Clot, 2007 ; Kostulski, 2004) à partir d'une conceptualisation vygotskienne (Vygotski, 1985 ; 1997 ; 2003) des rapports pensée-langage, de la conscience, du développement..., mais aussi d'une conceptualisation de l'interaction verbale et du dialogue (Trognon, Kostulski, 1996 ; Markova, 2003)..., et ainsi à formaliser les conditions du développement du pouvoir d'agir dans les cadres dialogiques que nous mettons en place en tant qu'intervenants. On y étudie par exemple les mouvements interlocutoires et intersubjectifs qui autorisent un développement de la pensée sur le travail, ou encore la place de l'intervenant dans les mouvements dialogiques au moment de l'analyse.

Ainsi, les connaissances et l'action entretiennent des rapports de fin-moyen mais sur des plans qu'on ne peut rapporter terme à terme : le travail clinique du côté de l'action, la recherche du côté de la production de connaissances.

La « coproduction collective de savoirs sur le métier » : un hybride dialogique ?

Bien sûr, dans cette distinction ferme entre l'action et la production de connaissances, il existe un « entre-deux » qui concerne le bénéfice que les professionnels trouvent à travailler avec nous. Cet « entre-deux » est celui des « savoirs coproduits » dont parle ce professionnel. La question délicate, tant dans nos interventions que dans la recherche, tient sans doute à la nature, au statut et à la fonction de ces « savoirs » ou de ces « connaissances ». De notre point de vue, il s'agit là d' « hybrides dialogiques », rencontre des concepts de métier et des concepts scientifiques, mais dont on ne peut dire qu'ils seraient le fruit d'une rencontre terme à terme de deux corps de concepts en présence.

Ces hybrides sont plutôt des formations d'une nature spécifique. Cette « coproduction » correspond en effet au développement par les professionnels eux-mêmes des modalités de leur activité, des contraintes qui pèsent sur elle, de la diversité des possibles pour y répondre, et également de l'expérience réalisée ensemble du caractère collectif des embûches et des possibles du travail. En travaillant à rendre un peu plus dicible et discutable l'expérience du travail, on peut permettre aux professionnels de repenser et de développer la portée des concepts ou des savoirs du métier qu'ils mobilisent au quotidien. De fait, ces « savoirs co-produits » dont parle ce professionnel renvoient aux concepts d'un métier pris dans un processus développemental lié au cadre dialogique de l'intervention. D'ailleurs, nous faisons également quelque chose de ces hybrides, mais pas tant sur le terrain de la recherche que sur celui de l'action.

Ces hybrides renvoient par exemple à la matière première de nos rapports de fin d'intervention, qui « parlent » aux professionnels eux-mêmes, qui peuvent être une voie de circulation des questions dans le métier, et dont on tente de se servir comme moyen 1) pour élargir le dialogue et 2) pour porter un autre dialogue, avec les commanditaires cette fois, sur un objet différent. L'hybride dialogique devient alors lui-même un moyen de discuter les questions de l'organisation du travail ou même de l'organisation au sens gestionnaire. Ce qui n'est d'ailleurs pas sans poser problème (Kostulski, Prot, 2002), mais il s'agit sans doute là d'une question différente, celle des voies pour porter au dialogue avec les commanditaires des questions professionnelles qui ne sont pas celles de leur métier, mais celles d'un métier avec lequel ils doivent faire sans nécessairement en comprendre les contraintes, les ressources et les obligations.

Si nos façons d'intervenir produisent de la transformation, c'est parce que nous avons produit en amont des connaissances (dans les disciplines qui sont les nôtres) qui permettent d'orienter notre action. Inversement, si nos perspectives en clinique du travail produisent des connaissances pour les professionnels, c'est parce que nous avons réussi cette transformation. En revanche, ces connaissances produites sur le métier, ces hybrides dialogiques ne sont pas en tant que tels des produits de nos activités de recherche qui, elles, ont d'autres objets et d'autres contraintes.

Violences éducatives et souffrance dans le travail ; produire des connaissances et/ou produire du changement ?

Jean-Pierre Minary

Après avoir décrit brièvement les conditions particulièrement délicates et difficiles du démarrage d'un travail d'analyse des pratiques professionnelles auprès d'une équipe de travailleurs sociaux, cette contribution vise à expliciter les modalités par lesquelles l'intervention psychosociologique clinique produit des connaissances sur le travail concret mais avec une visée explicite de changement.

Les professionnels de l'action éducative partagent les conditions de travail des autres travailleurs : leurs activités s'inscrivent dans des cadres institués et contextualisés (cadres de travail, conventions, statuts et rôles, équipe, etc.), elles visent à accomplir précisément certaines tâches identifiées. Comme les autres, ils rencontrent nombre de difficultés à (faire) reconnaître leur travail, car « la praxis engendre de la méconnaissance, du fait de l'acte lui-même, du fait des acteurs » (Barus-Michel, 1987). Mais la relation éducative, en tant qu'elle est relation d'aide au développement d'un sujet, présente cependant d'autres ambiguïtés (Amado, Minary, 2008), qui accentuent la peine à rendre visible le travail réel, à le mettre en mots, à en élucider le sens et mesurer l'efficience, à en analyser la pertinence en des termes différents de la vie du sujet[1].

Rappelons que Freud (1937) qualifiait ces métiers d'« impossibles » au sens où, disait-il, « on peut d'emblée être sûr d'un succès insuffisant ». Cifali (1999), en s'appuyant sur les travaux d'Enriquez, décèle trois aspects cruciaux qui les caractérisent : ils sont « liés par un commun pouvoir au cœur de leur action, par leur potentialité d'en abuser, se heurtant à l'impuissance quand l'autre déjoue leur intention » ; les actes professionnels n'y peuvent jamais bénéficier de la garantie d'un savoir scientifique de type objectif ; ils se trouvent « face à la nécessité de formuler une éthique », celle-ci soulevant les questions qui « forcent à entrer dans le conflit, à faire place à la parole de chacun pour qu'ensemble soient dépassées les logiques de territoires ».

L'intervention que nous évoquerons ici fait suite à une commande de la part d'une direction d'un foyer éducatif accueillant des enfants et des adolescents. Nous ne présenterons pas l'ensemble du déroulement de l'intervention réalisée auprès d'une équipe d'éducateurs/trices, pas non plus le détail du travail qui s'y est fait, mais seulement les conditions initiales de sa mise en place et celles de sa mise en œuvre avec l'équipe de professionnels.

Les violences verbales et physiques de la part des enfants accueillis sont récurrentes dans l'institution, laquelle souffre aussi d'une histoire qui l'a longtemps stigmatisée comme un lieu de « mauvais travail ». Dans le souci d'améliorer les conditions d'accueil et de faire évoluer les pratiques éducatives, la direction

1. Dejours (2003) montre qu'au-delà de ce qui tient au réel du travail, les difficultés ont à voir avec la confidentialité et le secret, la rationalité stratégique des acteurs, surtout cela tient au déficit sémiotique et à la domination symbolique.

investit dans la formation continue des professionnels. La commande est calée au départ sur un dispositif repéré « Analyse des pratiques professionnelles » sur dix séances de travail de trois heures chacune ; il s'agit d'une formation obligatoire réunissant tous les éducateurs/trices du service.

À propos de ces professionnels, la direction dit être sensible à leur souffrance et à leur désarroi devant les conduites violentes des jeunes ; elle les considère comme motivés et courageux, tout en regrettant leur attitude de sanction systématique des moindres écarts commis par les enfants. Selon elle, réticents à penser d'autres modes de régulation que le contrôle et la sanction, ils s'enferment dans des positions uniquement revendicatives.

Dès la prise de contact avec l'équipe en présence du chef de service, les avis sont partagés sur l'intérêt et la pertinence d'une action visant à réfléchir les pratiques pour les faire évoluer ; si quelques-uns trouvent le projet intéressant au regard de ce qu'ils ont pu vivre ailleurs, la plupart semblent ne pas comprendre que la direction s'acharne ainsi sur eux ; d'autres affichent clairement leur refus et leur opposition face à un travail collectif et contraint. Durant les séances suivantes et tout au long de l'intervention, les mêmes raisons seront évoquées (avec des modulations importantes) pour expliquer absence de motivation, réticence ou refus de participer. Nous les regroupons ici en trois énoncés caractéristiques :

– « c'est une perte de temps inutile, d'autant que les enfants réclament notre présence éducative vingt-quatre heures sur vingt-quatre et que nous sommes déjà en effectif minimal » ;

– « c'est bizarre de vouloir couper les cheveux en quatre alors qu'être éducateur, c'est naturel et spontané, il faut seulement de la bonne volonté, du courage et être un adulte » ;

– « c'est extrêmement dangereux que nous parlions ensemble, cela nous expose au risque de voir surgir ailleurs entre nous une violence physique incontrôlable et catastrophique ».

Sans entrer dans les détails, précisons un peu le déroulement des séances et la façon dont nous avons compris le sens et les enjeux de ce qui s'y déploie au regard des activités professionnelles, de l'identité professionnelle des éducateurs et des liens d'appartenance à l'équipe.

Chaque professionnel vit au quotidien dans la peur ; violences et agressions physiques et morales, mensonges, vols, injures, insultes, coups structurent les relations avec les jeunes. La conviction partagée au sein de l'équipe, c'est que chacun ne peut compter que sur lui-même, chacun devant individuellement assumer une position éducative ainsi que les conséquences d'une éventuelle défaillance de sa part. La direction leur paraît lointaine, distante, chancelante à leur offrir le soutien et la protection nécessaires pour travailler en sécurité et en efficacité. Les praticiens se sentent lâchés, abandonnés quand elle banalise la violence endurée au quotidien, ou quand elle semble prendre le parti des jeunes.

Cette perte de confiance et d'espoir dans les capacités de la direction à entendre leur souffrance à se faire maltraiter et injurier et à réagir de façon ferme (admission plus sélective, sanction plus efficace, exclusion moins exceptionnelle, etc.) rend la situation de travail particulièrement insupportable. Se sont développés en réaction contre la souffrance un imaginaire collectif particulier et une stratégie de défense collective structurés par deux éléments que nous caractérisons comme un machisme viril et un harcèlement jovial[2].

Le machisme viril se présente comme un repère identitaire et « opératoire ». Pour les professionnels, il est censé soutenir une

2. Ces analyses n'ont été évidemment élaborées qu'au fil du travail, d'une part en discutant à leurs propos au sein du groupe d'analyse des pratiques avec les éducateurs/éducatrices, d'autre part en les réfléchissant avec d'autres collègues en intervision.

« position éducative non démissionnaire » qui tient les interdits et pose des sanctions fermes aux transgressions des jeunes. Il met en relief ce qu'il est nécessaire d'être et d'avoir dans l'équipe comme compétences pour travailler et pour survivre au travail. Quiconque ne tient pas cette position virile risque de se voir disqualifié par ses collègues comme incompétent et « pas à sa place », tout comme par les enfants eux-mêmes. Ainsi éducateurs/trices sont-ils d'accord sur l'essentiel des conduites à tenir face aux enfants et adolescents trop agressifs : « Celui qui me cherche me trouve », « je ne me mets jamais en colère parce que je risquerais de les laisser sur le carreau », etc.

Le harcèlement jovial et sexualisé est fait de provocations machistes répétées entre les membres de l'équipe, d'un humour noir et acide envers les défauts supposés et/ou les défaillances des collègues, de blagues et d'insultes, de pincements et de caresses entre haine et amour... Ces ritualisations fortement sexualisées des relations avec les pairs, hommes ou femmes, ont pour conséquence d'empêcher toute discussion de fond et d'éviter du même coup tout risque de violences physiques entre eux. Les frontières du groupe s'en trouvent durcies de fait ; ce qui s'éprouve et s'échange en son sein apparaît quasi incompréhensible du dehors, les discussions se déployant de telle sorte qu'on ne sait jamais si les sujets parlent « pour de vrai ou pour de faux ». Si les professionnels prennent entre eux plaisir à « résonner », ils éprouvent eux aussi des difficultés à saisir les significations des échanges ; les mots, les paroles, les récits, les gestes, l'expression affective restent pour partie ambiguës ou indéchiffrables. L'accès au sens, aux significations subjectives, se trouve barré par la frivolité, le badinage, la moquerie, etc.

Au début de l'intervention, les échanges dans le groupe sont superficiels et défensifs, l'ennui règne ainsi que le décontenancement (à quoi ça sert ?) ou la colère (pourquoi nous ?) et la peur (quelle catastrophe va-t-il se passer par la suite si on parle ?).

C'est justement à travers ces « énoncés bannières » où la solidarité du groupe s'avère sans faille que vont progressivement s'ouvrir les premiers espaces de discussion : la contrainte d'être là et d'avoir à parler entre collègues du travail, la violence ressentie face aux jeunes, le sentiment de ne pas être entendu par la direction, la légitimité d'une nécessité d'être fort et de tenir, etc.

Action de transformation et production de connaissances

Il s'agit, nous l'avons dit, d'un groupe d'analyse des pratiques professionnelles, et nous considérons que chacun de ces termes est important : il s'agit d'un travail d'analyse, en équipe, des pratiques, de professionnels, salariés. Notre propre démarche s'inscrit dans le cadre spécifique d'une *clinique du travail*, avec l'idée centrale qu'une intervention psychosociologique a pour visée d'aider à transformer situations, relations et activités professionnelles, en mettant au travail les représentations et les connaissances que les professionnels ont de ce qu'ils font et de ce qu'ils vivent.

Pour le psychosociologue, la visée du travail est en effet d'aider l'équipe à se réapproprier ses ressources propres, lesquelles tiennent pour une grande part à la richesse des singularités individuelles, aux écarts qu'ouvre forcément la conflictualité psychique de chacun, mais aussi aux étayages produits dans les collectifs de métiers et les communautés de travail. Il ne s'agit donc pas de (prétendre) révéler aux professionnels le sens caché de leurs actes, ni de mettre en une forme, belle et définitive, leurs réflexions et éprouvés produits, pas non plus d'entraîner les professionnels à devenir plus efficaces. Il s'agit au contraire de permettre un dégagement progressif, « au fil de l'évènement » (Lévy, 1973), de ce qui est (ou pas) agi, éprouvé (ou pas) et raisonné (ou pas) par un travail de parole, de distanciation et d'implication subjective.

Le dispositif vise à rendre possible la mise au travail des représentations que les professionnels ont en tant qu'acteur salarié, en tant que sujet social (équipe), en tant que sujet psychique (hommes, ou femmes, chacun étant engagé singulièrement dans un travail suscitant de profondes résonances psychosociales). Représentations de quoi ? En premier lieu de leur travail et de son organisation spécifique, de ce qui en est attendu par d'autres (la direction, le chef de service, les enfants, les collègues, les familles) et de ce que chacun en attend, de ce que chacun fait ou pas et au nom de quoi il le fait ou pas, etc. C'est à partir de ce qu'apportent les professionnels en situation et de ce qui fait sens pour eux dans l'instant même que le travail peut s'engager et que seront proposés autant d'axes de réflexion. Comme l'intervention ne résulte pas d'un choix volontaire mais d'une obligation à laquelle doivent répondre les salariés, le « grain à moudre » des premières séances sera de ce fait directement lié à la situation créée par ces temps répétés et contraints d'analyse collective animés par un intervenant extérieur. Tout un ensemble de repères incontournables dans le travail se trouvent mis dès lors en discussion : la division sociale, technique et morale de leur travail, les écarts entre missions plus ou moins floues, prescriptions à courte vue et travail éducatif concret, les fonctions d'étayage et de confrontation de l'équipe et du métier, etc.

Pour autant que les professionnels y consentent[3], les énoncés-bannières mis en avant pour contrecarrer toute possibilité d'analyse constituent simultanément les premiers objets

3. Plus précisément, qu'ils trouvent suffisamment confiance et intérêt dans ce que s'y passe pour oser prendre le risque d'y consentir. Est-ce utile de signaler que la difficulté consiste avant tout, pour l'intervenant, à ne pas piéger les personnes en cherchant à les terroriser ou en tentant de les séduire ?

d'analyse : « Pourquoi en effet serait-ce donc important de réfléchir, de couper les cheveux en quatre, alors qu'il est évident qu'on sait ce qu'il faut faire pour tenir la position éducative ? », « comment comprendre autrement que comme du sadisme/abandon que la direction accepte que les enfants ici nous insultent et nous maltraitent ? », « pourquoi remettre en question des modes violents de sanction alors que plusieurs d'entre nous ont été éduqués ainsi dans leur famille et en ont tiré profit ? », etc.

Mettre au travail les représentations, c'est produire des connaissances sur le travail réel mis en œuvre subjectivement et collectivement. Le dispositif d'analyse est d'abord un dispositif d'arrêt de l'évidence et de l'urgence au profit d'un temps de travail réfléchi, à la fois impliqué et distancié. Au fil des séances, les activités éducatives qui permettent justement la mise en sens (en vie) des relations entre éducateurs/trices et les enfants accueillis deviendront, par petites touches, objet de descriptions sous différents angles, gestionnaire et stratégique, subjectif et intersubjectif. Différents registres du savoir pourront ainsi se différencier, se confronter et s'approfondir réciproquement : les savoirs d'expérience (liés aux élaborations subjectives des processus de socialisation primaire), les savoirs d'action (liés à l'évaluation continuelle des diverses rationalités engagées dans l'action envers autrui) et les savoirs théoriques (liés à des connaissances trop souvent décontextualisées du champ des pratiques concrètes).

Pour ne prendre qu'un exemple, les professionnels se référeront à plusieurs occasions, et en riant, à ce qu'ils nomment un « effet zip », sans jamais préciser le sens de cette expression qui restera longtemps incompréhensible pour nous malgré nos efforts. Nous comprendrons plus tard que ce terme désigne sans le nommer une régulation des écarts par la force et la violence physique : lors de sorties, quand les enfants partent dormir sous la tente et qu'ils font des chahuts, après les avoir avertis, « on ouvre la tente, ça fait "zip", *on fait ce qu'il faut faire*, et après "zip", c'est fini, plus de chahut ! ». Expérimenté par certains au sein de leur propre famille comme mode d'éducation ayant fait ses preuves, cet « effet zip » semble être utilisé sans réticence, sans claire conscience de son illégalité ni de ses effets délétères sur les enfants. Un professionnel pourtant remarquera, décontenancé, que dans tout cela, « le pire, c'est que ça marche » ! Il ne s'agit pas, dans ce dévoilement, d'une « efficacité inefficace » à garantir la pertinence des actes posés, d'une « souffrance éthique » à laisser se commettre pareille violence, mais d'une prise de conscience inattendue : l'ordre règne avec la fin du chahut, mais c'est le non-sens qui vient après... Tout se passe comme si la problématique du pouvoir d'agir brutalement sur autrui cédait progressivement devant une lente réappropriation d'un pouvoir de ressentir[4].

Ainsi le travail de discussion produit des connaissances sur la tâche et sur les activités mises en œuvre. Pour autant, la visée de l'intervention (nommée dans la convention d'intervention, discutée clairement avec les professionnels eux-mêmes) n'est pas de produire des connaissances sur le travail, mais d'aider à changer une situation ressentie comme aliénante et dangereuse par les uns et les autres (par la direction et les salariés, peut-être par les tutelles et les familles, et... par les enfants), selon des sensibilités et des registres ne se recouvrant pas complètement.

---

4. Le travail se poursuivra par des discussions sur les effets à court/moyen terme sur les enfants de cet « effet zip », sur la tendance qu'ils ont eux aussi à en faire usage, sur les effets d'entraînements possibles (identification à l'agresseur), etc.

Soutenir que la visée est d'aider au changement (dans le travail et le travailler), c'est souligner plusieurs points :

– produire des connaissances sur le travail concret contribue *ipso facto* à le transformer plus ou moins, parce qu'émergent d'autres significations possibles aux comportements, d'autres réponses possibles aux difficultés rencontrées, etc. Les registres du sens et de l'efficience n'étant ni exclusifs ni antagonistes, la plupart des intervenants évitent les extrêmes d'une analyse pour l'analyse et de l'action pour l'action. Nous adhérons à ce qu'écrit Dejours (1995*b*) : la restitution aux salariés de ce qu'on a compris de leur situation de travail cherche à rejoindre leurs propres expériences vécues, trouve sa validation quand elle permet chez les professionnels un travail d'élaboration et de perlaboration et qu'elle suscite chez eux de nouvelles discussions qui l'enrichisse en retour. Dans le cas de l'intervention présentée, l'analyse des situations de travail est proposée « à chaud », par bribes, aux professionnels ; elle se fait avec eux, par tâtonnements, parce qu'elle est conçue au fil de l'événement vécu avec l'équipe, qu'elle se nourrit d'une analyse des positions (contre) transférentielles. Elle porte sur la façon dont les éducateurs s'y prennent avec les jeunes dont ils ont la responsabilité, mais aussi sur cet univers qu'ils coconstruisent avec l'intervenant durant les séances même de travail ;

– intervenir suppose la mise en place d'un dispositif d'intervention dont la visée est spécifique, plutôt épistémique ou plutôt transformatrice. Quand bien même ces deux visées coexisteraient forcément l'une avec l'autre [5], quand bien même chacune

5. Cf. la problématique de la recherche-action, dont on souligne l'importance du tiret, qui connecte et différencie positions et posture des acteurs d'une part, et phases différentes du travail de l'autre.

d'entre elles pourrait par la suite conduire à l'autre[6], elles ne peuvent que difficilement être tenues simultanément, car elles relèvent, selon nous en tout cas, de dispositifs et de postures différenciés. La recherche-action et l'intervention psychosociologique sont proches dans leur épistémologie et leur méthodologie, mais ne se recouvrent pourtant pas. La première peut être entendue (Dubost, 1984) comme une « stratégie de recherche dans le champ scientifique qui utilise l'action ou l'observation participante comme instrument de connaissance » ; la seconde s'avère être une « stratégie d'action dans le champ de la pratique qui intègre des études ou des techniques en tant que moyen de progression ou de contrôle ». En tant que stratégie d'action, l'intervention suppose une pluralité de dispositifs différents : certains existent, d'autres sont à inventer, tous restent à construire en prenant en compte ressources, contraintes et projets des acteurs sur le terrain[7]. L'idée qu'un même dispositif puisse convenir à des contextes divers et à des visées différentes nous paraît poser de graves problèmes, pour autant qu'il soit préoccupé de changements ;

– viser explicitement le changement suppose en effet par ailleurs une double vigilance : celle de connaître si l'action menée a ou non des effets véritables (au-delà du simple effet Hawthorne) et celle d'être en mesure d'apprécier si ses effets sont plutôt positifs *(primum non nocere)*. Dans le cadre d'une intervention psychosociologique qui vise au changement, les connaissances produites sur le travail réel portent sur ce que font et vivent les

---

6. Des recherches peuvent évidemment produire des changements véritables chez ceux qui y ont participé ou en ont été l'objet, tout comme des démarches visant explicitement le changement peuvent produire des connaissances scientifiques à partir de données élaborées en cours d'action et retravaillées ensuite.

7. Cf. par exemple : Minary, Perrin, 2004.

professionnels ailleurs et avec d'autres (les enfants), mais aussi sur les activités des séances collectives d'analyse, les unes n'étant pas en extériorité des autres. Et si évaluer des transformations s'avère délicat, il est possible de prendre la mesure des changements dans les modes d'organisation et dans l'évolution des rôles professionnels. Là encore, l'évaluation ne concerne pas que les changements éventuels externes au groupe ; il suffit d'élaborer *in vivo*, c'est-à-dire avec les professionnels, les repères pertinents pour mesurer quelque chose des changements qui s'y opèrent durant le temps même de l'intervention, dans l'espace même du groupe.

Sociologie clinique du travail et subjectivation

Pierre Roche

Si la sociologie clinique du travail se spécifie, peut-être serait-ce dans son parti pris d'incorporer la dimension du sujet non seulement dans son objet mais aussi dans sa méthode. Nous reprendrons ici cette position défendue ailleurs (de Gaulejac, Hanique, Roche, 2007), en la résumant d'abord en grands traits, en précisant ensuite le statut des savoirs qu'elle implique et la nature des transformations sociales qu'elle est à même de susciter. Pour cela, nous prendrons appui sur une démarche empirique conduite sur le problème de la coéducation [1].

Subjectivation

Tout d'abord, le sujet n'est pas une substance. Au sens strict, il *n'est pas*. Il nous faut alors prendre le temps de le réfuter en rappelant les processus d'assujettissement, d'assignation à des

1. Cette démarche de réflexion sur les questions de la coéducation en milieu populaire a été conjointement initiée par deux réseaux d'éducation prioritaire (REP) – Le Canet et Saint-Mauront - Belle de Mai – appartenant à la circonscription Marseille II et le centre social Saint-Gabriel.

places, et tout particulièrement la façon dont ceux qui en sont l'objet peuvent aussi y participer activement. Mais s'il *n'est pas*, le sujet *peut*, par contre, parfois, *exister*, *advenir* mais à *condition de* se dé-assigner ; ne surgissant jamais là où on l'attend ; excédant toujours ce dans quoi il est pris. Aussi préférons-nous *subjectivation* à *sujet*. Dans une perspective spinozienne, il n'y a d'abord de sujet que séparé de sa puissance d'agir parce que rempli de passions tristes (crainte, peur, sentiment de culpabilité, d'impuissance, de honte...). Mais on y repérera aussi la possibilité d'un dépassement de cette séparation, d'une réappropriation, au-delà même d'une augmentation, de la puissance d'agir. Un processus de subjectivation / réappropriation réalisable *dans* et *par* une transmutation affective d'une certaine nature, idéalement située sur un axe qui va de la souffrance au plaisir (Spinoza, 1677/1994). De pointer l'horizon de ce deuxième temps indique que la séparation dont nous faisons ici mention n'est pas ontologique et définitive comme chez Heidegger qui la lie à l'accomplissement de notre destin en tant que Technique et à l'oubli de l'être, mais historico-spécifique et provisoire. Spinoza a sans doute été un des premiers penseurs à saisir le caractère proprement politique des dynamiques affectives, tout à la fois leurs effets assujettissants et leur portée subjectivante (Spinoza, 1670/1998). Mais Marx, notamment dans ses analyses concrètes des événements historiques dont il a été témoin et parfois acteur, a su, lui aussi, pointer dans son analyse, le rôle décisif des affects : si le « morne désespoir », ou « l'effroyable sentiment de découragement et d'humiliation » poussa les Français à élire un Louis Bonaparte, seule la passion – un certain niveau d'intensité émotionnelle, « d'enthousiasme extatique » – fournit, *a contrario*, l'énergie nécessaire pour mener à bien une révolution sociale (Ansart, 1983).

Mais ce qui nous importe, c'est non seulement de porter un regard sur ces processus de subjectivation à l'œuvre dans l'ensemble du champ sociétal, mais aussi de les étayer au travers même de la façon de faire de la sociologie avec les acteurs sociaux, sur des terrains empiriques concrets, dans tel ou tel champ professionnel, grâce à la mise en place d'un dispositif méthodologique approprié. À cette fin, nous constituons des groupes de pairs, du moins au début de la démarche. Ces derniers disposent d'un temps propre, car chacun, en son sein, parce qu'il sent que l'autre partage quelque chose de ce qu'il vit, est susceptible de s'autoriser à parler de ce qu'il tait ordinairement. Mais ces groupes de pairs ne prennent le plus souvent tout leur sens qu'à condition de s'intégrer dans un groupe multi-acteurs afin de pouvoir confronter ce qui a été séparément et patiemment élaboré.

Lors de la démarche portant sur la coéducation, trois groupes ont été ainsi constitués, disposant d'un effectif variant entre dix et quinze personnes. Le premier était constitué de professionnels appartenant aux équipes éducatives des deux REP concernés (directeurs et professeurs de maternelle, du premier degré, psychologues scolaires...). Le deuxième comprenait des éducateurs populaires et des travailleurs sociaux (directrices et animateurs de centres sociaux, éducateurs de prévention, assistantes sociales...). Le troisième, enfin, rassemblait des parents d'élèves. Toute cette démarche de réflexion fut donc rythmée, scandée par cette alternance de temps entre pairs et de temps multi-acteurs.

Nous ne reviendrons pas ici sur la répétitivité et le retour, sur ces deux grands principes qui structurent notre démarche, préférant en dire un peu plus sur notre sollicitation de l'écriture des acteurs. Cela, parce que nous obtenons des textes qui ont une saveur que nulle écriture théorique ne saurait vraiment restituer, et qui, parfois, portent la marque d'un style inimitable qu'il serait regrettable de gommer. Mais aussi et surtout parce que la co-écriture constitue un moment décisif de la coconstruction des savoirs. Ce que finalement nous leur demandons, c'est moins de mettre par écrit ce qu'ils pensent de tel ou tel aspect d'une problématique donnée que d'engager un travail d'écriture qui puisse susciter chez eux des pensées spécifiques, inédites. Aucune forme d'écrit n'a fait l'objet d'une exclusion a priori. Mais c'est la forme récit qui, le plus souvent, a été privilégiée. Que cette dernière forme puisse être une voie d'accès au sens des pratiques quotidiennes n'est pas une découverte qui nous est propre. Nul mieux que Michel de Certeau (1990) n'a compris le caractère récursif des relations qui unissaient récits et pratiques : « Une théorie des récits est indissociable d'une théorie des pratiques, comme sa condition et en même temps que sa production[2]. » Une forme que les auteurs de cette démarche ont parfois choisi de situer à mi-chemin entre témoignage et fiction.

La présence du sociologue, en tant que tiers aidant, est souvent indispensable, car engager la démarche d'écriture n'est pas toujours facile même si le besoin s'en fait sentir ; il faut en effet affronter nombre d'obstacles et tout particulièrement le sentiment de ne pas avoir toute la légitimité requise *par* et *pour* un tel exercice, ou encore l'angoisse liée à l'arbitraire de tout commencement. Le sociologue peut alors aider certains d'entre eux à faire preuve de métis (Detienne, Vernant, 1974/1993), à ruser, à feindre de devoir simplement continuer ce qui aurait été déjà commencé. À cette fin, il peut prendre leur parole sous leur dictée, ou encore les enregistrer et les retranscrire, leur faisant ensuite retour d'un texte qui puisse leur permettre d'embrayer leur démarche d'écriture. Un texte qui, plus tard, pourra perdre sa place d'incipit (Aragon, 1969), être déplacé et intégré au cœur de l'écrit, voire tout simplement disparaître dans sa ver-

2. D'autres chercheurs comme Francis Imbert (1994), Philippe Meirieu (1993), Alain André (1993) ou encore Mireille Cifali (Cifali, André, 2007) ont reconnu cette fonction de la forme récit.

sion définitive. Ils doivent ensuite poursuivre ce qui a été amorcé en trouvant dans leur désir suffisamment de force pour affronter et surmonter nombre de peurs, et tout particulièrement peut-être la peur d'être confronté à soi-même. Le sociologue a pour fonction de rassurer, de dédramatiser, d'autoriser, se gardant cependant de toute intervention pouvant être vécue sur le mode de l'intrusion. Il doit aider concrètement l'acteur à mener à bien un travail de séparation de soi de ce qui y était enfoui (discours *de* la pratique), puis d'élaboration, de transformation (discours *sur* la pratique), recourant pour cela plutôt à la relance par des questions ou des objections qu'à la proposition. Il doit l'aider à opérer cette dialectique du vécu et de la signification (Green, 2004), de la description et de l'analyse. Il doit l'aider à dire des non-dits, des interdits, des cela-va-sans-dire, mais aussi, parfois, ce-qui-ne-se-dit-pas...

Clinique et savoirs

Dans cette perspective, comment penser la relation entre la clinique et les savoirs ? Entre la clinique et les savoirs conceptualisés ? Faut-il distinguer savoirs coconstruits avec les acteurs sociaux durant le temps de l'intervention et savoirs scientifiques élaborés ex-post ? Faut-il, donc, discerner deux temps, l'un pour la clinique et l'autre pour la théorisation ? L'un qualifié de clinique parce que lié à une posture d'intervention sur le terrain et à une visée d'aide aux acteurs ; qui exigerait savoir-faire, finesse, tact, notamment pour nouer des relations de qualité avec ces acteurs, parfois en situation de conflit larvé ou ouvert avec leur Direction, leur Institution, leurs collègues ; qui exigerait aussi un travail sur soi pour ne pas être complètement dupe des effets de sa propre implication, de ses propres mouvements transférentiels. L'autre qualifié de théorique parce que lié à une posture de recherche et à une visée proprement scientifique ; qui exigerait que le sociologue se retire dans son bureau, loin des tumultes du terrain et des troubles émotionnels, des flux et des reflux affectifs qu'ils provoquent en lui ? Un temps de transfiguration, pour le dire ainsi, puisque la figure de l'expert ou du savant s'y substituerait à celle de l'intervenant ? Cette vision d'une mobilisation ex-post de la théorie, reconnaissons qu'elle n'est point étrangère à une certaine tradition clinique, notamment lorsque, à l'intérieur même d'une démarche, on séquence entre temps de la pratique, temps de l'exposition/description du cas, et enfin, temps de l'interprétation.

Notre démarche ne se départage pas ainsi en temps distincts, successifs, séparés par des frontières, parce que l'élaboration théorique commence dès l'intervention. Certes, on conviendra qu'il n'est pas facile de retrouver le réel par le concept, d'atteindre le concret pensé ; que le chemin entre le flux informe du vécu et le savoir conceptualisé est long, plein d'embûches et peu balisé. Parfois, alors, on s'arrête à mi-parcours en se contentant de co-conférer du sens au vécu. Mais dans les démarches pleinement cliniques, le chercheur n'attend pas la fin de l'intervention pour commencer à conceptualiser, et il ne saurait donc réserver le qualificatif de scientifique au seul savoir construit ex-post, considérant alors que le savoir coconstruit avec les acteurs sociaux ne pourrait avoir qu'une portée pratique et locale.

On le sait, lorsqu'on amorce la démarche, rien n'est plus important qu'une écoute attentive, active, non directive, requérant dans l'idéal de la part du sociologue la suspension de tout jugement et position théoriques, leur mise à distance. Seul ce type d'écoute permet au chercheur de ne pas trop faire usage défensif des théories auxquelles il se réfère habituellement et d'avoir ainsi quelque chance d'entendre ce qui vient les déborder, voire les miner. Seul ce type d'écoute suscite, favorise, autorise la parole de l'acteur ; peut lui permettre de dire ce qu'il ne peut pas dire ordinairement[3]. Les contenus qui émergent et remontent jusqu'à l'oreille du chercheur, si ce dernier est disponible pour les accueillir, ne dressent pas quelque barrage défensif afin de contenir leur portée anxiogène, ne sont pas réductibles à un matériau brut qu'il devra, plus tard, affiner. Ils constituent déjà une forme de savoir élaboré, voire, lorsque l'acteur a dû vaincre quelque résistance pour (le) dire, perlaboré.

Mais le clinicien n'est pas seulement maïeuticien ; il n'est pas seulement sur le terrain pour aider l'autre à accoucher d'une parole et d'un savoir sur soi et sur le monde. Parce qu'il a lu, mais aussi parce qu'il a appris grâce à ses études et interventions antérieures, parce qu'il dispose d'une culture théorique plus ou moins vaste dans le champ des sciences sociales et psychologiques, il a, lui aussi, son mot à dire, et surtout son concept à proposer. Mais au *bon* moment, en fait ni trop tôt s'il veut éviter de faire violence aux acteurs, par une interprétation hâtive et parfois excessivement théorique ; ni trop tard s'il veut éviter de laisser leur parole dans l'errance, se perdre faute de pouvoir trouver un destinataire. Dans un entre-deux, donc, non situable à l'avance, non rationalisable, et ce faisant, requérant du sociologue, là aussi, un certain sens clinique. Au *bon* moment, autrement dit au moment où ce concept apparaît comme une ressource compréhensive tant pour l'acteur que pour le socio-

3. D'être produit ainsi, le savoir acquiert forcément un contenu spécifique, différent de celui acquis au sein d'autres démarches ; différent, par exemple, de celui produit dans le cadre de la socio-analyse de Pierre Bourdieu (1993), car il s'agirait dans cette dernière démarche, grâce à la mobilisation de postures et de techniques d'entretien appropriées, mais aussi et surtout à la mise en place de conditions de communication « non violentes », de se rapprocher de ce qu'il advient dans les échanges ordinaires de la vie quotidienne, du *dire au prochain*. Or, précisément, pour nous, il s'agit d'entendre ce qui, parfois, a encore plus de mal à être dit au prochain qu'au lointain.

logue, parce qu'il peut aider chacun à aller au plus loin de sa propre élaboration et engager plus avant leur coopération sur le terrain même de la production des connaissances. Au moment où il semble donner sens et cohérence à ce qui a été dit, en raison même de sa capacité à subsumer en son sein une foule de phénomènes, et à relier ce qui, jusqu'ici, s'était présenté de façon disjointe, voire éparse, éparpillée, éclatée.

Mais les concepts qu'il propose ne sont peut-être pertinents, recevables, adéquats, que jusqu'à un certain point. C'est le fait de les mobiliser dans une étude, de les confronter au matériau empirique, et surtout peut-être de les mettre à l'épreuve d'un cas particulier, qui permet d'en saisir certaines limites et pousse à proposer des corrections, des élaborations, voire des refondations. En cet endroit précis de la démarche, les acteurs sociaux ne se contentent pas de fournir des matériaux qui vont alimenter la réflexion théorique que le chercheur pourra poursuivre plus tard, dans le cadre de la rédaction d'un ouvrage ou d'un article pour une revue scientifique. En examinant non seulement leur propre élaboration mais aussi le retour du sociologue, ils participent directement du processus de validation contradictoire des résultats de l'intervention et de la pertinence de tel ou tel concept. À y bien réfléchir, il n'est guère de concepts qui sortent complètement indemnes de cette dure mise à l'épreuve de l'empirie, pour lesquels quelques affûtages ne seraient pas nécessaires, du moins si l'on souhaite qu'ils puissent mieux rendre compte de la complexité du réel.

Que l'élaboration conceptuelle se poursuive bien au-delà de l'intervention, nous ne le contesterons nullement. C'est le cas lorsque le sociologue décide de mettre en perspective les résultats obtenus sur différents terrains, et donc, après avoir mis son concept à l'épreuve de plusieurs cas particuliers (Roche, 2007). Une telle mise en perspective permet de mieux distinguer ce qui tend à l'universel de ce qui relève du particulier. C'est aussi le cas lorsque le sociologue confronte les résultats obtenus dans le cadre de sa démarche avec ceux obtenus dans d'autres disciplines ou approches, afin de s'inscrire dans une pensée de la complexité, selon les termes d'Edgar Morin (1990).

Si donc nous ne réservons pas, dans notre démarche, un temps spécifique à l'élaboration conceptuelle, nous y repérons cependant des moments privilégiés tant dans l'intervention qu'après celle-ci : lorsque les acteurs sociaux, grâce à une certaine dynamique groupale autorisant la parole, passent outre leurs défenses pour dire ce qu'ils ne peuvent pas dire habituellement dans leur vie quotidienne ; lorsqu'ils s'engagent dans une écriture qui stimule leur pensée ; lorsqu'un concept appartenant au patrimoine théorique est réélaboré après avoir été mis à l'épreuve d'un cas particulier ; lorsque le sociologue fait retour sur plusieurs recherches afin d'en tirer des enseignements plus généraux ; ou encore lorsque ce dernier confronte les résultats de ses recherches à ceux de ses pairs de la communauté scientifique... sans pour autant oublier tous ces instants fugitifs et inattendus où l'esprit scientifique, parce qu'il est en éveil et non dénué d'imagination créatrice, fait quelques belles trouvailles à partir de ce qui a pu être entendu ou observé, parfois hors toute intervention ou laboratoire. La légende de la pomme de Newton existe peut-être pour que nous nous rappelions cela.

Enfin, si nous refusons de scinder notre démarche en deux temps, ce n'est pas seulement parce que du concept y est en jeu dès l'intervention elle-même, dans la confrontation avec les acteurs ; c'est aussi parce que la clinique – en tant que positionnement – ne peut cesser une fois cette intervention terminée, ne serait-ce que parce que les murs du « bureau » ne seront jamais suffisamment épais et étanches – pour le formuler ainsi de façon imagée – pour mettre le chercheur complètement à l'abri de tout ce qui peut l'affecter. C'est un fait irrécusable, le sociologue est aussi subjectivement impliqué dans toutes les opérations de la recherche qui s'inscrivent hors du temps de l'intervention proprement dite, sur le terrain, auprès des acteurs ; de la retranscription à la conceptualisation, en passant par les premiers retours de ce qu'il a compris de ce que les acteurs lui ont adressé.

Sauf si l'on reste replié sur une position positiviste, on n'éprouvera peut-être pas trop de difficulté à comprendre cela à propos de son travail d'interprétation, de mise en sens, de conceptualisation. Mais aucune opération, en fait, ne peut permettre au chercheur de se dés-impliquer, pas même celle qui peut à première vue paraître exclusivement technique ; pas même, par exemple, la retranscription du texte des échanges qui ont été enregistrés. Le chercheur, durant le temps de l'intervention, peut ne pas entendre ce qui lui a été adressé, mais il peut aussi, ensuite, sous des prétextes divers (enregistrement inaudible, propos inintéressant ou hors thématique, propos intéressant mais devant être travaillé plus tard...) ne pas le retranscrire ou encore mal le retranscrire, en transformer le sens en croyant parfois uniquement en corriger une expression ou formulation jugée maladroite ou en mauvais français, de façon, en fait, à décontaminer son contenu anxiogène. Il est d'ailleurs des situations où la défense efficace durant le temps de l'intervention devient complètement inopérante, une fois celle-ci terminée, et laisse place à une remontée de l'angoisse ou à un sentiment de culpabilité qui viennent inhiber, sinon paralyser, l'activité de pensée du chercheur. De se retrouver dans une situation professionnelle d'intervention auprès d'un groupe, de pouvoir se dire : « Je suis sur le terrain » et d'être dans le cadre d'une activité professionnelle institutionnellement reconnue, permet, durant ce temps-là, de se protéger, de réduire les tensions, d'abréagir les microtraumatismes. Dans ce cas-là, c'est le retour au bureau, le face-à-face avec l'écran de l'ordinateur ou la feuille blanche qui expose le plus le chercheur en activant un retour du refoulé ou du réprimé (Devereux, 1980).

Réappropriation d'une puissance d'agir collective

Rappelons, enfin, la visée de notre démarche clinique. N'oublions pas que les savoirs en tant que tels mais aussi leur dynamique de production, leur mode d'élaboration qui implique précisément la participation active des acteurs sociaux, étayent, voire suscitent, des processus de subjectivation. Tout le dispositif technico-relationnel, ci-dessus décrit, a en effet été conçu en fonction de celle-ci.

Lors de notre intervention sur les questions de la coéducation, nous avons en effet montré que la façon dont chacun interpelle l'autre est au cœur d'un système défensif générant beaucoup d'impuissance pour tous.

Ainsi, les enseignants interpellent les parents sur l'extra- ou le périscolaire, ou simplement parce que l'élève poserait problème sur le versant comportemental ou celui des apprentissages ; déniant leurs compétences dans le champ de la coéducation, les assignant à une place de sujet incapable ou coupable ; renforçant, de surcroît, le caractère dissymétrique de leur relation avec eux lorsqu'ils les convoquent sur le territoire même de l'école, dans l'enceinte même de l'Institution, et ce tardivement, à la fin du premier trimestre. L'interpellation des travailleurs sociaux ou éducateurs populaires par les enseignants rappelle celle des parents, puisqu'il s'agit presque toujours de problèmes comportementaux posés par l'élève, mais aussi parce qu'elle ne survient que tard et dans l'urgence. Elle repose sur une méconnaissance de leurs compétences dans le champ de la coéducation et les positionne en tant que sujets subordonnés au pouvoir scolaire. Le déni de compétences qui frappe les parents laisse place ici à une surestimation de leurs pouvoirs réels puisqu'on leur attribue la capacité magique de régler quasi instantanément tous les problèmes comportementaux qui viendraient entacher la « pureté originelle » de l'acte pédagogique.

Ces interpellations suscitent des passions tristes : un complexe fait de peur, de culpabilité et de honte pour les uns, et le sentiment de ne pas être reconnus dans leurs compétences propres et d'être instrumentalisés pour les autres. Des passions tristes contre lesquelles les uns et les autres mettent en place des défenses. Repli, fuite et évitement dominent l'univers des pratiques des parents qui n'ont guère envie d'entendre des jugements déplaisants sur leurs enfants. Mécanismes projectifs pour les travailleurs sociaux et éducateurs populaires qui attribuent à l'Éducation nationale plus de pouvoirs d'intégration qu'elle ne peut en avoir, lui adressant mille et un reproches, et pour le coup, oubliant parfois de faire le point sur leurs propres responsabilités.

À leur tour, les enseignants regrettent de ne pas être suffisamment interpellés par les parents sur les contenus et les modalités d'apprentissages dans le cadre d'une école maternelle trop souvent considérée par ces derniers comme une simple garderie. Ils regrettent que l'interpellation se transforme en pression dès l'école élémentaire, sur le respect de la réalisation des programmes ou sur les objectifs de réussite aux examens, aux diplômes. Ils ont le sentiment d'être interpellés par les parents sur des domaines qui excèdent leurs compétences, à l'endroit même où ils ne savent pas. Ou bien encore sur des domaines sur lesquels ils ne sauraient répondre car ne disposant d'aucune légitimité pour cela. Que dire en effet aux parents qui demandent conseil sur l'éducation de leurs enfants ? Au nom de quoi seraient-ils habilités à énoncer des normes de vie ? Cette interpellation renforce chez les enseignants les sentiments de frustration, de peur, d'illégitimité, d'impuissance, contre lesquels, eux aussi, devront mettre en place des défenses.

Mais ce n'est pas tout. Ce qui est de l'ordre de la défense ou du refus pour l'un peut être vécu par les autres sur le mode d'un choix qu'il assumerait ; celui de ne pas s'inscrire dans la coéducation. Ainsi, tout ce qui, chez des parents, exprime repli sur soi, évitement de la relation avec les enseignants, contournement, peut être interprété par certains autres comme une façon de manifester leur indifférence ou comme un signe de leur démission. De même, tout refus des travailleurs sociaux d'intervenir ponctuellement afin de faire le « sale boulot » peut être vécu par l'enseignant comme une fin de non-recevoir à sa demande d'aide, comme une manifestation de leur mauvaise volonté. Que des enseignants, enfin, refusent de donner tel ou tel conseil aux parents prouverait le peu d'intérêt qu'ils portent aux problèmes de ces derniers. En fait, chacun, au travers de ses interpellations, de ses défenses ou encore de ses interprétations défensives de la défense de l'autre, contribue à verrouiller toujours plus un système générateur d'impuissance.

Mais cette intervention/recherche a aussi permis de mieux repérer les conditions mêmes du développement de la coéducation, en pointant une façon d'être ensemble où, précisément, chaque acteur peut être à même d'affecter l'autre (et d'être affecté par l'autre) non plus négativement mais positivement.

Ainsi, elle nous a permis de comprendre que le partenariat ne peut être acquis qu'au terme d'un processus de reconnaissance mutuelle. Le faire-ensemble exige que chacun soit à même d'identifier les compétences concrètes des autres mais aussi leurs normes, valeurs et idéaux. Il exige que chacun ait le souci d'associer les autres en amont des démarches, en trouvant notamment des rythmes et des créneaux horaires qui leur conviennent. Il exige, enfin, que chacun ait une idée précise du cadre d'action des autres, de leurs possibilités mais aussi de leurs contraintes et de leurs limites. Mais peut-être faut-il encore que les acteurs puissent aussi se rencontrer, trouver des moments de convivialité pour parler « des choses de la vie », découvrir chez l'autre des dimensions proprement humaines qu'il ne peut d'ordinaire guère exprimer dans l'exercice de ses fonctions.

Elle nous a permis de comprendre que le projet est nécessaire parce qu'il intègre la durée ; associe en amont de la démarche tous les acteurs ; assure la pérennité au-delà du départ des personnes les plus impliquées et souvent à l'initiative même de la démarche. Mais aussi parce qu'il confère reconnaissance sociale et visibilité institutionnelle ; fixe des objectifs qui obligent à travailler ensemble, à structurer la démarche, et des critères utiles à son évaluation. Mais nombre de démarches transformatrices ont été initiées sans faire au préalable l'objet d'un projet formalisé, comme la création d'une chorale de parents. Rien ici n'était prévu. Tout a été décidé, ou plutôt tout a basculé à partir d'un « pourquoi pas ? » et sur fond d'un lien fondé sur la reconnaissance réciproque et la confiance. Tout s'est enchaîné alors qu'aucun phasage n'avait été établi. Des résultats concrets, tangibles ont été obtenus dans le domaine créatif (prestation musicale), émancipatoire ou encore, comme par surcroît, par ricochet, dans celui de la coéducation (autre regard des enfants sur les parents, amélioration de leurs résultats scolaires) sans que des objectifs précis aient été fixés à l'avance. Comme le fruit de la résistance opposée par quelques acteurs à l'emprise d'un monde dominé par la rationalité instrumentale, la recherche de l'adéquation fins-moyens, le calcul des chances de succès, la quantification, l'évaluation systématique. Comme une échappée, le temps d'une démarche, hors de cette rationalité, pour le plaisir d'être ensemble afin de faire œuvre ; comme un appel d'air ou plutôt une brèche permettant au « plus improbable » d'advenir à l'existence et peu à peu de prendre consistance.

Il semble ici que la vieille distinction aristotélicienne et scolastique entre *potentia* (puissance) et *potestas* (pouvoir), telle du moins qu'elle a été reprise et repensée par Spinoza, reste pertinente pour qui veut saisir la nature des processus en jeu. L'expression *puissance d'agir* est selon nous préférable à celle de *pouvoir d'agir,* car plus à même de rendre compte d'une capacité en acte mais aussi d'une dynamique instituante tournée vers la subjectivation et l'émancipation. Le mot *pouvoir* se situerait plutôt du côté de l'institué, de ce qui présuppose rapport de domination ou, du moins, dissymétrique. Il est souvent pouvoir *sur* les autres, que ces derniers soient individus, groupes, classes sociales. Il ne disparaît pas pour autant de notre vocabulaire, car retrouvant sens et légitimité dans les expressions *pouvoir d'affecter et pouvoir d'être affecté*. On vient de le voir, les rapports sociaux sont aussi des rapports où les hommes qui y sont pris, engrenés, s'affectent mutuellement. Des expressions, à vrai dire, à teneur fortement conceptuelle, dont on ne peut pas se passer si l'on veut penser la puissance d'agir. Pouvoir d'affecter, pouvoir d'être affecté et puissance d'agir sont indissolublement liés. Que chacun affecte (ou soit affecté) non plus négativement mais positivement (par) l'autre permet en effet une augmentation, voire une réappropriation de la puissance d'agir collective.

L'écriture entre transformation et connaissance

Damien Cru

Tosquelles et la rencontre

Yves Clot, dans sa contribution précédente, a rappelé l'importance des travaux de François Tosquelles. Pour ce qui me concerne, F. Tosquelles, par l'intermédiaire de Jean Oury et de la fréquentation de ses écrits, a beaucoup compté, sur plusieurs registres, dans ma propre démarche : une démarche de technicien de prévention qui rencontre, au début des années quatre-vingt, la psychopathologie du travail puis l'ergonomie.

Lorsque dix ans plus tard, Christophe Dejours proposait de rebaptiser la discipline « psychodynamique du travail », j'étais réticent. Ce changement de nom me paraissait très paradoxal. Son objectif était de se démarquer d'une conception médicale du rapport santé mentale/travail attribuée notamment au courant ouvert par Louis Le Guillant, Paul Sivadon et quelques autres. Il eût été possible alors de revenir à la conception freudienne de la psychopathologie. Par exemple, dans la psychopathologie de la vie quotidienne, il n'est pas question de maladie, simplement de phénomènes extrêmement banals tels que l'oubli, l'acte manqué ou le lapsus (Freud, 1901). Or, c'est le choix inverse qui a été fait : en abandonnant le nom de psychopathologie du travail, la discipline, selon moi, abandonnait la filiation freudienne et entérinait la conception médicale du mot psychopathologie.

Toute cette histoire de changement de dénomination n'aurait pas eu grande importance si, à la même époque, Tosquelles n'avait publié un livre dans lequel il donnait sinon une définition, du moins une approche de la psychopathologie qui ajoutait une dimension essentielle à ce terme (Tosquelles, 1992). En plus de cette attention aux troubles de la vie quotidienne dans la lignée freudienne, Tosquelles introduit la rencontre. Qu'est-ce que le pathos ? Que l'on soit atteint ou non d'une maladie mentale, il s'agit d'un mélange de sentiments, d'émotions et d'attentes qui se manifestent à l'occasion d'une rencontre. J'ai repris cette définition à l'occasion de mon mémoire pour l'EPHE (Cru, 1995). Elle ramène au cœur de tout ce qui n'aurait pu être qu'une question théorique, la pratique, les modalités de l'intervention en psychodynamique du travail qui elles-mêmes me posaient problème. Cette question du pathos et de sa logique me renvoyait à tout un travail personnel réalisé des années plus tôt dans un groupe de psychodrame à la SEPT [1]. Elle me renvoyait également à mon exercice quotidien de préventeur sur les chantiers du BTP, où il s'agit d'aller à la rencontre de gens, des ouvriers, des chefs, des patrons, pour parler d'accident, de mort, de maladie ; des gens qui généralement ne m'en demandaient pas tant.

C'est bien dans cette lignée que s'inscrit ma propre démarche : l'intervention en entreprise construite et vécue comme une rencontre, qui laisse place à l'imprévu et aux manifestions pathiques. C'était difficile également pour un technicien de prévention de laisser advenir ses émotions, ses représentations, ses attentes. Et pourtant, ces rencontres au chantier, soit

1. Société d'étude du psychodrame pratique et théorique.

au cours de réunions dites de sensibilisation, soit au cours d'enquêtes d'accident en interrogeant les témoins (Cru, 1989), ont donné lieu à plusieurs articles. Cependant, il était difficile d'en faire reconnaître l'importance dans le milieu de la prévention. Il y a là un volet fondamental de la psychiatrie institutionnelle, inaugurée à Saint-Alban par Tosquelles et d'autres médecins : l'idée qu'il faut faire travailler soignants et soignés, en même temps, à la transformation de l'hôpital. C'est cette orientation-là que nous exploitons, depuis des années, à quelques-uns. De quelles organisations avons-nous besoin pour mener au mieux la prévention des accidents et maladies professionnelles ? Comment agir dans les organismes existants ? Nous avions travaillé cette question à partir de l'expérience concrète d'une équipe de la MSA, à Angers (Brunet et coll., 2005). Comment faire progresser la prévention dans les entreprises sans transformer l'idée qu'on s'en fait dans les organismes de prévention ? Comment faire en sorte que l'indifférence ou la dénégation des problèmes de santé au travail ne soit pas remplacée par une approche techniciste, juridique et maintenant gestionnaire du risque ?

Tout un tissage est nécessaire, entre un travail externe en entreprise et un travail en interne dans l'équipe de préventeur, dans l'organisme de prévention ; un travail sur les idées certes, mais plus encore sur les représentations à partir des pratiques. Comment sortir de la répétition, de la résignation des préventeurs ? Un travail à plusieurs qui engage un travail sur soi.

J'avais par exemple, il y a un peu plus de vingt ans, intitulé un article : « Sur la prise de risque dans le BTP. Changer les représentations des opérateurs ou celles des préventeurs ? » (Cru, 1992). C'était à propos du film de René Baratta *Aucun risque ! Paroles de compagnons*. La prise de risques, dans le BTP, donnait lieu et donne encore lieu, à une multitude d'interprétations. On impute toujours la prise de risque à tout une série de causes naturelles : « c'est des jeunes, ils ne savent pas ! c'est des anciens, la force de l'habitude ! », ou géographiques : « ah, ils viennent d'outre-mer, ils viennent de la campagne, ils ne connaissent pas le monde industriel ». D'où l'objectif de « changer les mentalités ». Mais s'il y a des mentalités à changer, ce sont d'abord les nôtres, celles des experts de la prévention. Décapons d'abord ce que nous véhiculons plus ou moins à notre insu dans nos têtes et dans nos interventions et ainsi, les autres, nos interlocuteurs, nous apparaîtront peut-être plus malins que nous le croyons.

Il convient ici de se poser cette première question : dans notre travail que l'on soit ergonome, psychologue du travail, préventeur, que transformons-nous ? On ne transforme pas le monde du travail aisément, ni les représentations des opérateurs ou des managers ou d'autres encore. Ni l'argumentation rationnelle, ni la menace de sanctions disciplinaires ou juridiques ne viennent à bout des résistances. Il nous faut être là, présent à nos interlocuteurs, à ce qui leur arrive. Dans la rencontre, une façon d'être là, disponible, non pas pour réciter la leçon du parfait préventeur mais pour prêter une oreille à ce qui préoccupe l'interlocuteur, à sa manière à lui d'être là, ou pas, à son travail. Et dans cette rencontre d'un autre, toujours singulier, on a des chances d'entendre quelque chose qui nous ouvre à lui et qui fait que l'on peut commencer un travail avec lui. Mais il nous faut alors abandonner l'idée de tout savoir, d'avoir déjà compris par avance comment s'y prendre. Sinon, on court le risque de devenir des petits missionnaires de la bonne cause. On sait ce qui est bon pour l'autre, selon un bon vieux schéma taylorien : les spécialistes pensent, organisent, disent ce qu'il faut faire et les autres exécutent.

Jean Oury rappelait souvent : « à la clinique de La Borde, il n'y a pas d'un coté les soignants et de l'autre coté les soignés. Ce n'est pas une bonne classification, parce que les soignants, ils se soignent autant que les soignés. En fait, il y a deux catégories de gens. Il y a les payants et les payés ». Cette formule est pour moi une force de rappel. Elle est vraie pour nous aussi : nous apprenons sans arrêt notre métier ; non pas tant dans les livres ni dans les colloques, mais dans l'intervention et en en rediscutant avec les collègues. Nous allons en entreprise, avec des idées parfois trop arrêtées, nous avons l'impression d'avoir bien compris nos auteurs favoris et nous arrivons avec des idées toutes faites, des références théoriques en béton, des raisonnements vraiment scientifiques et nous passons à côté des gens que nous avons en face de nous. Mais les concepts se dissolvent en intervention, ils n'existent plus ou alors ils s'incarnent dans des outils forgés sur mesure, des dispositifs institutionnels précisément, un cadre d'intervention à établir à chaque fois, car la définition législative et réglementaire des missions ne suffit pas : elle ne résout pas la question de la rencontre.

Si nous devons tenir à distance les théories en cours d'intervention, ce n'est pas uniquement pour nous, intervenants, mais aussi pour nos interlocuteurs. Chacun sait combien toutes les théorisations savantes ou « spontanées » encombrent le champ de la santé au travail, surtout dans le registre des risques dits psychosociaux. L'intervention est un travail de décapage de cet encombrement de notre propre esprit. C'est une des conditions et également un résultat de l'intervention. D'où l'importance de construire l'expérience et finalement de « colloquer » un brin, et d'écrire.

Quereller l'évidence du quotidien

Écrire sur sa pratique, au plus près de sa pratique, rien n'est plus difficile, en tout cas pour moi... En proposant ce titre, « L'écriture entre transformation et connaissance », je souhaite traiter de cette difficulté à écrire sur les interventions, sur chacune, précisément, en faisant ressortir ce qui se transforme dans la rencontre – et qui n'est pas du champ de la connaissance – et ce que l'écriture transforme encore, en seconde instance, de cette première transformation. Il s'agit donc de revenir sur ma propre activité clinique, en faisant l'hypothèse que, peut-être, d'autres s'y retrouveront aussi.

Il me semble intéressant de développer l'idée d'une écriture transformation primant sur une écriture formalisation de connaissances. Écrire transforme à la fois nos relations avec nos interlocuteurs, les représentations de nos interlocuteurs en entreprises, mais surtout nos propres représentations. Il s'agit là d'une certaine forme d'écriture, pas trop académique, qui décrit, suggère, invite à penser plutôt qu'elle ne dicte, qui autorise d'autres interprétations plutôt qu'elle ne fige dans une seule.

Quand on se met à écrire, on réalise l'emprise des stéréotypes dans lesquels on est pris. Immédiatement, on a tendance à reproduire les mêmes tournures de langage ou les mêmes mots pour dire les mêmes choses..., une espèce de logomachie ambiante nous agit. On a du mal à éviter d'être savant et à vraiment articuler ce qu'on a rencontré, précisément, « sans élever le débat » disait Fernand Oury.

Je m'appuierai sur quelques exemples d'intervention pour étayer mon propos. Les premiers écrits que j'ai pu réaliser grâce à Christophe Dejours – c'est lui qui m'a encouragé à parler et à écrire sur la discordance entre une certaine conception de la prévention des accidents sur les chantiers que l'on me demandait de mettre en œuvre à L'OPPBTP[2] et l'expérience du métier de tailleur de pierres que j'avais exercé auparavant – s'appuyaient sur une idée assez paradoxale, voire un tantinet provocatrice : vu les conditions de travail sur les chantiers du BTP, il n'y a pas

2. Organisme professionnel de prévention du bâtiment et des travaux publics.

beaucoup d'accidents ! Certes, les morts et les blessés sont toujours trop nombreux, mais à regarder de près, compte tenu des conditions de réalisation de ces activités, compte tenu de ce que nous nommons depuis 1991 les conditions d'exposition aux risques, je soutiens qu'il n'y a pas tant d'accidents que ça.

Ce constat autorise une question : pourquoi n'y a-t-il pas plus d'accidents ? Par où donc passe la sécurité des ouvriers du BTP ? La proposition a été alors d'aller voir du côté du métier et de ses conditions d'exercice, avec ses dimensions techniques mais plus encore sociales et plus précisément, symboliques. Quels rapports l'individu entretient-il aux outils, à l'ouvrage, à ses collègues, à lui-même, qui concourent ainsi à sa sécurité ?

Les matériaux ramassés au cours des deux ou trois ans de ce travail étaient connus de tous. Rien d'extraordinaire, au contraire ! Il fallait nous efforcer de rester au plus près de la vie quotidienne, du travail et de ses entours. Chacun des éléments est connu dans le milieu de la pierre, par les tailleurs de pierre eux-mêmes, les employeurs, les architectes... Certains en ont fait des romans – l'architecte Fernand Pouillon (1964) est extrêmement précis dans sa transposition romanesque. Pas de découverte. Les histoires recueillies sont racontées à l'époque, de chantier en chantier ; les expressions langagières sont utilisées au quotidien, elles figurent également dans des lexiques techniques. Les gestes sont transmis, sur le tas ou dans les centres d'apprentissage. Et pourtant, tous ces objets (geste, expression, tour de main, histoire, règle…) prennent une autre dimension quand ils sont examinés non pas sous l'angle de la sécurité (de la prévention), ni sous l'angle de leur seule efficacité technique (la technologie) mais sous celui de la prudence (du métier) qui concourt en sous-main à l'efficacité technique et à la sécurité.

Ce sont des objets matériels ou immatériels qui sont là, utilisés en même temps au vu et au su de tous. On pourrait dire qu'ils sont tenus dans une certaine ignorance de cette fonction protectrice, voire constructrice, de la santé et de façon plus générale, une fonction de subjectivation.

Je pourrais dire, dans une analogie facile et assez grossière, qu'il y a eu un travail d'extraction des matériaux assez délicat à réaliser, dans ce groupe, au syndicat des tailleurs de pierre, à la bourse du travail de Paris. Au début, personne ne sait trop de quoi il s'agit. La question initiale est bien embarrassante : « Comment on s'y prend pour ne pas se blesser, au chantier, sans forcément connaître les règlements ni disposer du meilleur matériel ? »

Puis les idées viennent, les exemples, parfois très divers, pas toujours techniques. Parfois, cela est tellement trivial que certains se demandent pourquoi on en parle.

« Oh, bien, il faut bien manger pour venir bosser. Heureusement qu'on casse la croûte[3] à 9 h ! » Ce n'était pas du tout trivial, pour plusieurs raisons qui ne s'excluent pas les unes des autres. Ainsi, au Brésil – j'ai eu l'occasion de visiter des chantiers là-bas – la première chose qui est faite sur les chantiers est de donner à manger aux ouvriers, à ces péons venus du Nord-Est qui n'ont rien à manger. Et on tombe probablement plus facilement quand on a le ventre vide que quand on a le ventre plein. Il ne s'agit donc pas d'une remarque idiote et nous l'avons entendue comme appartenant au registre de l'adaptation aux contraintes. Les ouvriers ne sont pas passifs. L'hiver, on ne se nourrit pas, ne s'habille pas comme en été. Parfois, quand cela est possible, l'un fait du feu. Ou l'on installe un « parapluie ». Ou l'on demande que l'entreprise fasse installer un « parapluie »... Autant de manières de faire qui ne s'avèrent pas si banales lorsque les relations sociales se tendent.

3. La défense du quart d'heure de casse-croûte le matin et du quart d'heure de canon l'après-midi a beaucoup agité la profession depuis 1976.

« C'est ça qui t'intéresse ? C'est banal ... C'est vraiment, évident...» Mais précisément, ce sentiment d'évidence est discuté, sur cette relation aux variations du temps comme sur bien d'autres registres. Par exemple, comment s'installe-t-on pour tailler sa pierre ? Comment met-on sa pierre en chantier ?

Si on ne veut pas que le caillou bringuebale et tombe par terre, on le cale bien. Mais avant, on l'incline pour ne pas recevoir de poussière dans l'œil, on l'oriente pour ne pas projeter des éclats sur celui qui travaille à côté. Encore avant, il faut le placer à bonne hauteur pour pouvoir suivre le trait et travailler sans se courber. Parfois, on se fabrique une petite étagère, à côté ; on y pose les cigarettes, sa montre, des outils. Enfin, on s'installe, sans précipitation.

Voilà, une opération jugée simple et pourtant discutée longuement tant elle contient de manières de jouer la prudence : d'abord pour la pierre, afin de la travailler sans l'abîmer, l'épaufrer ou la casser ; pour les outils, notre gagne-pain ; pour soi ; pour les collègues...

On le voit, dans l'intervention, on ramène des choses banales. Et on les travaille, on associe à partir d'elles, on voit comment elles parlent aux uns et aux autres, parfois d'une même voix, parfois de façons discordantes, voire contradictoires. La première transformation se réalise dans cette activité langagière. Elle façonne d'autres intelligibilités du quotidien qui permettent aux participants de se situer autrement dans leur rapport à leur travail et dans leur rapport aux collègues. Les participants prennent conscience qu'eux, gens de métier, ne sont pas passifs face aux dangers ; ils les appréhendent autrement que les experts de la sécurité. Le métier ne les laisse pas démunis, même si les experts de la prévention ignorent cette dimension et même si cette dimension de prudence est discrète dans le métier.

L'écriture procède à une seconde transformation. Rassembler ces matériaux, énoncer leur fonction au regard de la santé et sécurité, leur donner un nom, autant d'actes qui renforcent la première transformation et qui la porte au-delà du cercle restreint des participants. Dire que les ouvriers développent, transmettent et renouvellent des savoirs qui concourent à leur sécurité et les nommer savoir-faire-de-prudence, permet à d'autres, chercheurs, préventeurs, syndicalistes, de s'emparer de ce travail et de le discuter, voire de le prolonger ou de le réfuter.

Des allers et retours entre la discussion et le chantier d'une part, entre la discussion et l'écriture d'autre part ont fait progresser la compréhension de ce qui se jouait dans la première étape de cette enquête autour des savoir-faire de métier. La seconde étape portait sur la manière de parler du travail et au travail. Là encore, il suffisait d'écouter les tailleurs de pierres parler pour entendre la fonction de prudence de ce que nous avions appelé la langue de métier. Elle procède par mise à l'échelle humaine du travail dans un foisonnement de métaphores corporelles. En la nommant ainsi, langue de métier, nous ne sommes peut-être pas dans une exactitude scientifique, mais nous insistons sur la dimension symbolique de ces pratiques langagières sans nous en tenir au seul langage opératoire que véhicule le terme de vocabulaire de métier.

Nommer les savoir-faire-de-prudence, la langue de métier, les règles de métier, le collectif, et les articuler à d'autres catégories, les stratégies défensives de métier, le groupe, les règles de l'art... Au départ, tout est connu, mais ce sont les articulations qui sont nouvelles, voire novatrices. Et l'on verra ces différents termes repris et critiqués et parfois dévoyés.

Est-ce que la connaissance y a gagné grand chose ? Ce n'est pas sûr du tout. Certains auteurs – même en faisant références à ces travaux – pétrifient ces notions pour en faire des choses qui auraient une existence propre. Pensez à l'usage du mot collectif aujourd'hui... Il donne lieu à une substantification. Même chez Christophe Dejours, parfois, ou chez Pascale Molinier (2006).

Sans parler de réflexions courantes, du genre : « Y a plus de collectif ». J'ai envie de rappeler que le collectif n'a jamais existé. Clément Lépidis (1993) ou Christiane Peyre (1962) précisent ces questions. Il y a des groupes, il y a des clans. Mais pour pouvoir dire qu'il y a du collectif dans un groupe, il faut y participer. On pourrait dire qu'il faut être dans le groupe et décider qu'il y ait du collectif pour qu'il y en ait. Si vous êtes extérieur et que vous commentez les événements, alors vous ne voyez rien de ce système abstrait qu'est le collectif[4]. L'approche psychopathologique est impliquante et non surplombante.

Le travail d'écriture sur une intervention est d'abord bénéfique à celui qui écrit et à ses destinataires immédiats. Et *in fine*, l'écrit peut alimenter un débat plus large et enrichir les connaissances. Mais la visée émancipatrice de l'intervention n'est pas d'abord de produire des connaissances et c'est sans doute ce qui la distingue d'un « terrain » scientifique.

Ce retour sur ce travail avec les tailleurs de pierre peut susciter d'autres réflexions. Car finalement, ces figures sont assez semblables dans nombre d'interventions. La constitution d'un groupe de travail et le passage par la parole font émerger des matériaux connus de tous auxquels le groupe, dans cette configuration, confère d'autres sens. Cette première transformation pourrait se suffire à elle-même en dégageant les membres du groupe du blocage où ils étaient au moment de la demande et en leur ouvrant de nouvelles voies d'action et de réflexion. Il m'arrive de ne produire aucun écrit à l'issue de formation-action par exemple, particulièrement sur les risques dits psychosociaux. Mais le travail d'écriture avec la sélection du propos, le choix du style et du ton, la présentation de l'intervention et de l'émergence des matériaux, la composition et la dénomination qu'il engage..., bref, l'écriture offre l'occasion de consolider la

4. Pour reprendre la formule de Jean Oury (1986).

première transformation et d'en opérer une seconde dans les représentations et les formulations des intervenants.

De la fonction du secret

En intervention, il arrive qu'adviennent des choses que certains tenaient sciemment cachées dans l'entreprise. Il ne s'agit pas là du secret défense ou du secret industriel, ce sont des connaissances explicitement réservées. De ces secrets, nous nous débrouillons en intervention. Ainsi, un jour alors que j'étais chez Renault Véhicules Industriels, sur une chaîne de montage, je ne devais pas franchir une certaine limite car au-delà était monté un nouveau modèle de camion. Il n'était pas question que je vois de face la cabine, que je dévoile à la presse le nouveau profil du phare ou la ligne épurée de la calendre... Ces secrets ne nous gênent guère dans notre travail d'intervenant.

Je veux évoquer ici des secrets particuliers, de ces questions que l'on ne peut pas évoquer publiquement, en réunion, que l'on ne peut pas mettre en discussion, mais qui ne sont peut-être pas inconnues pour autant ! Le secret, c'est quelque chose que l'on feint de méconnaître. Il n'y a pas de secret à travers le monde. Un secret, c'est une chose qui se transmet de bouche à oreille, à une seule personne à la fois.

Dans le deuxième cas, il s'agit d'une entreprise de distribution de l'eau. L'intervention faisait suite à une grève dans laquelle les agents de maîtrise avaient joué un rôle moteur. Toutes les catégories se plaignaient d'un stress considérable avec des incidences graves sur la santé des salariés. Le protocole de sortie de grève prévoyait une étude du stress. Le médecin du travail a étudié la pénibilité du travail en égout, et nous intervenions à deux de l'ARACT, avec constitution de groupes de travail.

Dans la discussion, un technicien évoque avec rancœur le procès verbal qu'il a eu pour excès de vitesse et que la direction ne veut pas payer ; il livrait une pièce sur un chantier, en fin d'après-midi. Il souhaitait ne pas faire attendre ses collègues, alors même que la direction avait supprimé les heures supplémentaires et qu'il fallait bien dépanner le client. Un autre enchaîne alors : « Je vais vous dire ce que je n'ai jamais dit à personne ici, des fois je descends tout seul dans l'égout. S'il faut respecter la procédure, on en a pour deux heures, y a plus les effectifs disponibles ! Sinon on reporte le travail sur l'équipe d'astreinte, elle est déjà surchargée ! Alors, comme je connais bien mon secteur, je sais où je peux aller. »

D'autres vont commenter, certains vont oser dire qu'eux aussi connaissent les risques et les procédures mais qu'il n'est plus possible de les appliquer depuis la suppression des heures supplémentaires.

Finalement presque tout le monde sait que des ouvriers descendent seuls dans l'égout. Tous ne le font pas. Et celui qui est descendu cherche à l'éviter mais il garde son secret. Le dire ouvertement est trop risqué (désaveu, sanction, prescription d'une formation aux procédures...).

La discussion fait naître la conscience d'une communauté d'agir apparemment singuliers, dans des situations parfois différentes, une communauté d'intention, de dilemmes, de problèmes à résoudre dans des choix insatisfaisants.

Ensuite, au moment de ce que nous appelons la « validation », la question est posée : que dire à la direction ? « Il faut pas écrire ça. Ils vont nous prendre pour des kamikazes ! » Toute une discussion porte alors sur ce que représente ce secret-là. L'hypothèse que les cadres de haut niveau sont au courant mais n'en disent rien est discutée, controversée. Puis les mots sont pesés, la description des circonstances est précisée ainsi que les intentions des techniciens contrariées par le non-paiement des heures supplémentaires. Toute une stratégie s'élabore à plusieurs sur la façon de reprendre cette question en lien avec d'autres soulevées. Il s'agit de faire en sorte que ceux qui sont là se sentent à même de soutenir ouvertement dans l'entreprise la discussion, à commencer par alerter des dangers que fait courir cette mesure de suppression des heures supplémentaires prise au nom des abus passés.

Ces secrets de Polichinelle – ils ne font pas rire du tout –, il y en a probablement dans de nombreuses entreprises. Ils prolifèrent même malgré ou probablement à cause de toutes ces politiques de transparence, de traçabilité, avec l'injonction d'*écrire ce que l'on fait et de faire ce que l'on écrit*. Les techniciens souffrent de ne plus parler ouvertement du travail, les cadres s'inquiètent de ce qui se trame dans les coulisses, on communique un peu plus, mais la communication ne résout rien. Car ce n'est pas une question de connaissance. L'expression, orale ou écrite, silencieuse ou exubérante, est avant tout vecteur de lien ou de déliaison, avant d'être, ou tout en étant, canal d'information.

L'intervention en entreprise est une transformation : d'une parole dite en catimini dont ne savent que faire ni le locuteur ni l'interlocuteur, en une parole énoncée dans le groupe, dans une suite de propos qui associés les uns aux autres prennent un ou différents sens selon les participants. S'ouvre alors un débat avec de la différenciation, de la distanciation. De ces paroles échangées dans le groupe à l'écriture, il y a encore un deuxième saut. L'écriture tente de rendre compte des conditions de l'énonciation nécessaires à cette transformation d'anecdotes individuelles en questions professionnelles ; elle souligne ainsi les facteurs de blocage de la parole constitutifs de la souffrance des travailleurs à tous les niveaux, y compris des cadres. Elle contribue à porter la discussion dans l'entreprise.

L'écriture, une machine à penser

Dans tous les cas, décrire une intervention prend du temps. Dans les cas présentés, des allers et retours ont été nécessaires. Car écrire, c'est agir avec responsabilité. Il faut du temps, un temps extraordinaire pour cette écriture comme pour tout travail bien fait, au chantier ou en égout ou ailleurs, pour que les participants soient d'accord, qu'ils puissent relancer les questions, faire le tour du problème.

Cela demande, aussi pour moi, pour chaque intervenant, un travail d'écriture très ciselé, c'est-à-dire un travail d'explicitation des dispositions d'esprit – et pas seulement une analyse de l'activité –, des contextes, sans donner de nom. Mais en même temps, pour que ce soit suffisamment clair, il faut montrer, argumenter, distinguer. Voilà donc ce travail d'écriture entre transformation et connaissance. Encore une fois, je ne sais pas si cette écriture produit de la connaissance. Si elle en produit, c'est de surcroît, et c'est tant mieux. Mais cette écriture-là produit d'abord de la transformation des relations entre nos interlocuteurs, avec nous, avec les directions des établissements, de l'entreprise. C'est un travail conjoint, non pour de la production de connaissance mais pour une production de la pensée afin de lier ainsi des choses qui justement étaient disjointes dans les représentations et de lier des humains dans cette réélaboration. L'écriture comme une machine à penser, une adresse aux absents.

« Qu'est-ce qui m'arrive au travail ? »
Actualité de la recherche-action clinique

Marie-Anne Dujarier

M'inscrivant dans les traditions qui privilégient l'approche clinique du travail et l'analyse des rapports de pouvoir, je propose ici de me pencher sur l'actualité de la recherche-action clinique du travail. Pour être à bien des égards la face inversée du management contemporain, elle rencontre des obstacles à son déploiement et offre simultanément un moyen pertinent pour produire des connaissances et des transformations sur les situations vécues au travail.

Je m'appuie pour cela sur une triple expérience de la recherche-action : celle que j'ai faite sur mon activité en tant que salariée et consommatrice ; celle que j'ai construite en tant qu'intervenante clinicienne dans des organisations ; enfin, celle de responsable pédagogique d'un master de développement des pratiques par la recherche-action [1], et de directeur des recherches

1. Ancien DHEPS (Diplôme des hautes études en pratiques sociales), devenu master 1 de l'université Paris III-Sorbonne Nouvelle, en partenariat avec le Collège coopératif de Paris. Des adultes en reprise d'études réalisent des recherches-actions sur leurs pratiques.

en sciences sociales réalisées dans les entreprises, par des élèves ingénieurs[2].

Les recherches-actions ont généralement pour point de départ une émotion, qu'elle soit la colère, la sidération, la souffrance, l'indignation ou la surprise. Un travailleur social s'interroge : « On me dit d'insérer des jeunes par l'emploi, mais il n'y a pas de boulot pour eux. À quoi on sert ? » Une salariée questionne l'écart entre les « beaux discours » de son entreprise sur la « diversité » et la réalité, plus raide, qu'elle observe quotidiennement en tant que professionnelle handicapée. Un jeune polytechnicien se demande pourquoi l'inexpérience des jeunes diplômés sortant de son école est valorisée de manière aussi extraordinaire sur le marché du travail, par les cabinets de conseil en stratégie… Tous interrogent ce qui (leur) arrive au travail.

Le travail entre expérience existentielle et ressource humaine

Pour situer ces interrogations, il faut rappeler que le travail salarié est ambivalent. Celui qui le fait ne lui donne pas les mêmes sens et valeur que celui qui l'« emploie », au sens littéral. Pour le premier, le travail consiste à accomplir des choses dans le monde, en s'y confrontant et s'y éprouvant. Il *le* réalise et il *se* réalise en y mettant du sien. Ce qui compte, pour un travailleur, c'est la possibilité de déployer avec d'autres et pour d'autres des activités utiles qui offrent des occasions de développement pratique, social et subjectif, en même temps qu'elles sont des sources de reconnaissance[3]. Même si, évidemment, il

2. Recherches réalisées par des élèves de l'École polytechnique, en fin de troisième année. Elles portent majoritairement sur des cas de multinationales du conseil en stratégie et sur les banques d'affaires.
3. Je me réfère ici à la tradition de l'anthropotechnique, reprise et enrichie par la psychologie clinique du travail et de l'activité (Dejours, 1995*a* et Clot, 1999*b*).

en attend un revenu, le travailleur insiste aussi souvent pour dire « qu'il ne travaille pas que pour l'argent ». C'est sans doute pour ces autres raisons qu'il accepte parfois de travailler bénévolement pour des organisations, quand bien même elles seraient à but lucratif[4].

De l'autre coté de la relation d'emploi, « ce qui compte », c'est surtout la valeur du travail réalisé, fini. Ici, les hommes sont considérés en tant que *ressources humaines* contractuellement subordonnées et dont la productivité doit être optimisée. En tant que marchandise, la force de travail a un prix, sur un marché maintenant mondialisé. Elle n'est pas corrélée à l'intensité de l'effort, à la pénibilité et à l'agilité déployés au travail, pas plus qu'aux appréciations subjective et sociale à propos de son utilité ou de sa beauté.

Ce caractère biface du travail n'est pas nouveau, puisqu'il est propre au salariat dans l'économie capitaliste[5]. Il reste une clé indispensable pour comprendre l'hiatus entre le travail vécu et le travail géré.

Les travailleurs – qu'ils soient dirigeants, cadres, employés ou ouvriers – vont légitimement tenter de défendre leurs intérêts objectifs (conditions de travail au sens extensif) et subjectifs (sens, intérêt et qualité du travail) face à la logique instrumentale lorsqu'elle leur est défavorable[6]. Or, le chômage durable de

---

4. Heures supplémentaires non payées, stages non rémunérés, ou, plus récemment, développement phénoménal du *crowdsourcing* sur Internet (Dujarier, 2008*a*).

5. Dans la continuité des économistes du XVIIIe siècle, Marx souligne le « caractère bifide du travail » : le travail « concret » (qui a une valeur d'usage) et le travail « abstrait » (considéré du point de vue de sa valeur d'échange). Il note avec Engels, que l'anglais dispose de deux termes : *work* et *labour* (Marx, [1867]/1993, p. 47 et suivantes).

6. Notons que les salariés sont parfois à la fois représentants de l'employeur et employés. Dans ce cas, ils développent des stratégies sur deux fronts et avec deux logiques opposées.

masse joue aujourd'hui en faveur de l'employeur. Il en résulte une intensification phénoménale du travail (Askenazy, 2006). Le rapport de pouvoir actuel est donc défavorable non seulement pour défendre « sa » conception du travail en tant que travailleur, mais aussi pour prendre le temps de nommer, penser et comprendre ce qui s'y joue et « arrive ». Que peut la recherche-action clinique dans ce contexte ?

Objectiver les phénomènes sociaux vécus

La recherche-action est une épistémologie, une méthode de recherche, un moyen d'action et une démarche (Dubost, Lévy, 1984). Les différentes écoles, qu'elles soient américaines (École de Chicago et Kurt Lewin), françaises (le courant desrochien, la psychosociologie et la sociologie clinique, l'analyse institutionnelle, la socio-analyse, la sociopsychanalyse institutionnelle, la recherche-action existentielle et l'actionnalisme tourainien) ou anglaises (Tavistock Institut), ont pour point commun de contribuer à la conceptualisation des problèmes avec ceux qui les vivent.

Lorsque le sujet développe une connaissance sur les processus sociaux dans lesquels il est pris, il réalise que ce qui semble « aller de soi » ne vient justement pas que de lui, mais est plutôt une construction sociale. Il passe de l'expérience brute, souvent dans les deux sens du terme, à un savoir sur les phénomènes sociaux dont il est le produit et le producteur. En distanciant (Berger, 2004) ce qui, de prime abord, se présente comme un problème subjectif et personnel, il peut être moins directement « touché », voire « coulé », par ce qui lui arrive. La pensée arrêtée, sidérée, psychologisante ou moralisatrice, peut s'ébrouer et se remettre en mouvement. La recherche-action clinique consiste donc à s'emparer de questions qui nous travaillent pour les travailler en retour, avec l'espoir de produire un triple développement : du sujet, du travail et de sa relation à autrui dans l'activité. Dans cette démarche, « la recherche ne se situe pas hors de l'histoire, mais contribue à son accomplissement » (Dubost, Lévy, 2002).

Bien que la recherche-action vise à objectiver la situation, il ne s'agit pourtant pas d'évincer la subjectivité de l'analyse. Dans une perspective clinique, nous savons qu'elle est au cœur du travail, puisque mobilisée pour réélaborer la tâche prescrite (le travail réel[7]) et pour interpréter, donner du sens à la situation de travail (le travail vécu). Reprenant l'expression de Durkheim (1894/1990), il s'agit alors de comprendre les phénomènes sociaux « comme des choses », mais sans jamais renoncer à regarder les travailleurs comme des sujets à part entière[8] dans leur activité : des individus avec une histoire, un corps, des pensées, des émotions, des pulsions. Des individus dont l'intérêt subjectif est de pouvoir fabriquer du sens à leur existence, et de concilier celui-ci avec leurs intérêts d'acteurs sociaux (Dujarier, 2008*b*).

La recherche-action clinique se présente alors comme une démarche inverse de celle du management contemporain lorsqu'il promet de débarrasser le sujet de ses émotions encombrantes au travail, qu'il objective le sujet tout en psychologisant les effets de la division sociale et matérielle du travail. La recherche-action clinique tente au contraire de retrouver les moyens d'agir en tant que sujet, *par* l'objectivation des phénomènes sociaux au travail. Cette démarche peut être particulièrement adaptée pour répondre aux questions actuelles dans les organisations.

---

7. Nous utilisons ici les distinctions entre travail prescrit, travail réel (ce que l'on fait « vraiment »), travail réalisé (ce que l'on a fait finalement) et travail vécu (le sens que l'on construit à propos de sa situation de travail) [Dujarier, 2006*a*, p. 46-49].
8. À ce titre, la clinique se distingue par son refus du réductionnisme scientifique qui, pour alléger l'analyse du sociologue, commence paradoxalement par amputer l'individu et le travail de leur composante subjective.

La bataille du réel

Les milieux de travail, qu'ils soient privés ou publics, sont traversés aujourd'hui par un phénomène de normalisation de l'idéal (Dujarier, 2006*a*). D'après les annonces publicitaires et managériales, il faudrait que les organisations soient capables de satisfaire toutes les parties prenantes (actionnaires, dirigeants, employés, ouvriers, consommateurs et même citoyens). Elles affirment qu'il serait souhaitable et possible de produire toujours plus, moins cher, plus vite, avec zéro défaut, de manière continue, éthique et écologique, avec une rentabilité infiniment croissante et le sourire à tous les étages. Les fabricants de cette vision idéale, les « enchanteurs », la justifient, paradoxalement, au nom d'une « réalité » qu'ils disent connaître mieux que les professionnels eux-mêmes. Pourtant, leur discours ne considère que la partie visible et mesurable du travail (le prescrit et le réalisé), ou, plus réducteur encore, son seul bilan économique (coût/revenu). Les travailleurs opérationnels doivent traduire ces injonctions enchanteresses en action possible. Ils doivent trouver, souvent seuls et dans l'urgence, face à un client fait « roi », les solutions pratiques aux contradictions multiples qui leur sont ainsi déléguées (Dujarier, 2006*b*). Puisque l'idéal, par définition, n'est pas à la mesure de ce que l'homme peut réaliser, cette norme produit des situations d'impuissance et d'échec.

L'approche clinique, qu'elle soit sociologique ou psychologique, puisqu'elle se met « au chevet » des situations sociales et des sujets, porte l'attention sur le travail réel. De manière inductive, elle s'intéresse à l'intelligence déployée par le travailleur pour faire face aux difficultés pratiques, sociales et subjectives dans son activité. Partant des cas concrets, elle propose de construire un savoir partagé sur le travail tel qu'il est prescrit, ré-élaboré, réalisé et vécu, ainsi que sur leurs écarts. Il permet de comprendre les impasses de l'action pour la réorienter. L'approche clinique propose de renverser les évidences en matière de formation : plutôt que de rajouter de la prescription à l'attention des opérateurs, elle propose de contribuer à sa plus grande justesse par la formation des prescripteurs aux subtilités et limites du travail réel.

Interroger les mots, reconstruire du sens

La norme d'idéal a besoin d'un langage spécifique pour être déployée et acceptée. À cet égard, la bataille du réel est aussi linguistique. Or, nous observons une récupération de la critique dans le langage. Le management idéaliste utilise à son profit des mots issus de la critique sociale qui lui est adressée pour leur donner d'autres significations. Ils prennent parfois la forme d'oxymorons : « voiture propre », « plan social », « entretien annuel de développement » par exemple. Les termes tels que « changement », « réforme », « autonomie », « participation », « qualité » ou « respect » peuvent, comme la « révolution », être repris dans des discours publicitaires, stratégiques et technologiques, pour justifier l'intensification du travail et la flexibilité de l'emploi. En outre, la multiplication des anglicismes (« manager », « empowerment », « coaching »...) dont la traduction est aussi incertaine que celle des acronymes, éloigne progressivement le signifié du signifiant. Ce discours présente deux difficultés. Tout d'abord, il est plus difficile de travailler lorsque les mots n'ont plus de sens commun. En outre, même sans leur donner crédit, il devient malaisé de contester leur usage dérivé dans la prescription. Car il est difficile de dire que l'on est « contre » des idées belles ou morales, telles que la qualité, la satisfaction client, le développement durable ou le progrès (Dujarier, 2006*c*).

La recherche-action clinique vient questionner le langage du travail. Repartant des pratiques langagières, qu'elles soient écrites ou verbales, elle permet d'observer le sens social produit et ses effets sur l'action. Ainsi peut-on observer qu'aucun des membres d'une petite équipe de banquiers d'affaires ne donne la même définition des cinq mots les plus utilisés dans l'activité[9]. Il s'avère que le travail d'explicitation du sens de ces mots est d'ailleurs pénible et laborieux[10] : ce constat permet d'interroger la nature du travail réalisé dans cette officine et son rapport avec le réel. De la même manière, l'analyse du mot « prévention » dans le travail social montre un glissement progressif de sens jusqu'à un renversement, dans les lois récentes, laissant les professionnels de terrain en état de sidération au moment de l'utiliser.

La recherche-action clinique permet, avec les acteurs, d'accéder à une méta-communication. Commenter le langage est utile pour élucider ce qui relève d'un véritable malentendu sur le travail et d'en comprendre l'utilité stratégique pour les acteurs qui le promeuvent. Ce faisant, elle rappelle que les organisations, comme les discours, sont des constructions sociales tissées de rapports de force.

Voir l'organisation du travail comme une construction sociale

Le discours managérial tend à naturaliser les organisations ou à les présenter comme inéluctables. « On n'a pas le choix », disent les actionnaires, directions et employés, coupant alors court au débat sur les fins et les moyens du travail. Les dispositifs se présentent aux individus sous forme de tableaux de bord, systèmes d'information, dispositifs de GRH ou autres scripts sans auteurs. Les sociétés « anonymes » appartiennent bien à des individus sans visage. À leur invisibilité, s'ajoutent l'abstraction du pouvoir (de Gaulejac, 2001) et la volatilité des dirigeants. La figure de « patron » a laissé place à une nébuleuse agitée de

9. *Pipeline, deal, upside, due diligence, goodwill* et *equity*.
10. Rapport de recherche réalisé par A. Bouffard, X2005, intitulé « Les anglicismes et néologismes dans un fonds d'investissement », École polytechnique, département Humanités et sciences sociales (HSS), 2008.

cadres supérieurs dont la reconnaissance sociale et professionnelle passe par une hypermobilité déresponsabilisante. Alors, la situation de travail semble socialement indiscutable.

La recherche-action clinique propose un déplacement des évidences. Tout d'abord, elle regarde l'organisation du travail comme une *construction sociale collective.* L'inéluctabilité de l'« évaluation », l'urgence de « réduire les coûts » ou l'impérieuse nécessité de « satisfaire le client roi » par la « qualité totale », par exemple, sont des expressions que l'on peut voir comme le résultat d'un arrangement social historique contingent et transformable. Ensuite, cette posture considère toutes les parties prenantes au travail d'organisation comme étant de même nature (Aubert, 1993). Elle combat alors la tentation de psychologisme qui consisterait à expliquer les situations sociales par des traits de personnalités ou des vices moraux de l'un ou l'autre de ses acteurs. Une posture compréhensive à l'égard de *tous* les travailleurs, des dirigeants aux stagiaires sans oublier les consommateurs, ouvre à une compréhension et à une transformation des situations de travail.

Comprendre et transformer le travail d'organisation

Si les organisations de travail sont bien des constructions sociales contingentes, le résultat historique, toujours provisoire, de l'activité déployée par ses différents acteurs pour l'inventer, la solidifier, la transformer et la justifier, le regard peut alors se déplacer. Plus que l'organisation du travail, il s'agira de comprendre le *travail d'organisation.* Nous appelons ainsi l'activité collective qui fabrique des solutions pratiques, qui soient socialement et subjectivement acceptables, aux contradictions de l'activité productive, au premier rang desquelles la tension entre travail vécu et travail géré. Fabriquer des agencements qui « tiennent » les trois critères (pratique/social/subjectif) est un vrai travail, s'il évite la facilité qui consisterait à céder à l'un d'eux au détriment des autres. Il crée des manières de vivre, de travailler et de consommer ensemble. Contrairement à l'affirmation souvent entendue à propos de la supposée « neutralité » du management, le travail d'organisation est en fait politique : il construit un « vivre et travailler ensemble », bien que les parties prenantes soient nombreuses et défendent chacune leurs intérêts.

« Depuis que je réfléchis sur ce qu'on nous fait faire ici, prendre un café avec les collègues devient compliqué ». Se mettre à penser le travail d'organisation transforme effectivement les rapports sociaux au travail. C'est que la recherche-action passe par une phase de questionnement des routines du pouvoir exercé et accepté, celles qui font naturaliser les prescriptions, accepter des contrôles contestables ou se soumettre à la parole de l'autre. Suivie d'une phase de reconstruction, une participation à la vie publique et politique (Ferreras, 2007), cette étape de dénaturalisation de l'organisation opère un dévoilement particulièrement passionnant pour les acteurs concernés.

Sortir de la solitude

La gestion des emplois, des formations, des carrières, des postes et des évaluations, est caractérisée aujourd'hui par une individualisation croissante. Il est alors plus difficile et en même temps plus urgent de recourir à la recherche-action collective. Il ne s'agit pas d'une sorte de retour nostalgique aux collectifs ouvriers d'après-guerre. Il n'est pas question non plus de « management participatif » au sens où cette expression s'est développée après Mai 68 (Boltanski et Chiapello, 1999). Il s'agit plutôt d'associer les parties prenantes d'un phénomène social (souvent très éloignées d'un point de vue topographique, social et organisationnel) à l'interprétation de ce qui leur arrive pour qu'elles puissent « s'y retrouver », dans le sens pratique et cognitif du terme. Ce processus peut mener, *a minima*, à fabriquer un sens au « non-sens » de la situation de travail (transformation du travail vécu), et, au mieux, à prendre part au travail d'organisation de manière à transformer le travail prescrit, réel et réalisé. Cette approche combat l'isolement et la solitude au travail en même temps qu'elle produit de nouveaux liens.

*

* *

L'approche clinique est parfois qualifiée de « critique ». À l'issue de cet article nous comprenons mieux le sens du mot aujourd'hui. Ses présupposés sur ce que sont le travail et l'homme au travail sont effectivement distincts de ceux du management contemporain. En s'affranchissant des séparations artificiellement instituées entre « social » et « psychique », entre connaissance et action, entre pensée et exécution, la recherche-action clinique connaît et analyse aussi les rapports de pouvoir. Identifier et nommer les contradictions dans ces processus sociaux est même la clé d'une compréhension et d'une transformation possible de la situation de travail. Le sujet peut alors intervenir dans le travail d'organisation avec davantage d'agilité et d'inventivité, quelles que soient les formes, individuelles, collectives, organisées ou non, de cette action.

L'inattendu de l'intervention : un moyen de connaissance

Malika Litim

Le rapport entre l'action et la connaissance, entre l'intervention et l'activité scientifique, peut être saisi de multiples manières. Je présente ici la manière dont une intervention, c'est-à-dire l'action de transformation, ou du moins sa tentative, est devenue un moyen de production de connaissance.

La clinique du travail, telle que je l'envisage, n'est pas seulement une « clinique » du singulier, qui fonde notamment l'obligation d'une analyse minutieuse, précise et organisée, d'une situation particulière du travail. Cette clinique du travail est une « expérience sensible », qui peut se développer à la condition qu'elle soit l'objet d'une activité sur l'activité d'intervention. Pour le dire à la manière de D.W. Winnicott (1988), « pour le scientifique, tout, ou presque, repose sur la formulation des questions. Les réponses, quand on les a trouvées, conduisent seulement à d'autres questions » (p. 17), qui sont autant de nouveaux moyens à ma disposition pour penser aux interventions futures (et bien sûr aussi passées). Finalement, je conçois une boucle entre l'action de transformation, la production de connaissance, l'action de transformation, la production de connaissance, etc. Aussi action de transformation et production de connaissance sont deux versants, deux moments de mon activité de clinicienne du travail.

Le rapport entre action et connaissance que je traite ici est issu d'une intervention qui a eu lieu dans un service de long séjour de gériatrie d'un hôpital de l'AP-HP[1] entre 2002 et 2004, menée en collaboration avec Katia Kostulski, pour le compte de l'équipe de Clinique de l'activité (Roger, 2007). Ce travail a ensuite été transformé en objet de thèse, c'est-à-dire en objet scientifique.

Une histoire maudite

Il nous a été adressée une commande conjointe du CHSCT[2] et de la direction de l'hôpital[3]. Tous nos interlocuteurs s'accordaient à dire que les indicateurs étaient préoccupants dans les services de moyen et long séjour de gériatrie : une importante vacance de poste, une forte mobilité du personnel, un taux d'absentéisme élevé, de nombreux accidents du travail, des TMS[4]...

La rupture dans l'histoire

Dès nos premières rencontres avec nos commanditaires, c'est à partir de l'histoire du service que chacun a pu trouver les raisons du mal-être.

Jusqu'en 2001, le service de gérontologie fonctionnait « comme une petite maison de retraite » (« chacun faisait son petit truc dans son coin »). C'est alors que l'arrivée d'un nou-

1. Assistance Publique-Hôpitaux de Paris.
2. Comité d'hygiène, de sécurité et des conditions de travail.
3. Nos interlocuteurs ont été le directeur des ressources humaines, la responsable des relations sociales et des conditions de travail, une représentante de la Direction des soins infirmiers, et la responsable de la formation continue.
4. Troubles musculo-squelettiques.

veau chef de service et celle d'un nouveau cadre supérieur viennent tout bouleverser. L'orientation « thérapeutique » change radicalement puisque les nouveaux patients accueillis sont désormais dépendants et souffrent de polypathologies, alors même que s'ouvre non loin un hôpital gériatrique vers lequel sont transférés les patients les plus valides. Ce bouleversement, très rapide, nécessite des prises en charge très différentes. Parallèlement, la fermeture d'unités au sein du service de moyen et long séjour (MLS) oblige à une recomposition des équipes (« elles ont dû apprendre à travailler ensemble »). Ces profonds changements déstabilisent les pratiques des soignants et provoquent mécontentements et plaintes. De son côté, le nouveau chef de service avait fait part de l'état de dégradation dans lequel il avait trouvé le service, et avait signalé des actes de maltraitance physique et psychologique dont les soignants étaient acteurs et victimes.

De nombreuses actions sont alors conduites : des soignants sont sanctionnés et déplacés dans d'autres services ; des formations sur la fin de vie et le deuil sont dispensées à la demande des soignants. C'est à cette occasion que des lacunes techniques dans les soins et une défaillance dans la prise en charge des patients sont apparues. De plus, les soignants avaient fait la demande d'un groupe de parole qui leur avait été accordé. Malgré ces mesures pour renforcer la professionnalisation de la prise en charge de la personne âgée, des plaintes sur les conditions de réalisation du travail subsistent chez les soignants. Nos commanditaires s'interrogent : « Le service est dévalorisé par rapport à l'hôpital [...] ils se sentent coupables », « le service a du mal à croire en ses capacités de changement », « les mauvais agents étaient mis en long séjour, c'était une affectation disciplinaire. »

De leur côté, le chef de service et le cadre supérieur ont mis en avant les difficultés structurelles et le manque d'infirmières

(« l'année a été très dure. Depuis un an et demi, il y a eu des révolutions. Et pendant le plus dur, il n'y a pas eu de soutien »). Comparant le MLS au service de gériatrie aiguë qu'elle a ouvert à son arrivée, le chef de service constate : « La différence, c'est l'histoire. »

DE LA MALTRAITANCE ORDINAIRE…

Quelques jours avant notre arrivée dans le service de MLS, le DRH nous confiait que les cadres de proximité s'étaient plaints à la direction de leurs conditions de travail, et qu'une procédure était en cours à l'encontre de quatre soignantes, accusées par courrier d'actes de violence, « une maltraitance ordinaire ».

Étant donné la stigmatisation qui pesait sur les soignants, nous avions souhaité d'abord les rencontrer de manière informelle, dans le cours de leur travail. Débordés, ils ne nous accordaient que peu de temps. Et lorsque nous expliquions les raisons de notre présence, c'est avec beaucoup de méfiance qu'ils nous écoutaient. En réponse, ils mettaient en avant le manque de personnel, le manque de considération et des conditions matérielles dégradées[5] : l'exemple des lave-vaisselle hors d'état de fonctionner depuis des mois prouvait selon eux l'indifférence de la direction quant à leurs conditions de travail. Il leur paraissait évident que, quelle que soit notre « bonne volonté », nous échouerions. Les soignants ont cependant, dans leur majorité, accepté notre présence, et ont répondu avec plus ou moins d'empressement à nos questions. Nous sommes ainsi intervenues durant plusieurs mois.

Puis, lorsque les sanctions à l'égard des quatre soignantes, dont le DRH nous avait entretenues, ont été annoncées dans le service, l'ensemble des soignants, déjà rétif à notre présence, a douté de nos intentions. S'ils savaient que ces sanctions avaient

---

5. R. Noirez (2003), infirmier dans un service de séjour de longue durée (SLD), apporte un témoignage éclairant sur l'évolution de ces services.

pour origine des lettres, ils n'ont pas tout de suite appris que les auteurs de ces lettres étaient des stagiaires. Et les raisons de ces sanctions sont restées pure conjecture. Aussi chacun élaborait des hypothèses, plus ou moins vraisemblables, selon les « informations » qu'il recueillait. Les quatre soignantes elles-mêmes hésitaient sur la nature des actes qui leur étaient reprochés. Ainsi entendait-on que l'une des soignantes avait été jugée maltraitante parce qu'elle avait laissé entrouverte la fenêtre de la salle de bains durant les douches des patients au mois de novembre. Une autre aurait eu un geste brusque, projetant les lunettes d'une patiente au sol. Et au bout du compte, personne ne pouvait dire précisément ce qui leur était vraiment reproché.

En revanche, et au-delà des conséquences directes sur notre intervention, cette « histoire » a renforcé un peu plus la méfiance des uns à l'égard des autres. Désormais, aucun soignant ne se sentait à l'abri du risque de vivre, un jour, la même histoire, et quelques-uns avouaient, en privé, qu'ils ne voulaient plus encadrer de stagiaires... Se cacher et cacher son travail devenaient le moyen le plus sûr d'échapper à la « dénonciation ».

« L'HISTOIRE, C'EST UNE MAUVAISE CHOSE QU'ON A EN SOI »

Dans l'hôpital, nous l'avons déjà dit, le MLS avait « mauvaise réputation ». Sa localisation géographique, loin du cœur de l'hôpital, dans un petit pavillon de « banlieue », isolé, près du pavillon de la psychiatrie, renforçait un peu plus l'idée que ce n'était pas un service valorisant. Les soins aux anciens ayant été déconsidérés pendant de nombreuses années, le MLS avait été « délaissé » par l'hôpital, son chef de service restant seul à ses commandes. S'y sont installées des pratiques non professionnelles ou jugées aujourd'hui comme telles. Exclus de leur monde professionnel, les soignants qui y travaillaient ne pouvaient pas s'appuyer sur les développements du métier, c'est-à-dire sur les règles des gestes techniques et relationnels qui font référence, et à partir desquelles ils auraient pu renouveler leurs pratiques professionnelles.

Le choix du nouveau chef de service d'accueillir des résidants présentant de nouvelles pathologies a eu de véritables conséquences sur les pratiques professionnelles. En effet, accueillir des résidants « plutôt en bonne santé », c'était faire du service une sorte de « maison de retraite » qui requérait des gestes professionnels spécifiques. En revanche, l'accueil de résidants avec des polypathologies lourdes, en particulier liées à la démence et à la dépendance, nécessitait d'autres gestes techniques. Or, dans leur situation, il leur était impossible de réévaluer leurs gestes.

Et, dans leur grande majorité, les soignants se référaient aussi à l'histoire du service pour expliquer ou justifier la situation actuelle, ses empêchements, ses contradictions, ses insuffisances[6]. Pourtant, dès que nous tentions de faire expliciter plus précisément cette histoire, elle s'échappait, alors même que chacun s'en était fait le porte-parole. Même si nous avions eu connaissance de quelques éléments, il nous semblait que l'essentiel était impalpable ou indicible. Nous faisions l'hypothèse que c'était cette histoire qu'il fallait pouvoir reprendre dans une autre histoire, une histoire en développement. Or, les défenses étaient massives : alors que nous demandions à l'un des derniers dépositaires de l'histoire des restructurations du service, démissionnaire, ce qu'il dirait à son hypothétique remplaçant, celui-ci refusa même de l'évoquer, par souci de ne pas « plomber le travail avec l'histoire » : l'histoire qu'il détenait du fait de son expérience dans le service était « une mauvaise chose qu'on a en soi ». Au point que nous avons fini par la qualifier « d'histoire maudite ».

6. Notons un fait significatif : même les soignants n'ayant pas « vécu » cette histoire s'en servaient comme argument.

Une histoire faite de petites histoires

L'INTERVENTION PRISE DANS L'HISTOIRE

L'intervention que nous avons cherché à faire, malgré tout, malgré ce climat particulièrement dégradé, s'appuyait sur la méthodologie développementale de clinique de l'activité (Clot, 2008*a*) et sur une méthode, celle des autoconfrontations croisées (Clot, 2005 ; Clot, Faïta, 2000).

La première étape de notre travail a consisté, entre autres choses, à constituer un groupe de travail, un collectif prêt à s'engager dans une analyse de l'activité de travail[7]. Quatre soignants (deux infirmières et deux aides-soignantes) ont accepté de rendre visible et de discuter leur activité. La deuxième étape pouvait commencer.

Chacune a été filmée durant son activité de travail, puis a discuté, à partir de ces images filmées, de son activité avec l'intervenant-chercheur (autoconfrontation simple). Viennent ensuite les autoconfrontations croisées proprement dites, c'est-à-dire le moment où deux professionnels se confrontent, ensemble, aux images de leurs activités respectives. C'est à partir de cette trace « filmique » que nous cherchons à instaurer, à restaurer un dialogue entre professionnels sur le travail. Mais nous cherchons aussi à instaurer de la controverse, c'est-à-dire à pousser chacun à aller un peu plus loin... dans l'exploration du réel de son activité (Clot, 1999*b*).

Les autoconfrontations sont filmées, et c'est à partir de l'ensemble de ces films que nous proposons un montage (avec les professionnels impliqués) qui servira de base à la fois à la reprise en collectif des questions de métier qui ont émergé, mais aussi à la restitution au commanditaire. Cette dernière étape n'a pu avoir

---

7. Nous n'insisterons pas ici sur les obstacles que nous avons eus à surmonter.

lieu, ni même les rencontres nécessaires avec les quatre soignantes pour discuter des analyses produites, qui auraient dû normalement clôturer un cycle dans la coanalyse du travail.

En effet, la décision de fermeture du service du long séjour, service avec lequel nous avions plus particulièrement travaillé, a été prise par la direction de l'hôpital, devançant les directives de la direction de l'AP-HP de retirer des CHU les services de long séjour, au profit de structures spécialisées.

Le travail que nous avions commencé se trouvait donc largement amputé de sa perspective, alors même que la réhabilitation de la fonction du collectif professionnel commençait à faire ses premiers effets dans l'activité personnelle des soignantes engagées dans la démarche, et intriguait les autres.

POSSIBLES ET IMPOSSIBLES DES PETITES HISTOIRES DE TRAVAIL

L'intervention s'est donc arrêtée à cette étape des autoconfrontations croisées. Mais elle est devenue le terrain de ma thèse (Litim, 2006), et du même coup les dialogues de ces autoconfrontations simples et croisées en ont été la source principale. À mes yeux, elles sont d'une grande richesse : elles sont le témoin de l'épaisseur de l'activité soignante, lorsqu'il s'agit d'exercer ce métier avec les « vieux » (Litim, Kostulski, 2006). Elles témoignent aussi de l'activité contrariée, pour ne pas dire empêchée, dans ce service, où faire du bon travail relève d'un horizon rarement atteignable.

L'essentiel, cependant, n'était pas là. L'essentiel est venu de ma surprise ; les dialogues étaient pleins de « petites histoires » contextualisées, et présentées sous forme narrative : histoires avec les collègues, histoires avec les patients, histoires avec les hiérarchies, etc. Ces histoires sont des arguments utilisés par les soignantes dans le cours des dialogues en autoconfrontation, pour soutenir leur point de vue ou pour le discuter.

Alors, je m'y suis intéressée. Je les ai comptées : les 9 h 10 d'autoconfrontations croisées sont ponctuées de 71 histoires. Pour la plupart, ces histoires ont un nom (l'histoire de l'ulcère de Mme Lg, l'histoire du décès de Mme C., l'histoire de M. B, etc.), et lorsqu'elles n'en avaient pas, je leur en ai donné un. Sans chercher à préciser la forme, j'ai cependant retenu que j'appelais « histoires » celles qui donnaient à voir une intrigue[8], « exemples » celles qui ne contenaient pas d'intrigue explicite, « anecdotes » quand les histoires ne sont plus objet d'analyse, et rien quand aucune des trois catégories ne convenait.

Parmi les 71 histoires recensées, 18 concernent les soignants et/ou l'encadrement et les médecins. Les 53 autres concernent 27 patients différents dont 3 ne seront pas nommés.

De plus :

– un même patient peut être à l'origine d'histoires différentes ;

– une même histoire peut être examinée selon plusieurs points de vue, à des moments différents des autoconfrontations croisées ;

– certaines se rapportent à des patients décédés, d'autres à des situations actuelles ;

– certaines sont des illustrations, d'autres de véritables arguments.

En conséquence, l'histoire rapportée n'a de sens que prise dans un dialogue dont elle ne sera qu'un élément. Dans les autoconfrontations croisées, les soignants cherchent à en faire des arguments. Leur fonction est donc claire : soutenir un point de vue pour transformer le point de vue de l'autre (son collègue, le chercheur, et au-delà les supérieurs hiérarchiques, les autres collègues...) [Amossy, 2006 ; Brès, 1996, 1997 ; Vincent, Perrin, 2001].

En second lieu, et c'est probablement le point le plus important, ce qui me semble le plus pertinent est la question du

8. « Raconter, c'est construire une intrigue, c'est-à-dire mettre dans un certain ordre textuel (racontant) la suite des événements et des actions qui constituent l'histoire racontée » (Adam, 2002, p. 486).

dénouement de l'histoire : il est déterminant dans le « traitement » de l'histoire rapportée dans le dialogue en cours par les autres protagonistes. J'ai alors pu distinguer trois cas :

1. L'histoire rapportée vient supporter, renforcer les propos du narrateur parce qu'elle est devenue expérience, au sens fort du terme. Dans ce cas, elle ne sera pas reprise pour être discutée. Son caractère illustratif appuie l'argumentation en cours [9]. C'est donc une histoire développementale, et à ce titre, elle appartient au patrimoine commun du collectif de travail. Elle est expérience collective.

2. L'histoire rapportée semble sans dénouement, et dans ce cas, c'est sur l'histoire que les protagonistes seront invités à statuer. Ainsi, l'histoire sans dénouement chercherait son dénouement dans l'autoconfrontation. Mais là, il faut distinguer deux cas différents :
– *l'histoire dont le dénouement est « en souffrance »*. Elle n'a pas été l'occasion d'une expérience collective, mais peut le devenir lorsqu'elle est discutée, jaugée, jugée, etc., collectivement. Rapportée dans le dialogue, cette histoire cherche un dénouement. Aussi peut-elle devenir une histoire développementale tout comme elle peut se transformer en histoire défensive. C'est une *histoire suspendue* ;
– *l'histoire sans dénouement et « sans expérience »*. Elle est une histoire défensive, « exprimant en elle la mort de la normativité », pour reprendre les mots de G. Canguilhem (1966/1996, p. 137). Présentée comme argument décisif, elle est figée dans une seule version : elle ne prépare pas à l'inattendu. Elle n'a de sens que dans la répétition, elle ne prépare qu'à la répétition (Clot, 2002*b*), et en ce sens, elle est dans l'impossibilité d'être normative, c'est-

9. C'est en particulier ces histoires que nous avons appelées anecdotes ou exemples.

à-dire créatrice de nouvelles normes. En outre, elle ne permet pas de faire de l'expérience vécue un moyen de vivre de nouvelles expériences (Vygotski, 2003). C'est une *histoire interdite.*

3. Au final, les histoires développementales sont des ressources pour l'activité, alors que les histoires suspendues sont des sources de conflits pesant sur l'activité individuelle, et que les histoires interdites signent l'impossibilité de développement.

Histoire et histoires

De l'histoire interdite à l'histoire maudite, il n'y a qu'un pas. Sur les 71 histoires, une est véritablement défensive et renvoie à un événement antérieur au changement ; 8 sont développementales. Les 63 autres sont « suspendues ». En privant les soignants de pouvoir retourner l'histoire maudite en expérience, on les prive du même coup de pouvoir faire de nouvelles expériences. Au mieux, les histoires sont suspendues, dans l'attente d'un dénouement qui peut être développemental ou défensif. Et on sait que l'expérience collective se forge aussi par le truchement des histoires racontées (Bruner, 2005 ; Cru, 1995).

L'objet de cette communication a été de traiter la manière dont l'inattendu a permis la production de connaissance à partir de l'action de transformation. Or, celle-ci n'a de sens que si elle peut devenir un instrument de l'action. Un chantier s'ouvre : si l'on s'attache à analyser les histoires rapportées dans le champ du travail en tant que source de connaissance de l'activité, elles nous renseignent sur le rapport qu'entretient le narrateur avec les protagonistes de l'histoire et les événements. Aussi pouvons-nous y trouver des éléments qui nous permettent de comprendre comment le professionnel – le narrateur – se heurte aux difficultés qui émergent du travail et parvient ou non à les dépasser.

L'ignorance du clinicien

Bernard Prot

La priorité déclarée officiellement à Lisbonne en 2000 par les dirigeants européens nous engage désormais à vivre dans « une société de la connaissance ». Il faut « élever le niveau de formation [1] » des jeunes qui sortent de formation initiale mais aussi celui des travailleurs expérimentés qui doivent reprendre des formations, changer d'emploi ou parfois plus radicalement de domaine professionnel [2].

Dans une perspective de clinique de l'activité, on avance quelques réflexions qui relèvent de la psychologie du travail et aussi de l'activité d'orientation, celle que les salariés doivent de plus en plus réaliser et celle des professionnels de l'orientation.

---

1. En référence : le texte de la présidence de la commission, à l'issue du sommet de Lisbonne : http://consilium.europa.eu/ueDocs/cms_Data/docs/pressData/fr/ec/00100-r1.f0.htm

2. Le récent rapport de l'OCDE relatif à la situation portugaise considère qu'une action de formation efficace « s'impose » pour « que les travailleurs perdant leur emploi dans les secteurs touchés par l'ajustement structurel puissent plus facilement se reconvertir ». Il faut, d'après les experts de cet organisme, résolument conforter les mesures de « reconnaissance et de validation des acquis » qui sont susceptibles de favoriser la « mobilité » et « l'adaptation » des travailleurs. OCDE, synthèse économique de l'année 2008. http://www.oecd.org/dataoecd/39/18/40556232.pdf

On commence par un « détail » qui alimente sérieusement les controverses dans une équipe de professionnels de la logistique, devant lequel l'ingénieur sécurité retient son souffle et qui devient le fil conducteur d'une intervention de cliniciens dans une industrie.

Il s'agit de dégager un point de vue sur les connaissances mobilisées par des professionnels expérimentés : les connaissances sont des moyens d'agir pour chacun et les objets du travail d'un collectif préoccupé d'avenir. On peut alors discuter quelques questions actuelles sur la nature des connaissances et de la pensée au travail, pour mieux considérer le problème des « transitions » professionnelles d'un point de vue clinique.

Pensées fixes et préoccupations d'avenir

Ce contre-rail [3] de 20 mètres de long, pesant une centaine de kilos, suspendu au bout d'une élingue de dix mètres de haut va-t-il tomber ? Ce n'est pas une question d'école que se posent deux professionnels aguerris de la conduite de ponts roulants, lorsqu'ils se trouvent côte à côte, avec les chercheurs, devant le document filmé qui montre l'un d'eux en train de franchir une porte de hangar, le rail suspendu et tourné en travers. C'est l'objet d'une franche controverse qui se déroule dans le cadre d'une analyse en autoconfrontation croisée [4], destinée à tout le groupe des conducteurs d'un atelier industriel, engagés ensemble dans une expérimentation de clinique de l'activité, pour répondre à la commande d'un CHSCT inquiet de la dégradation de la santé des professionnels de l'établissement.

3. Une pièce d'un aiguillage ferroviaire.

4. Sur les méthodes en autoconfrontation croisée, on peut se reporter à Clot et coll. (2001) et sur la théorie du dialogue qui s'y rapporte à Clot (2008*a*).

Jean-Claude (se recule et s'appuie au dossier de sa chaise. Son visage exprime une forte surprise) : « Ben voilà ! Alors là ! pff... alors là, tout faux ! »
Serge : « Je le savais ! » (grand rire).
Jean-Claude : (fait mine de donner une puissante tape dans le dos de son collègue d'un grand geste du bras, avec un air réprobateur) « Ah ben il le sait, hein ... ! » (grand rire des deux).
Serge : « Ah ben, je le sors comme ça ! » (rire).
Jean-Claude : « Ah c'est pas bon... Là, il est dans le milieu, il sait que la pièce elle est de travers, qu'elle va pas passer la porte... »
Chercheur : « Attendez, attendez ! (passent quelques secondes d'image). Il passe, là. »
Serge : « Il passe [mais] pourquoi ? Regardez ce qu'il fait avec le moufle, avec le chariot : il chariote. Il est en train de faire du slalom à la porte, alors qu'il doit rouler au ralenti, qu'il doit avoir une charge droite ! ... Là c'est n'importe quoi là... » (Jean-Claude rit).
Chercheur : « C'est n'importe quoi ? »
Jean-Claude : « Ah là, vraiment... Moi je fais pas ça, hein ! Je suis pas un Banzaï moi... »
Serge : « J'ai toujours fait comme ça, hein. "Sam Kokaï" ! »

(Prot, 2006)

Deux styles d'activité s'opposent. Ils vont soutenir la confrontation une première fois durant quelques minutes. Le passage de la porte est d'abord relégué par Jean-Claude au rang des écarts de conduite. L'activité de l'autre conducteur est radicalement contestée. C'est « n'importe quoi », « Sauve-qui-peut ! » Mais en fin de séquence, c'est l'inverse ; Jean-Claude demande à poursuivre : « Vous pourriez caler tout ça sur une cassette. Et on pourrait en reparler. »

Ce qui était d'abord difficile à croire, déclaré inacceptable, est devenu difficile à penser, puis intrigant, et devient un objet d'interrogation, au moment même où le chercheur va interrompre le commentaire pour passer à la séquence suivante. Jean-Claude dit alors qu'il voudrait expliquer ce qu'on lui a « inculqué » en formation, pour justifier sa manière de conduire.

Le chercheur, source d'un cadre dialogique, se transforme en fournisseur de cassettes, ces ressources qui permettront au dialogue de se poursuivre en dehors de la présence du chercheur, sur ce qui échappe. Il ignore quelle est la bonne solution technique au problème.

Le dialogue se poursuivra avec les autres conducteurs du service quelques jours plus tard et avec les collègues « servants », qui attachent les charges au sol et sont chargés de veiller, d'en bas, au bon déroulement des opérations. On passe en revue les nombreuses occurrences réelles qui peuvent se présenter : si le contre-rail est sec, si on est à l'intérieur du hangar ou sur l'aire d'expédition par temps de gel, selon la taille du contre-rail ou encore en fonction du type d'attache... Le collectif s'est transformé en atelier de réglage : les différentes options sont testées, discutées, reprises, rejetées.

L'invraisemblable coup de style a suscité une mobilisation générale des ressources accumulées par les uns et les autres au fil des années. Les professionnels se sont donc saisis avec détermination du cadre dialogique qui leur est proposé par les chercheurs pour faire leur métier [5]. Les professionnels ont repris l'initiative au clinicien.

Mais plus encore, les conducteurs décident de porter l'affaire devant les responsables du CHSCT, l'ingénieur sécurité, le responsable de la formation des conducteurs et le « patron » de l'établissement. Devant le même document filmé auquel on a ajouté les commentaires des conducteurs, ces professionnels voient alors leurs dirigeants hiérarchiques et syndicaux engager entre eux une controverse soutenue, et qui restera intacte à la fin de la réunion, sur les règles prescrites pour le franchissement de porte et sur leur interprétation.

---

5. Par métier, on entend ici le concept défini par Clot (2008*a*).

Le conflit s'est étendu. Il a quitté le terrain culpabilisant du doute personnel – Jean-Claude disait aussi : « Je ne sais plus ce qui est bien ou pas bien... » – pour remonter la pente vers les concepteurs des règles de sécurité. La clinique est une activité de partage de préoccupations, en quelque sorte. Le doute pèse moins sur les épaules de sujets isolés, il se transforme en question professionnelle sur laquelle chacun a sa part de responsabilité à prendre. Il faut parfois pour cela qu'un intrus[6] se glisse dans les histoires qu'on se raconte entre professionnels pour éviter de parler de ce qui est difficile à penser : le métier est préoccupé, à chaque instant, de l'avenir de l'objet qu'on transporte. Le geste[7] est « pensée » en fonction de ce que cet objet va devenir.

Sur une tâche très différente – la découpe de viande sur carcasse à raison de 600 à 700 pièces de viande par heure –, Chatigny écrit dans le même sens que le travail « est à forte composante perceptivo-manuelle, mais l'anticipation et la gestion de la coupe, du temps, de l'espace, de l'état des outils, de l'affilage du couteau, de la variabilité des produits et des incidents, exigent une activité mentale soutenue (Chatigny, 2001). Cette chercheuse remarque la même préoccupation anticipatrice chez un agent chargé de remplacer les compteurs d'eau ; durant sa tournée, il s'arrête auprès du véhicule d'un collègue pour discuter avec lui d'un problème de filetage de robinet qui le préoccupe : va-t-il tenir à son avis ?

Pourtant certaines méthodes d'évaluation des connaissances persistent à vouloir arrêter le temps. Le management des connaissances souvent nommé par son nom anglais *knowledge management*, prend une option radicale dans ce sens lorsqu'il

6. On a proposé une réflexion comparée sur le conflit à partir d'une autre situation industrielle, dans Prot, Miossec (2007).
7. Sur le concept de « geste » qui est mobilisé ici, on pourra se rapporter notamment à Clot et Fernandez, 2005.

envisage de décrire les compétences pour mieux les gérer[8]. Ainsi, en réponse à l'important problème de transmission posé par les départs en retraite de salariés, Brunet (2004) propose un modèle qui repose sur trois étapes. L'expert devra : cartographier les compétences, en discernant ce qu'il est important de conserver et ce qui n'aura pas d'intérêt pour l'avenir ; puis formaliser ces compétences sous une forme intelligible ; enfin transmettre ces compétences par des dispositifs appropriés (p. 26-27).

Des géomètres de l'esprit moderne tentent donc d'établir une cartographie de la pensée professionnelle. L'expert sait quelles seront les bonnes connaissances pour l'avenir. On reconnaîtra facilement le principe taylorien de l'extraction, dans ce bureau des méthodes contemporain. Le principe est bien là : réduire l'expérience en formules standardisées, pour les hiérarchiser en vue des objectifs établis. Mais il ne reproduit pas seulement l'ancienne division entre conception et exécution, il la renouvelle. Chez Taylor, c'est le comportement qui était l'objet de la standardisation, alors qu'ici l'ingénieur tente de rationaliser les opérations de pensée qu'il croit pouvoir classer et ordonner sans limites. L'illusion est d'autant plus facile à entretenir lorsqu'on croit que la pensée est immatérielle, et donc plus facile à immobiliser que le corps. Avec ce modèle, une alternance dualiste scande l'évaluation du travail, du début à la fin du XXe siècle : le travailleur « posté » était réputé fonctionner comme un corps sans pensée ; le travailleur « flexible » serait désormais une pensée sans corps.

8. La gestion des connaissances recouvre un champ de travaux qui ne sont pas homogènes sur le plan théorique. On a retenu ici celle qui permet de penser le problème qu'on veut travailler. Pour une discussion récente de la gestion des connaissances d'un point de vue anthropologique, voir Poitou (2007).

Dans cette tentative d'extraction, il faut arrêter le mouvement de la pensée. On n'identifie bien que des pensées fixes. Les pensées mobiles laissent une impression de flou dans le tracé cartographique, on ne sait pas bien comment les saisir et les révéler. On voit tous les jours les effets de ce modèle de l'extraction des pensées fixes : l'initiative est reléguée. Elle devient un item supplémentaire, ajouté à la liste des compétences prescrites. Il faut prendre des initiatives. À quand, donc, une formation à l'initiative ?

Acquis de l'expérience et initiative

L'initiative est pourtant d'abord une déformation. Elle n'est pas un supplément de subjectivité animée, ajouté à une somme de connaissances sociales inertes. La controverse entre deux conducteurs de ponts dont on vient de rapporter très brièvement quelques indices, montre une tout autre allure au développement des connaissances : le style d'activité d'un professionnel qui dispose des ressources accumulées au cours de ses années de travail lui permet de se sortir très singulièrement d'une situation difficile. Mais c'est aussi ce coup de style qui provoque, lorsqu'il est mis en discussion, une reprise collective des options d'action pour évaluer la pertinence et l'impertinence, voire l'imprudence, du geste.

L'initiative déplace les lignes du genre et peut susciter une reprise du travail d'élaboration collectif sur ce qui peut se faire et ce qu'il vaut mieux éviter. En retour, chacun peut augmenter sa gamme d'options. L'encadrement peut se saisir lui aussi de cette mise en mouvement des normes collectives pour reconsidérer la validité des normes prescrites. La pensée normale est exercice de normativité [9].

9. Par mouvement de normes, on pense au concept de normativité chez Canguilhem (1966).

« Le patron voulait supprimer l'évier que j'ai dans ma cuisine, entre le garde-manger et le point chaud... je lui dis "Non ! il me faut un évier là ! "» Les acquis de l'expérience sont normatifs, comme l'exprime bien ce cuisinier qui prépare son dossier de validation des acquis de l'expérience (Prot, 2007). Force d'opposition, ressources pour l'initiative, les acquis de l'expérience font l'objet d'une très remarquable attention sociale, depuis une vingtaine d'années. Le problème de l'évaluation qui était souvent posé dans l'entreprise se déplace vers des jurys qui relèvent d'instances nationales chargées d'évaluer si un salarié a développé des connaissances au niveau attendu pour l'obtention du diplôme qu'il sollicite. Le débat sur l'évaluation se déplace vers ces instances de transitions et relance une ancienne querelle sur l'évaluation. L'évaluation est « promesse d'avenir » et non pas « constat du passé révolu », tranche Bertrand (2007), pour introduire un numéro de revue consacré à la question. Mais l'évaluation des acquis de ces travailleurs porte-t-elle réellement sur des connaissances ? Les acquis de l'expérience peuvent-ils être des connaissances ? Formulons la question à partir de la partie précédente : y a-t-il une place pour l'initiative dans notre conception des connaissances ?

La réponse à la question constitue un enjeu de taille pour les salariés et pour les gestionnaires. Elle apparaît sous les multiples dénominations contemporaines de la « transition », de la « mobilité », du « transfert ». Si les dispositions prises dans chaque pays européen sont assez différentes, l'Europe est engagée dans une modification de ses modalités de gestion des « ressources humaines », sous cette priorité stratégique de l'élévation du niveau de formation des travailleurs, dans la perspective d'une concurrence à l'échelle de la planète.

Pour compenser la « flexibilité » accrue, on inventerait de nouvelles protections relatives à la formation et à l'orientation tout au long de la vie[10]. Le diplôme professionnel deviendrait un élément central d'une nouvelle forme de sécurité. C'est une idée majeure qui semble acquise dans les négociations entre les employeurs, les organisations syndicales et l'État (Bertrand, 2007). Si le travailleur dispose d'une qualification professionnelle qui fait référence en dehors de l'entreprise, qui ne soit pas limitée trop strictement à un milieu professionnel, s'il peut renouveler cette qualification au cours de sa vie, il sera moins exposé au risque de la précarité et du chômage. Il est possible que cette hypothèse préfigure une nouvelle gestion des travailleurs, une autre « régulation collective » (Merle, 2007) qui se trouve largement appuyée sur des instances qui délivrent des diplômes.

La France, plus en avance qu'on ne le dit bien souvent lorsqu'on pense que son système de diplôme est un peu « ringard », a déjà engagé de vastes réformes de son système de formation continue et de son système de certifications professionnelles. Aujourd'hui, en principe, les acquis de l'expérience peuvent être qualifiés, c'est-à-dire qu'ils peuvent être validés dans les termes d'un diplôme ou d'une partie de diplôme. L'expérience acquise au travail serait considérée avec la même dignité que les connaissances enseignées. C'est la loi, adoptée par tous, syndicats de salariés et employeurs, depuis les négociations de 2001 qui ont conduit à l'adoption de la loi de 2002, qui intègre la validation des acquis dans un grand ensemble de dispositions sous l'intitulé général de « modernisation sociale ».

Mais valide-t-on réellement des connaissances ? Il ne semble pas que l'idée soit acquise dans les milieux les plus concernés par les négociations au plus haut niveau. Le texte de V. Merle, cité plus haut, semble faire état d'une hésitation lorsque son auteur revient sur son expérience de directeur de

---

10. Une communication de la commission européenne résume son point de vue sur le site : http://europa.eu/scadplus/leg/fr/cha/c10159.htm

cabinet auprès du secrétaire d'État au ministère du Travail pendant les négociations précédant la loi de 2002. On cite ici un extrait un peu long de ce texte qui montre en même temps l'ampleur des compromis en discussion sur cette loi : « Les partenaires sociaux [ont soutenu] le principe de la VAE. Si cela n'est pas surprenant de la part des organisations syndicales, on peut s'étonner que le MEDEF se soit abstenu de toute marque d'hostilité, voire ait apporté son soutien au dispositif. Certes, quelques voix se sont élevées pour dénoncer "l'obsession des diplômes" et pour réaffirmer que les compétences ne peuvent être véritablement validées que par les entreprises elles-mêmes. Mais le MEDEF est resté très prudent dans ses propos. On le doit sans doute à la préoccupation patronale de concilier flexibilité sur le marché du travail et sécurisation des trajectoires professionnelles. Francis Mer, à qui avait été confié le rôle de chef de file dans la négociation interprofessionnelle sur la formation continue, a admis que « le renoncement à [...] l'emploi à vie et l'acceptation de plus de mobilité [par les salariés] sur le marché du travail devraient avoir pour contrepartie la reconnaissance et la valorisation des aptitudes et des compétences acquises à travers l'activité professionnelle » (Merle, 2007).

Aptitudes et compétences resteraient donc les deux meilleures catégories sur lesquelles s'opère le vaste compromis social qui organisera notre « régulation » du marché de l'emploi modernisé. Le problème n'est pas dans le vocabulaire ; il faut faire l'hypothèse qu'il reste difficile de penser, pour les responsables des instances représentatives, que les salariés développent des connaissances au travail. Il est peut-être plus difficile encore de rénover la pensée sur les connaissances du travail que de transformer les dispositifs d'évaluation.

L'impensé du travail

Prenons l'exemple du travail administratif. On s'accorde sur l'importance décisive du travail des secrétaires et des multiples employés administratifs dans le fonctionnement des entreprises et des administrations. Depuis plus d'un siècle, de nombreuses études apportent la démonstration que les secrétaires, au sens large du mot, contribuent quotidiennement à éviter les « grippages » relationnels et techniques qui seraient fatals pour la réalisation des services ou le fonctionnement des industries, parce qu'elles savent comment remettre du jeu dans ces « rouages » matériels et humains. Ces travaux soulignent aussi que les employés n'exécutent pas seulement des consignes, au demeurant assez floues bien souvent, mais qu'ils contribuent à renouveler réellement les modalités d'organisation et de relations des milieux de travail.

Gardey, en historienne, l'a mis en évidence pour l'entrée du travail administratif dans le XXe siècle industriel et les multiples agencements et réagencements consécutifs dans les bureaux et les techniques de travail, mais aussi dans les rapports familiaux et les rapports de genre par l'implication des femmes dans la production de ce nouvel espace professionnel (2001).

Liaroutzos le constate lors de la rénovation des diplômes de la filière en 1995 : les techniques de communication sont profondément nouvelles et leur usage s'est densifié ; le volume des échanges s'est développé « tous azimuts » ; les secrétaires « déploient des efforts d'adaptation [qui] n'ont jamais été aussi importants ». C'est, conclut le sociologue, « un métier qui se débat et évolue » (1998, p. 73).

Entre-temps, note Chenu (1991), le travail administratif fut au cœur de quatre grands processus qui ont reconfiguré la société française : le développement du tertiaire, l'essor de l'emploi féminin, l'informatisation de la société et l'accroissement du rôle de l'État.

Avec bien d'autres, nos récentes analyses d'activité avec des employés de la fonction publique et avec des intérimaires pour le renouvellement du référentiel du BEP « métiers du secrétariat » rejoignent ces précédents résultats (Prot et coll., 2007 ; 2008).

Pourtant, le travail administratif est réputé mal connu, peu étudié et difficilement définissable. Il est aussi peu rémunéré et, au moment où nous écrivons ces lignes, les employés administratifs sont les premiers touchés par les réductions massives d'emploi dans les entreprises intérimaires et chez les sous-traitants. Dispersé dans les branches professionnelles, peu représenté dans les syndicats et les instances de concertation, le travail des employés administratifs semble repoussé dans un impensé social. On ne sait pas bien comment le classer ni comment le transmettre. Le travail administratif embarrasse. On pense à la remarque que faisait Sigaut à propos de cette sorte de mépris social que les français semblent entretenir pour les techniques : « Aussi n'est-il pas étonnant que, dès qu'ils en ont le pouvoir, les groupes sociaux s'efforcent de se débarrasser de ce réel, si incommode, soit en s'en déchargeant sur des groupes inférieurs, soit en le dissimulant ou en le déguisant (2004, p. 128).

La remarque nous semble pouvoir être reprise pour le travail administratif. Le déguisement social du travail administratif prend très souvent la forme du masque taylorien : la conception du travail est réservée à l'étage supérieur visible, les employés, quant à eux, doivent exécuter une liste de tâches réputées « très simples ».

Mais c'est la question clinique, qui trouve sa source dans ce mépris social, qui nous intéresse ici. Le mépris n'est pas seulement une question de représentation sociale dans les instances. Les professionnels eux-mêmes, sollicités à parler de leur activité, en arrivent malgré eux à contribuer au silence qui recouvre son histoire collective, ses initiatives singulières, son intelligence créatrice. L'organisation du travail, comme l'écrit Clot, « peut raréfier les occasions de ces "créations" jusqu'à interdire même la possibilité d'y penser » (Clot, 2002*a*, p. 6). Dans une situation objectivement dégradée, de ce point de vue, le dialogue collectif peut lui aussi se dégrader et laisser chacun seul devant les contradictions vécues à puiser dans ses ressources subjectives. Lorsque vient le temps de quitter l'emploi, volontairement ou sous la contrainte d'une fin de contrat, on pense qu'il n'y a pas grand-chose à dire de ce qu'on sait faire. On peut même penser et dire qu'on n'a rien appris.

« Je n'apprends rien du tout, vu que c'est que du recopiage, même un enfant de 5 ans il peut le faire, c'est vraiment pas compliqué ! » C'est ainsi qu'une employée intérimaire commence à parler de son travail, lors d'un entretien d'instruction au sosie. « On est 40 sur une plateforme, répartis en grappes de 10 », dans une entreprise de sous-traitance. Des feuilles de déclaration de revenus remplies manuellement par leurs auteurs ont été « scannées », elles apparaissent à l'écran par lots de dix, groupés en dossier. On doit alors ouvrir une des fiches et saisir les informations manuscrites sur un document informatique, ouvert sur une autre partie de l'écran, destiné à une caisse de cotisation sociale.

« En fait, commente-t-elle dans un premier temps, c'est "pipi caca" : il fallait recopier ce qui était marqué, tout simplement. » Mais, précise-t-elle, « on n'a pas le droit de parler ». C'est alors du point de vue de la hiérarchie qu'elle commente l'interdiction : « [...] pour eux si vous parlez avec quelqu'un vous allez faire des erreurs sur votre document ».

Mais c'est aussi cette salariée qui, quelques mois plus tard, tient en haleine une pleine classe d'élèves de BEP lorsqu'elle parle devant eux avec trois de ses collègues, durant deux heures. Il faut dire qu'elle se confronte alors, dans le cadre d'une étude suivie d'une année [11], à une jeune collègue qui semble bien avoir développé un tout autre style d'activité et qui ne riposte pas de la même manière aux difficultés de son métier. C'est là qu'on peut saisir, et elles aussi, que rien n'est simple lorsqu'il faut réellement prendre place dans une équipe, en tant qu'intérimaire. Il faut trouver, par exemple, la manière de s'insérer dans le flux des gestes et des mots qui permettent à toute l'équipe de partager une seule imprimante avec tout le personnel du bureau. C'est l'analyse de cette tâche qui provoque une première discorde :

> Mlle Schor : Ils ont tous un travail, ils sont tous *speed*, on est en train de... Il faut s'imposer un peu. Comme intérimaire, on nous laisse de côté des fois.
> Chercheur : Il faut s'imposer.
> Mlle Schor : Il y a des limites, parce qu'on est intérimaire, on peut pas aussi, on vient d'arriver, on peut pas...
> Mlle Ferrata : Oui, mais bon, quand même non ! Je suis pas d'accord avec ce que tu dis... Moi, je suis désolée, si ça me plaît pas, ça me plaît pas, je le dis...
> Chercheur : Par exemple... Donnez-nous un exemple de quelque chose que...
> Mlle Ferrata : Un exemple, je sais pas, j'en ai pas, mais si ça me plaît pas je le dis tout de suite. Je ne vais pas rester là : « Je fais ma timide... non, je dis rien, non, non, non... » Non, mais tu disais : il faut que tu te taises, quand tu arrives, il faut que tu fasses tes preuves. Non ! Si ça va pas, ça va pas. C'est mon point de vue quoi. Après... Parce que je me dis si tu vas dans un boulot déjà dès le départ, ça te plaît pas tu...

11. Deux groupes d'intérimaires ont travaillé séparément avec la méthode de « l'instruction au sosie », puis ils ont été réunis avec les chercheurs, pour poursuivre leurs dialogues pour et avec des élèves d'une classe de BEP en présence des enseignants, dans un cours ordinaire de bureautique. Cette expérimentation répond à une commande d'étude de la Direction générale de l'enseignement scolaire du ministère de l'Éducation nationale (Prot et coll., 2008).

Mlle Schor : Tu es intérimaire... tu sais très bien qu'au bout d'un moment ça va se finir.
Mlle Ferrata : Non, mais, je ne vois pas pourquoi tu dis tu es intérimaire si on est parqués, différents des autres, non c'est pas vrai !
Mlle Schor : Ben parfois...
Mlle Ferrata : Dans certaines sociétés, oui.
Mlle Schor : Pas tout le monde. Mais le regard des gens.
Mlle Ferrata : On est tous pareils... ce n'est pas parce que tu es intérimaire que...

Entre les deux intérimaires, la controverse s'installe dans cet instant d'analyse croisée, avec les deux collègues qui se mettent de la partie, devant les élèves et leurs professeurs qui demandaient justement comment on s'intègre dans une équipe. Le dialogue constitue alors une série d'objets psychologiques très sensibles du métier, sur lesquels les points de vue se confrontent en participant à en définir les contours. Comment saisir les données sur le clavier à longueur de journée sans perdre son rythme, assez vite pour garder son contrat en fin de journée, tout en sachant que ceux qui vont moins vite vont rester chez eux, demain matin ? Comment répondre à la demande d'un client au téléphone quand on effectue son premier jour dans l'entreprise et qu'on doit tout apprendre dans un minimum de temps, de l'organisation du travail aux petits détails relationnels qui règlent les relations professionnelles dans cette entreprise ? Comment mettre des limites à l'égard de la hiérarchie mais aussi à l'égard des collègues, lorsqu'on doit s'intégrer dans une équipe nouvelle à chaque nouvelle mission, et que les autres ont souvent bien autre chose à faire qu'à expliquer et ré-expliquer le travail à chaque nouvelle intérimaire ?

Ces objets de pensée qui surgissent par le dialogue controversé sur les dilemmes d'activité, on veut les prendre pour des acquis de l'expérience. Ce sont même des connaissances qui se constituent comme telles entre les participants. Ces objets psychologiques deviennent des connaissances, quand ils ne l'étaient pas déjà, parce qu'ils sont désormais connus en tant qu'objet de travail dans le genre professionnel. Ils sont connus par chacun non seulement parce qu'ils sont vécus individuellement, mais parce qu'ils sont pensés à partir du point de vue d'autrui. Ils deviennent une chose qu'on partage, chacun la considérant depuis son histoire professionnelle, mais aussi depuis son histoire subjective.

Deux styles s'affirment en même temps que les connaissances se réalisent : « Moi, je suis désolée, si ça me plaît pas, ça me plaît pas, je le dis ! », soutient Mlle Ferrata. « Si je pouvais partir, je serais déjà partie, réplique sa collègue. Donc c'est pour ça que d'un côté j'y tiens un peu [à mon contrat]. Mais moi, c'est clair que, un jour, si quelqu'un m'en dit trop, je finis mon contrat et je pars. En fait, moi je suis quelqu'un… je ne vais pas laisser passer les choses. » Le conflit vécu au travail vit une deuxième vie, en tant qu'objet de pensée et moyen de convaincre, entre l'usage de l'imprimante et celui du téléphone. Chacun peut le regarder avec une certaine distance, en prenant le point de vue de l'autre : « Moi, je ne pourrais pas faire comme elle fait. » Ce « comme elle fait » constitue la trame de pensée objectivant une méthode de travail singulière qui participe ainsi désormais de la pensée commune, celle du genre professionnel que ces intérimaires partagent.

On comprend peut-être mieux alors que l'activité d'employé administratif développe de très complexes connaissances professionnelles, mais elle les développe dans cette zone grise des institutions du travail où l'histoire glisse dans les couloirs du fond et peut, aussi, sombrer dans le sentiment de vivre une condition subalterne. Il vaut mieux alors ne plus y penser s'il n'y a personne pour y penser avec et contre soi.

On n'évaluera pas les connaissances en les arrêtant dans les filets aux mailles serrées des identificateurs de compétences connues d'avance. La connaissance reste vivante et mobile lorsque l'activité du sujet en fait une ressource pour agir dans son genre professionnel et dans des milieux de travail en pleine transformation. Les connaissances du travail, ces concepts quotidiens des professionnels, sont à la fois des moyens d'agir et des objets d'une activité de pensée qui les mobilise et qui les renouvelle, en agissant sur elles, avec les idées des autres.

Si les connaissances peuvent être des objets, ce sont des objets remplis des autres sujets qui participent à leur histoire et qui préfigurent un avenir possible ou impossible à l'activité en cours. La possibilité même d'analyser les acquis de l'expérience est, de notre point de vue, directement indexée pour le sujet à l'espoir de les employer.

C'est pour agir qu'on mobilise des connaissances et c'est lorsqu'elles sont en mouvement qu'on peut prendre la mesure de leur niveau de développement. C'est ce principe qui caractérise une méthode « indirecte », chez Vygotski (1934/1997), dans laquelle la perspective d'agir affecte la connaissance qu'on a de son métier. Les connaissances du travail restent le fruit d'une recherche, inquiète parfois, insatisfaite toujours, pour développer son pouvoir d'agir sur les choses, parmi les autres, avec et contre eux. On entend Canguilhem plaider pour cette perspective lorsqu'il écrit qu'« être sujet de la connaissance, si *l'a priori* est dans les choses, si le concept est dans la vie, c'est seulement être insatisfait du sens trouvé » (Canguilhem, 1966, p. 364).

Ce point de vue contient une perspective pour considérer les questions d'orientation professionnelle contemporaines, au carrefour des milieux d'apprentissage, des milieux scolaires et des milieux de travail (Ouvrier-Bonnaz, Prot, 2007). Plus précisément, c'est une théorie de l'abstraction, vue comme une activité (Prot, 2009), qui nous semble permettre de penser certaines réalités auxquelles beaucoup de salariés aujourd'hui doivent se confronter : s'abstraire d'un milieu pour mieux transformer l'expérience qu'on y a vécue en connaissance, et en disposer pour moderniser les milieux professionnels sans opposer connaissance et initiative.

II
Clinique du travail et organisation du travail

De l'organisation à la prescription : plasticité, apprentissage et expérience

Pascal Béguin

Ce texte est une humble contribution à une réflexion sur la conception des organisations à partir d'une position intrinsèque, c'est-à-dire d'une position qui se place plutôt du point de vue du sujet. Humble, parce qu'il me semble bien difficile d'appréhender la complexité de ce qui se veut organisé autrement que par de multiples métaphores (Morgan, 1997). Bien plus, je constate que lorsqu'il n'y a pas d'organisation, les problèmes sont considérables, mais que lorsqu'il y a une organisation, il y a de considérables problèmes. C'est donc avec une ignorance prudente que je me limiterai à indiquer les interrogations qui sont les miennes.

Face au doute et à l'incertitude, il faut cependant se raccrocher à des valeurs sûres, fussent-elles discutables. Je partirai donc d'une notion relativement bien cartographiée en ergonomie (mais aussi dans toutes les disciplines intéressées par le travail et par les organisations) : celle de *prescription.*

Un des acquis à mon sens majeur de l'ergonomie de langue française est d'avoir démontré que la prescription est une préécriture [1], un plan (au sens de Suchman, 1989), c'est-à-dire une anticipation de nature cognitive et sociale, qui peut éventuellement servir de ressource pour l'effectuation de l'action, mais qui n'est jamais complètement mise en œuvre. En effet, l'analyse du travail montre que toute conceptualisation anticipatrice du travail est soumise à déplacement, à genèse, qu'elle est toujours remise en mouvement par ceux à qui elle est destinée. Du coup, je pourrais reprendre à mon compte une formule de Girin : « Le problème de l'application est une question de recherche fondamentale ». Girin était un gestionnaire, mais cette question est programmatique aussi en ergonomie et, me semble-t-il, en clinique de l'activité, et elle est stratégique en matière d'organisation. En effet, au lieu de considérer d'un côté l'acteur (l'organisateur-prescripteur) instituant des règles et des normes, et de l'autre les règles ou les normes instituées, et appréhendées comme des déterminants de l'action (des « opérateurs), il est préférable d'appréhender l'organisation dans le cadre d'une « dialectique instituant-institué » (Curie, 2000), et d'une tension entre des « normes antécédentes » et un travail de « renormalisation » (Schwartz, 1992). Cette dialectique produit des effets structurants sur l'un et l'autre des termes, et forme une unité contradictoire qu'on peut prendre pour objet de l'analyse, et où se pose la question des rapports entre le donné, issu de la prescription, et le créé dans l'activité (Béguin, Clot, 2004).

Une grande partie des travaux d'ergonomie et de psychologie du travail peuvent être interprétés et analysés dans ce cadre. Et trois dimensions me semblent particulièrement importantes si l'on réfléchit à cette dialectique au plan de l'organisation.

1. Il s'agit d'ailleurs d'une dimension essentielle de l'activité de conception : les éléments qui composent la tâche sont représentés, explorés, discutés avant leur implémentation en situation par le jeu de processus d'écriture extrêmement multiples (langue verbales mais également une grande variété de techniques graphiques).

Plasticité, développement et expérience

La première est que tout ce qui se veut « institué » doit être « plastique », souple, permettant des ajustements au singulier. Les éléments qui influencent l'activité en situation, en effet, peuvent varier considérablement d'une situation à une autre (même si celles-ci sont a priori identiques) ou d'un moment à un autre (Daniellou et coll., 1983). D'une part, il existe une « variabilité industrielle » considérable : les produits ne sont pas stables, les machines non plus. D'autre part, l'activité varie beaucoup d'un opérateur à un autre, du fait de la diversité normale (au sens statistique) de la population. Enfin, elle varie pour un même opérateur dans le temps : à court terme (du fait de la fatigue), et à long terme (du fait du vieillissement). Or, ces contingences, ces fluctuations ne peuvent pas être complètement anticipées, ni même réduites. Du coup, il ne s'agit en aucun cas de rapprocher le prescrit de ce qui est réellement mis en œuvre, il s'agit de gérer un écart, de définir des prescriptions qui laissent des espaces de régulation, des « marges de manœuvre » pour reprendre le terme de Daniellou (2004).

La seconde dimension est développementale, elle vise à appréhender spécifiquement la dimension temporelle de ce qu'on a appelé ci-dessus la « dialectique instituant-institué ». Elle consiste à considérer que la prescription fait l'objet d'une genèse, d'un déplacement, et à cette occasion, le sujet construit les ressources de sa propre action C'est la perspective qu'on a développée en ergonomie, concernant les instruments techniques destinés à être des ressources de l'activité (Béguin, Rabardel, 2000). Et c'est également la perspective de la clinique du travail. Y. Clot le souligne : les situations favorables, ce sont celles ou un travail collectif assure la transfiguration de l'organisation officielle afin de la maintenir comme un instrument face au réel (Clot, 2008*a*). Dans une telle approche, il y a non seulement un travail prescrit et un travail effectivement réalisé, mais tout un travail intermédiaire, nécessairement situé au sein d'un collectif, et dont la finalité est de transformer l'organisation officielle pour en faire un instrument effectif de l'action. À mon sens, ce travail spécifique doit trouver place dans les processus de conception (Béguin, 2007). À défaut, il est trop tard.

La troisième dimension renvoie à l'expérience. Schwartz a souligné que la prescription doit être fécondée par la vie dans son historicité : expérience vécue que les uns et les autres font du travail, mais aussi expérience du travail mise en patrimoine au sein d'un collectif (Schwartz, 2000). Or, il me semble que cette expérience du travail ne peut être déconnectée du rapport à « l'œuvre », au « bel ouvrage » qui donne sens au travail. Dewey (2005) parle d'expérience « complète » pour caractériser des actes qui ne sont pas simplement juxtaposés, mais qui ont une organisation et une autonomie intérieures, pour le sujet agissant. Toute action pratique peut revêtir cette qualité de complétude, se charger de sens pour le sujet. Retraiter des déchets ou produire des fleurs (Pueyo, Meylan, 2007) peut soit être appréhendé comme un acte qui se juxtapose ou s'oppose à d'autres mobiles, soit présenter un caractère de complétude qui fait sens pour les travailleurs[2]. L'expérience renvoie à la capacité, dont disposent les protagonistes d'une situation, à donner un sens aux prescriptions qui leurs sont faites, afin de produire des œuvres, petites ou grandes, mais qui sont les leurs et auxquelles ils tiennent.

Ces trois dimensions, qui sont favorables à l'articulation des liens entre la santé (au sens le plus large, d'effet sur les personnes) et l'efficacité productive, sont très largement partagées

2. Fournissant donc une pierre de touche à une critique socioculturelle, puisque appelant à une société dans laquelle les individus auraient la possibilité d'agir d'une façon sensée, et dans laquelle des actes partiels devraient être articulés par leur signification à l'acte global.

par l'ergonomie et la clinique de l'activité (même si elles peuvent y être mobilisées à des titres divers). Partant de ce constat commun, je voudrais poser quelques questions, qui sont celles que je me pose lorsque mon activité professionnelle me conduit à interroger l'organisation.

L'organisation : un instrument ou un système d'instruments ?

L'organisation est une ressource. Ressource pour le prescripteur, qui cherche à orienter et à faire advenir un certain ordre (une organisation), mais aussi ressource pour les travailleurs leur permettant de faire face au réel (selon les termes de Y. Clot). Où qu'on se tourne, l'organisation a donc un statut d'instrument. Mais quelle conceptualisation de l'instrument faut-il développer pour en rendre compte ?

Les travaux initiés par P. Vérillon et P. Rabardel (1995) dans l'enseignement technique ont posé les bases d'une conceptualisation de l'instrument qui, me semble-t-il, a largement démontré son pouvoir heuristique. L'instrument y est défini comme une entité biface ; il est constitué d'une part d'un artefact et d'autre part de quelque chose qui est propre à celui qui le met en œuvre. D'un côté donc, une face humaine de l'instrument, que Rabardel (1995) définit comme un schème d'utilisation, mais qui renvoie également à des manières de penser et à des valeurs. D'un autre côté, une face artefactuelle qui est moins une chose tangible qu'une structure aux propriétés définies. Un ficher informatique, par exemple, se définit non pas en tant que chose matériellement tangible, mais par sa structure et par des relations entre les éléments qui le composent (Béguin, Rabardel, 1997). C'est le couplage dialectique entre ces deux faces, humaine et artefactuelle, qui définit un instrument. Peut-on étendre cette définition à l'organisation ?

Manifestement, l'organisation comprend des manières collectives de faire et d'agir, où se pose la question de l'interdépendance entre différentes logiques (Carbellada, 1997), et de ce qu'on pourrait appeler un « damier de métiers ». La théorie de l'agir organisationnelle (Maggi, 2003), qui ne sépare pas a priori l'organisation du sujet, vise explicitement à rendre compte de cette face humaine de l'organisation.

Mais comment définir la dimension artefactuelle de l'organisation ? Si l'on examine, par exemple dans un hôpital, les conditions de relation entre les entités qui le composent (la salle de réveil, la salle d'opération, la salle de stérilisation, les services de soin...), on constate que ce sont les espaces de travail (et leurs relations topologiques et métriques...), l'affectation d'un ensemble d'artefacts techniques, des relations temporelles (de coordination de succession...) qui sont déterminants. C'est-à-dire un ensemble d'éléments assez hétérogènes mais qui font systèmes. On pourrait (et il faut) analytiquement distinguer les artefacts techniques, la structure des horaires travail, les espaces de travail, car chacun d'eux pose des questions spécifiques. Mais on peut néanmoins poser cette hypothèse : l'organisation n'est pas indépendante d'un système d'artefacts et de leurs relations de cohérence.

Sur la base de cette hypothèse, on peut faire deux remarques. En une quinzaine d'années, il y a eu un curieux renversement autour du concept d'instrument. On avait initialement l'artefact, mais beaucoup moins les usages et les manières de faire et d'agir qui lui sont associées. Or c'est aujourd'hui l'inverse. Dans bien des cas, on mobilise ce concept mais on peine à identifier sa dimension artefactuelle. Et cela est particulièrement vrai s'agissant de l'organisation. Un travail de conceptualisation sur le concept d'artefact est donc aujourd'hui nécessaire (à moins que l'usage du concept d'instrument soit inadéquat). La seconde remarque, c'est que parler d'organisation, c'est désigner non pas un instrument, mais un système d'instruments. Bourmaud (2003) a fait un premier pas en ce sens, mais en se limitant aux systèmes d'instruments techniques. Il faudrait compléter ces analyses sur le versant de l'organisation. Mais, à ma connaissance, de tels travaux nous font défaut. Bref, si on ne veut pas remplacer une métaphore par une autre métaphore, un travail systématique serait nécessaire pour appréhender l'organisation comme un instrument. Sinon, il reste difficile d'identifier ce qui est en jeu.

Organisation du développement et organisation de la production

Dire, comme on l'a fait ci-dessus, qu'il existe une dialectique instituant-institué, c'est souligner que l'organisation, lorsqu'on la prescrit, se caractérise par une incomplétude. Une approche en termes d'instrument ne dit d'ailleurs pas autre chose. En effet, ce qu'il est possible de prescrire ce sont les artefacts, pas les activités qui leurs sont associées. Certes, il faut faire des hypothèses sur ces activités : tout artefact cristallise une représentation, un modèle, au sens le plus large, du travail et de l'activité de ceux qui le réalisent. Mais on ne peut pas concevoir l'effectuation concrète de l'action : personne ne peut se substituer au sujet, au travailleur, à l'opérateur, dans le développement de ses propres manières de faire, de penser ou d'agir. De ce point de vue, la conception apparaît comme un processus distribué dans lequel opérateurs et concepteurs participent à la conception sur la base de leurs propres compétences.

On a proposé de modéliser cette approche distribuée de la conception comme un processus dialogique d'apprentissages mutuels, durant lesquels les artefacts se développent à mesure des dialogues entre prescripteurs et opérateurs (Béguin, 2007). En effet, l'artefact génère des apprentissages chez ceux qui le mettent en œuvre, il oriente l'effectuation de l'action (lorsque ces apprentissages sont possibles, car dans des cas extrêmes ils ne le sont pas). Mais en retour, ces apprentissages valident, infirment, et le plus souvent remettent en mouvement les hypothèses des concepteurs. Remises en mouvement qui sont potentiellement sources d'apprentissages chez les prescripteurs.

C'est en tout cas un schéma idéal. Car la mise en œuvre d'une telle démarche n'est évidemment pas du tout spontanée. Elle demande un cadre : une modification des relations (et particulièrement des rapports de pouvoir) entre opérateurs et prescripteurs, une temporalité aux échanges, ne serait-ce que pour organiser des rendez-vous, un cadre spatial (se voir et échanger au même endroit), des supports techniques bien adaptés aux dialogues (des représentations intermédiaires, plans, maquettes, etc.) et qui les outillent. Elle demande également un gardien du cadre. Bref, elle requiert une organisation, et quelqu'un qui en est le garant. Mais l'organisation dont je parle là, c'est celle qui concerne le fonctionnement de l'apprentissage. En d'autres termes, une partie des discours sur l'organisation porte en fait sur l'organisation du développement.

Mais quelles sont les relations entre organisation du développement et organisation de la production ? Faut-il penser que le développement est un processus qui connaît des phases puis se stabilise (sur des périodes et selon des conditions qui restent à déterminer), aboutissant à des cadres d'actions – ou des « cadres d'usages » (Flichy, 2008) – relativement stables pour une période donnée, et à partir desquels il est possible de stabiliser certains éléments de l'organisation de la production (en particulier sa partie artefactuelle, sachant qu'on ne modifie tout de même pas la structure d'un hôpital tous les jours) ? Ou bien faut-il, au contraire, postuler que le développement n'est jamais achevé et qu'il se déploie continûment et à de multiples niveaux ? Mais dans ce cas, quelles formes de cristallisation et de stabilisation sont possibles au plan de l'organisation de la production (car tout de même, on ne modifie pas tous les jours l'organisation d'un hôpital, pour continuer avec cet exemple) ? J'avoue que j'aurais besoin d'y voir plus clair. Dans un cas, organisation du développement et organisation de la production peuvent être distinguées, l'organisation du développement étant *in fine* possible dans un cadre qui lui est propre et qui sera réinvesti ailleurs ou plus tard. Dans l'autre cas, c'est le couplage entre l'organisation du développement et l'organisation de la production qui doit lui-même être institué selon des formes dialectiques. Mais comment faire concrètement ? Que faut-il prescrire et que faut-il laisser à l'initiative des acteurs ?

Le vivant et le politique

Quatrième point, qui porte sur les processus de reconception de la prescription, et sur l'interprétation qu'il faut leur donner.

Canguilhem a développé une analyse du normal (par distinction avec le pathologique) que je considère comme étant très importante. Il écrit : « l'homme sain, c'est celui qui ne subit pas les contraintes du milieu, mais qui peut le modifier pour y affirmer ses normes et son projet de vie » (Canguilhem, 1966). Face à un milieu dans lequel les opérateurs ne peuvent pas conformer leur travail à leurs propres normes de vie, les gens font une maladie. On peut, me semble-t-il, prolonger cette analyse par celle que Foucault proposait concernant les « dispositifs[3] ». Foucault (2004) a en effet posé une distinction entre deux formes de dispositifs dans leurs rapports à la norme. Les premiers, qu'il appelle des dispositifs de « normation », se caractérisent par le fait que le savoir s'y transforme en pouvoir. Celui-ci devient alors

3. Foucault définit un dispositif comme un ensemble résolument hétérogène, comportant des discours, des institutions, des aménagements architecturaux, des décisions réglementaires, des lois, des mesures administratives, des énoncés scientifiques, mais organisé en réseau.

la norme, et ce qui ne s'y inscrit pas est considéré comme étant dans l'anormalité. Le second dispositif, que Foucault appelle un dispositif de « normalisation », consiste à construire des courbes de développement des savoirs (et me semble-t-il des significations) pour instituer localement la normalité. À l'évidence, les dispositifs de normalisation sont beaucoup plus favorables pour les travailleurs que les dispositifs de normation.

Il reste que les normes de vie des uns ne sont pas forcément les normes de vie des autres, et que les courbes de développement des autres ne sont pas forcément les courbes de développement des uns. Et ce bien au-delà des catégories a priori que je manipule depuis tout à l'heure : l'opérateur ou le prescripteur. Même au sein d'un collectif de travail étroit, il peut légitimement y avoir des normes de vie et des trajectoires de développement différentes.

À quelles conditions un milieu commun peut-il être répondre à des normes de vie hétérogènes, voire discordantes au sein d'un groupe ? Car organiser, c'est éliminer des options, faire des choix, impulser une forme plutôt qu'une autre, définir un espace d'ordre. Que devient la diversité ? Deux pistes me semblent pouvoir être suivies pour répondre à cette question.

Une première consiste à revenir sur la notion de plasticité. À quelles conditions une organisation est-elle suffisamment plastique, souple, pour être simultanément tolérante à la conformation à des normes de vie hétérogènes, et en même temps maintenir son identité ? On peut souligner qu'un ensemble de propositions ont été faites pour appréhender la plasticité au plan des artefacts techniques[4]. Mais qu'en est-il au plan de l'organisation ? Il serait utile d'y voir plus clair.

Une seconde piste, complémentaire de la précédente, consisterait à miser sur la capacité du collectif de travail à arti-

4. Voir Béguin (2008) pour quelques éléments d'analyse.

culer, de manière toujours singulière, des rapports de composition entre ce qui relève d'un côté de la sphère commune et de l'ordre collectif, et d'un autre côté du privé et de ce qui est propre à chacun. H. Arendt (1961/2002) a spécifiquement traité de cette dimension à travers la notion de « monde commun ». Un monde commun renvoie à la communauté, et à ce qui y est l'affaire de tous. Mais c'est aussi un lieu où chacun s'expose au vu et au su d'autrui, en ce qu'il a de spécifique, d'intime, de singulier, de privé. Or, Arendt montre surtout toute la difficulté et la complexité des rapports de composition entre ce qui doit être commun, et ce qui doit rester privé. Tout ne peut pas, et *ne doit pas* être étalé sur la place publique. Un monde commun doit laisser la place à des besoins qui ne sont pas, et qui n'ont pas forcément à être publics, parce qu'il y va de la vie. Cette sphère privée (distincte de la propriété) est une nécessité de l'existence. À bien des égards, la mise en place de ce monde commun, au sein de l'organisation, constitue un enjeu.

Reste que le « monde commun » relève des affaires de la cité, du politique. Comment se jouent aujourd'hui ces rapports entre la sphère politique et l'organisation des milieux industrieux ? Est-il possible de traiter de l'organisation sans prendre de front la très difficile question des rapports savoir-pouvoir au sein des organisations industrieuses ? Ces questions étaient déjà présentes dans les travaux scandinaves sur la participation (Bjerknes et coll., 1987), et elles sont aujourd'hui réactualisées par les interrogations sur la possibilité d'une « démocratie technique » (Feenberg, 1999). Mais elles me semblent trop absentes des travaux de recherche en ergonomie et en psychologie du travail.

En guise de conclusion : l'organisation de l'intervention

Ces trois questions relèvent d'interrogations conceptuelles et notionnelles. Mais j'ai tendance également à penser qu'elles peuvent être opératoires dès lors qu'il s'agit d'agir au sein d'une organisation pour contribuer à sa définition. De mon point de vue, l'intervention s'oppose à une démarche qui consiste à appliquer dans une situation une solution, des principes ou des connaissances construites ailleurs, et applicables à volonté. Elle consiste à co-construire, avec les acteurs, une compréhension de la situation, et à inventer avec eux les moyens de la traiter. Cependant, l'intervention en tant que démarche conduit très rapidement à se poser la question de son organisation. Et sur cette base, je voudrais, en guise de conclusion, poser deux questions additionnelles.

Nous sommes tous des observateurs attentifs des organisations, et nous souhaitons produire des connaissances à son sujet. Or, il n'existe pas d'analyse ou de connaissances exclusivement descriptives. La logique d'un observateur neutre et indépendant de toute logique d'action doit à mon sens être récusée. Toute démarche de connaissance est déjà une démarche de prescription, sauf à considérer qu'il s'agit d'un savoir indépendant d'autrui et qui n'est adressé à personne, ce qui n'est évidemment jamais le cas. Toute prétention à la vérité est donc déjà une position de prescription sur ce qui est décrit. Et comme nous n'y échappons pas, nous sommes donc tous des prescripteurs-intervenants sur l'organisation. Sur quelle articulation entre connaissance et action fondons-nous nos démarches, et plus particulièrement, comment appliquons-nous à nos propres concepts et modèles la dialectique instituant-institué ?

Second point : se penser comme un acteur légitime dans la dynamique d'une organisation, c'est faire une entorse à l'hypothèse d'un collectif de travail suffisamment stable, et capable de définir de manière autonome son travail. Cette hypothèse parfois assumée, et plus souvent implicite, ne me semble pas très opérante. D'une part, elle conduit à faire l'économie d'une interrogation sur le rôle de l'intervenant prescripteur. D'autre part, à de multiples échelles, du local au global, nous vivons dans une société où les prescripteurs potentiels se multiplient sans cesse (parfois même de manière inquiétante). Une partie non négligeable des difficultés qui sont posées actuellement au sein des organisations portent, me semble-t-il, sur le travail en réseau, que les Anglo-Saxons appellent le *knotworking* (Hakkarainen et coll., 2007). Il s'agit des formes organisationnelles qui associent autour d'une même tâche des acteurs issus de collectifs hétérogènes, qui doivent développer, sous de fortes contraintes temporelles, des organisations efficientes mais temporaires. Je pense évidemment à ceux qui, comme nous, pratiquent des interventions. Mais on pourrait citer beaucoup d'autres exemple, de la cohorte grandissante des travailleurs intérimaires jusqu'au travail de chercheurs qui montent des projets pour répondre aux appels d'offre de l'Agence nationale de la recherche. Il me semble qu'il y a urgence à étudier les processus à l'œuvre dans ces organisations d'interface, qui sont finalement assez mal connues parce qu'elles sont aussi les plus éloignées des formes tayloriennes de la production de masse.

À vide de sens…

Fabienne Hanique

Autant le dire tout de suite : j'en ai assez de parler et d'entendre parler du sens !

Bien sûr, je n'ignore rien de ce phénomène, bien connu de nombreux chercheurs, qui veut que, une fois leur objet de prédilection identifié et formalisé, celui-ci vienne à surgir en tout lieu avec une récurrence qui, dans un premier temps, rassure, mais qui, au-delà d'un certain seuil, expose à une lassitude certaine…

Je connais également cet autre mécanisme, tout aussi répandu, qui veut que, une fois cet objet affiché (*via* les publications), celui-ci soit sans cesse renvoyé au chercheur – devenu *de facto* « expert » –, parfois accompagné d'une demande implicite de délivrer, *in situ,* une parole intelligente sur la chose en question.

Seulement, voilà : pour avoir un jour publié un ouvrage intitulé *Le sens du travail* et compte tenu des phénomènes susdits, je suis hantée par le fantasme terrifiant de me voir me transformer en une Toinette de la sociologie clinique, qui inlassablement, vaticinerait : « Le sens, le sens, vous dis-je… ! »

Foin de considérations personnelles.

Le problème, ne m'en déplaise, c'est qu'il semble que la dimension problématique du sens du/au travail (s'exprimant notamment en termes de « perte ou de crise de sens ») dépasse le cadre de mon humble perception, et trouve dans l'expression de la plainte sociale un écho certain et, qui plus est, grandissant…, en particulier auprès des salariés des entreprises publiques en cours de modernisation que depuis plusieurs années, mes recherches et interventions m'amènent à rencontrer.

Bien entendu, je sais également qu'il en va des expressions sociales de la plainte comme des vêtements : tous répondent à des phénomènes de mode, à telle enseigne qu'il est parfois tentant de « dater » le malaise en fonction des formulations retenues [1].

Reste que l'importance empiriquement palpable de cette plainte – relayée jusqu'en première page de couverture de magazines grand public [2] – nécessite peut-être que l'on revienne une fois encore sur l'établi, ne serait-ce que pour tenter d'essayer d'identifier de quoi on parle…

Nous l'avons précisé en d'autres lieux, la notion de « sens » est non seulement complexe mais également délicate en son maniement, d'abord parce qu'elle « part dans tous les sens », ensuite parce qu'en dépit d'une polysémie riche, elle menace sans cesse ceux qui l'évoquent de s'enferrer dans le piège, certes douillet, du langage commun et de ses évidences apparentes. Un peu comme si, parlant de sens, il existait un accord sur le fait que chacun, nous serions dans la compréhension de ce dont il s'agit – et il s'agite –, et qu'à ce titre, il serait inutile d'aller plus loin.

Il faut pourtant s'efforcer de surmonter ces évidences, tenter de discerner les niveaux auxquels la « perte de sens »

---

1. Les années 1990 étaient « connues » pour porter une plainte exprimée en termes de « manque de communication », la décennie 2000 s'ouvrait sur un « manque de reconnaissance ».
2. Ainsi ce numéro du *Nouvel Observateur* d'octobre 2008 titrant « travail : la crise de sens » !

se situe, et autant que possible, clarifier ce que celle-ci entraîne, concrètement.

Dans un premier temps, je voudrais montrer que, sous couvert d'une même formulation, on peut repérer trois types de « perte de sens » renvoyant : le premier à du déboussolement du fait de contradictions ou de paradoxes organisationnels ; le second à une déliaison d'ordre cognitif et affectif se traduisant par un désaccord d'ordre éthique ; le troisième – plus récent, mais prenant des proportions importantes – à un véritable sentiment d'incompréhension, lequel tentera d'être traité aux plans moral et politique.

Entendons-nous bien, la distinction opérée par ce découpage procède à certains égards d'une artificialité : dans la réalité, ces niveaux sont plus ou moins intriqués, et traversent dans un va-et-vient permanent les fondements du rapport subjectif au travail. Pour autant, cet artifice me permet de mettre en évidence l'hypothèse d'une transformation dans le temps de la nature des différentes difficultés/souffrances exprimées sous le registre de la plainte de sens. La période retenue se déroule sur les deux dernières décennies, et correspond globalement à la phase de modernisation des entreprises publiques.

Dans un deuxième temps, et poursuivant notre lecture historisante, nous souhaitons montrer comment, dans une apparente continuité, s'est opérée une double (r)évolution idéologique, la première fondée sur la promotion du travail comme support de la performance, la seconde mettant en contradiction la culture du résultat avec la culture du travail (ce dernier étant saisi à la fois comme œuvre et comme action).

Enfin, en guise de conclusion, j'aimerais ouvrir le débat sur les conséquences « pratiques », pour le chercheur clinicien, qu'entraîne cette irruption du champ moral et politique dans cette problématique du sens.

La dissonance et le déboussolement

Distinguer les différents niveaux « de sens » nous conduit à explorer le questionnement en termes de norme : au fond, quand on a le sentiment de perdre le sens de son action, c'est que l'on se trouve dépourvu d'une norme de référence permettant d'orienter, de conduire, de situer et d'évaluer son action. De fait, s'interroger sur la nature du sens dont on déplore la perte revient à se questionner sur le statut de la norme mise en échec.

Dans cette perspective, un premier niveau correspond à la dimension technique ou cognitive, ou encore « opérative » de la norme. Le sens dont il est question ici s'apparente à la notion de « direction ». La norme prescrite par le management ou la Direction (la bien-nommée) intervient pour soutenir et encadrer le geste, en même temps qu'elle l'inscrit dans un processus identifié. *A contrario,* la faillite de sens dont il sera question ici entraîne une dissonance cognitive due à la prescription de deux choses perçues comme contradictoires ou conflictuelles : la « direction » de l'action à mener étant littéralement brouillée du fait de la contradiction entre les exigences, l'agent est mis en difficulté pour savoir comment orienter son action.

Au plan empirique, ces difficultés liées à ce qui apparaît comme de véritables contradictions sont notamment apparues dès le milieu des années 1990 avec l'introduction, dans les entreprises publiques, d'une logique gestionnaire (dans des entreprises telles que France Telecom, La Poste, EDF...), et elles se sont accrues avec la généralisation de cette logique jusqu'au cœur d'activités et d'univers que les enjeux vocationnels tenaient a priori éloignés des raisonnements économiques (secteur hospitalier, assurance sociale, secteur éducatif...).

Dans cette configuration, les témoignages sont légion, de situations – presque archétypiques – dans lesquelles les agents font état de leur difficulté à orienter leur action ; mais parce que ce qui apparaît aux yeux des agents comme des contradictions

– ou, plus récemment, comme de véritables situations paradoxales (de Gaulejac, 2008 ; Hanique, 2009) – ne paraît pas « faire problème » pour la Direction, les agents sont contraints d'arbitrer par eux-mêmes, en sachant qu'aucun choix ne sera pleinement satisfaisant au regard des exigences affichées par l'organisation[3] et/ou de sa conception propre du travail attendu.

La déliaison éthique : entre sens et indécence de l'action

Un second niveau de la norme renvoie à la dimension éthique.

C'est quand la prescription exogène formelle vient à défaillir (soit parce qu'elle n'a pas envisagé la situation qu'elle est censée régler, soit parce que, comme dans l'exemple précédent, elle porte la contradiction en son sein) que l'observateur identifie le mieux le rôle de la norme éthique. Au quotidien, et à un niveau opératoire, cette norme – fondée sur une représentation personnelle des attendus sociaux d'une activité – intervient dans la délibération intérieure du travailleur pour compenser les insuffisances de la prescription organisationnelle et, si besoin est, replacer l'action dans le courant de sa signification sociale supposée. Le sens dont il est question ici côtoie donc la notion de valeur. Concrètement, c'est ce à quoi s'adossent les agents pour arbitrer, évaluer, orienter leur action en dépit d'une prescription flottante, insuffisante, inadaptée ou inexistante.

La norme éthique précède et déborde l'espace de l'organisation dans laquelle se trouve le travailleur, et renvoie à un niveau de délibération situé au croisement de la trajectoire individuelle et singulière (dans sa partie diachronique) et de l'espace social et culturel (dans sa partie synchronique).

3. On se réfèrera par exemple aux travaux de Danièle Linhart (1991 et 1994) qui évoquent abondamment ce type de situation.

C'est le rattachement partagé à cet espace social et culturel qui peut donner à chacun, en dépit de sa trajectoire singulière et de ses héritages propres, le sentiment d'une référence éthique frappée d'« évidence », c'est-à-dire ne nécessitant pas a priori la production de justification. Pour autant, l'éthique n'est pas la morale. À la différence de cette dernière, son enjeu n'est pas le « simple » respect d'une loi commune et surplombante, susceptible de formuler la norme attendue au nom de laquelle départager un bien d'un mal, un juste d'un injuste, et qui, par conséquent, définit le devoir dans un rapport déterminé à l'interdit.

Tout autre est l'éthique. Animée d'un mouvement de la vie en elle-même, elle porte en elle la question de la considération de soi (de « soi-même perçu comme un autre », Ricœur, 1990) : à cet égard, l'enjeu de l'éthique se déploie dans « l'acte d'une vie en accord avec elle-même » (on reste dans le sillage de Schopenhauer et de Wittgenstein) et non dans « un objectif vertueux s'imposant du dehors », ce qui serait le propre de la morale.

Dans le cas des situations de travail, les altérations du sens au niveau éthique prennent la forme d'une déliaison cognitive et, simultanément, affective.

Il peut s'agir d'une déliaison entre le sens et la fonction que les agents donnent à leur activité et ceux que les prescripteurs semblent soudainement lui octroyer, ou encore d'une déliaison survenant dans le décalage entre la conception éthique du travail « bien fait » intériorisée par les agents, et celle, apparemment différente, que les nouveaux critères d'appréciation dessinent en creux[4]. On l'aura compris, au plan opératoire, c'est donc à travers une appréciation « désaccordée » posée par le management sur l'action conduite selon des normes éthiques,

---

4. Ainsi ce témoignage d'un agent dans une entreprise de transport : « Bien sûr, on nous dit pas explicitement qu'il faut faire du chiffre... mais on sait que c'est là-dessus qu'on est évalué, alors le reste, c'est que du discours. »

que l'agent découvre que son sens est possiblement altéré, au point qu'il éprouvera de la difficulté à « s'y retrouver ».

C'est dans les activités vocationnelles (comme les activités de *care* ou la prise en charge de la misère sociale) que la déliaison éthique s'exprime de la manière la plus douloureuse, possiblement parce que là, plus qu'ailleurs, les « pulsations de l'idéal » (Clot, 1995) portent l'activité [5].

Réinterroger le politique : un recours contre l'incompréhension ?

Lorsque la dimension éthique se voit bousculée avec régularité, ce sont alors les registres de la morale et du politique qui viennent à être interrogés, *via* un processus de « montée en généralité » (Boltanski et Thévenot, 1991 [6]). Il s'agit non plus de confronter les normes exogènes à sa propre délibération, mais de réexplorer les valeurs fondant notre « monde sensé commun » (Arendt, 1961/2002).

L'irruption d'une interrogation morale et politique dans l'expérience de la situation de travail est un phénomène récent qui, empiriquement, frappe par son importance. Ce phénomène qui questionne « ce qui doit se faire » semble avoir débuté il y a quelques années, avec la convocation de la notion de « service public » pour régler l'action, c'est-à-dire proposer une orientation qui permette de sortir des hésitations, ou du déboussolement, ou du désaccord..., notion en réalité ductile et délicate tant elle s'offre à des interprétations différentes, voire contradictoires

5. On se référera notamment aux travaux de M.A. Dujarier (2006*a*).

6. Dans la perspective de Boltanski et Thévenot, cette notion de montée en généralité traduit les processus d'élévation du niveau de généralité auquel un principe d'accord toujours supérieur est recherché des personnes ou des groupes, notamment en vue d'un compromis ou plus simplement, d'une coordination (Boltanski et Thévenot, 1991, p. 48-49).

(Hanique, 2005). Pour autant, il s'agit, dans la mobilisation de ce niveau d'arbitrage, de tenter de retrouver les fondements d'une référence qui fasse indiscutablement sens, mais également autorité.

La reconfiguration sociale et politique du sens du travail

Si, de manière empirique, ce débat sur la norme « du juste » s'élève à ce niveau de généralité, c'est d'une part que les changements se situent au plan sociétal, et d'autre part parce que c'est effectivement à ce niveau que la révolution conceptuelle de la notion de sens (du travail) s'est opérée. Celle-ci a été réalisée sans changement dans le vocabulaire, laissant croire à une invariance de la notion, alors même que sa signification est transformée radicalement.

Les salariés d'aujourd'hui sont les héritiers de deux révolutions sociales successives.

1. Le premier tournant est celui de 1968. Sans insister sur cet événement abondamment commenté par ailleurs, rappelons néanmoins que l'évocation de cette date ne saurait être réduite à une convocation romantique des épisodes du « joli mois de mai français » ou des pavés parisiens, mais renvoie à une période de bouleversement de l'ordre politique et social à l'échelle mondiale (depuis Berkeley aux États-Unis jusqu'à Rome, en passant par Londres, Berlin ou Prague). De cette contamination de la contestation, il en ressort au niveau national non seulement une remise en question de la société, du travail et de la consommation, mais également une remise en cause de l'autorité et des grandes institutions (depuis l'école jusqu'à l'église en passant par l'armée et l'université) accusées de brider les libertés individuelles, et la volonté de promouvoir le développement de l'individu à travers un renouvellement des rapports entre l'individu et la société.

2. À cet égard, ces événements ont favorisé l'avènement d'un second tournant plus discret au plan médiatique, mais non moins déterminant : il s'agit de celui qui s'est opéré en France au cours de la décennie des années 1980. Dix années au cours desquelles on assiste à une formidable reconfiguration idéologique du travail. Après avoir été construite comme une « boîte noire » (dont la vertu était de contenir ou d'opacifier tant soit peu la pénibilité des conditions de travail et l'âpreté des rapports de pouvoir qui s'y déployaient), la notion de travail se dilue pour se confondre désormais dans celle plus flamboyante « d'entreprise », laquelle devient, à grands effets de communication, un espace de citoyenneté (Crozier, 1989), de reconnaissance de la performance individuelle (Peter et Watermann, 1983), du dépassement de soi, de développement personnel (Aubert, de Gaulejac, 1991)… Les petits chefs (derniers avatars de l'autorité traditionnelle) sont balayés par l'arrivée des managers « à l'américaine ». Les « capitaines d'industrie » évacuent les « patrons », et deviennent des figures de référence dont les qualités de dynamisme et d'audace entrepreneuriale ont vertu de modèle pour la société tout entière. La conflictualité des rapports sociaux s'abrase dans une euphorisante opération de dissolution des notions – jugées désuètes – de « classes sociales[7] ». Bernard

7. Signalons à cet égard la contribution active des instituts d'enquête qui, dans ces années-là, produisent une image entièrement horizontale de la société française ; juxtaposition de manières d'être et de styles de vie individualisés, comme si n'existaient pas/plus les hiérarchies sociales et les conflits économiques. En très peu de temps, presque « naturellement », est accréditée l'idée d'une disparition des classes sociales (lesquelles formaient le principal outil du raisonnement sociologique jusqu'alors). En lieu et place de cette représentation verticalisée des rapports sociaux, une nouvelle lecture s'impose, fondée sur une diversité horizontale de valeurs et de styles…, le tout sur fond de « moyennisation » de la société.

Tapie apparaît comme une véritable figure emblématique : précipité sur la scène politique par le gouvernement de gauche, il donne le « la » sur toutes les scènes économiques et médiatiques. Omniprésent, il œuvre à un vaste processus de naturalisation d'un nouveau modèle du travail, fondé sur une idéologie de l'action et une logique individualiste, suggérant que les appuis doivent être trouvés sur les ressources propres [8].

Si ces transformations se donnent à voir comme radicales, elles ne rencontrent pas de résistance foncière. Plusieurs éléments concourent au succès de cette tranquille révolution sociale : une accoutumance (acquise au fil des décennies « glorieuses ») à l'idée d'une croissance économique persistante ; une certitude dans un avenir encore et toujours associé au progrès ; l'accès démocratisé à des fonctions d'encadrement (la démocratisation partielle des études ayant fait son œuvre) pour des jeunes dont les origines sociales sont parfois modestes ; enfin, le crédit donné par un gouvernement de gauche à cette reconfiguration du monde du travail dans lequel les « Français sont invités à l'union autour d'un objectif : redresser l'économie » (François Mitterand, 1983 [9]) et où « la dénonciation systématique du profit [...] est à ranger au magasin des accessoires » (Laurent

8. Il faut lire/relire cet ouvrage intitulé *Gagner* (1986) parce qu'il connut en son temps un véritable succès. Bernard Tapie y développait les principes de ce qui s'imposait comme une nouvelle philosophie, et derrière les airs romanesques d'une success-story, ce livre apparaît comme le bréviaire d'une nouvelle ère managériale : Tapie y vante la guerre et l'armée, et notamment le « parcours du combattant » auquel il soumet ses collaborateurs pour « les tester ». Il y célèbre surtout le besoin d'un chef, conspue la paresse, criminalise l'échec et individualise toute responsabilité, pour que « vous sachiez que votre sort ne dépend que de vous-même » (Tapie, 1986, p. 256).

9. Cité par François Cusset (2006).

Fabius, 1983[10]). Pendant quelques années, le travail semble jouer pleinement sa fonction émancipatrice, et la croyance se répand que le mérite individuel constitue effectivement le levier essentiel de la promotion sociale.

Même les secousses économiques du début de la décennie n'ébranlent pas les convictions d'un avenir meilleur : en 1984, tout est fait pour rendre la crise positive[11], et dans un ouvrage intitulé *L'avenir en face* (qui décrit la transformation des restes de l'esprit libertaire en « capitalisme soixante-huitard » et en « libéralisme de gauche »), Alain Minc écrit : « Du pire pourrait bien sortir le meilleur [car] partout sous les ruines, une effervescence créatrice [...] un dynamisme salvateur [vont] accoucher d'un monde neuf. »

Le changement dans la continuité

Si toutes ces conditions travaillent à l'expansion du libéralisme, il en est une dernière – plus intérieure – qu'il convient cependant de prendre au sérieux : en dépit de l'ampleur des bouleversements associés à ces transformations, on notera que les valeurs soutenant ce nouveau modèle de société n'entrent pas frontalement en conflit avec les valeurs sociétales idéologiques antérieures... Au contraire : souci de la performance, idéologie du mérite, sens de l'effort, goût de l'épreuve ou devoir d'implication..., ces valeurs « modernes » nouvellement prônées – et le champ lexical qui les véhiculent – peuvent être considérées non pas comme une rupture, mais comme une exacerba-

10. *Ibid.*

11. Dans une émission de télévision construite comme un *talk show* à l'américaine, diffusée à une heure de grande écoute, coproduite par *Libération* et s'intitulant « Vive la crise », Yves Montand explique en des termes didactiques les enjeux économiques et sociétaux de l'époque, et introduit dans les foyers le terme de « libéralisme ».

tion d'une cosmogonie, d'une *bildung* – au sens de Ricœur (1995) – traditionnelle fortement ancrée, largement issue de la tradition judéo-chrétienne (aussi bien catholique que protestante [12]) qui structure la société française. À certains égards, on retrouve là une illustration d'un phénomène déjà pointé par Weber (1905/1967) dans *L'éthique protestante et l'esprit du capitalisme.*

Ce faisant, en dépit d'une remodélisation du travail dans notre société, les fondements hérités de notre rapport subjectif à cette dimension ne sont pas fondamentalement affectés puisqu'il s'agit en somme de faire plus *et* mieux, sans renoncer profondément à nos manières de faire ou d'être au travail. Cette décennie des années 1980 aura introduit un changement majeur, certes, mais dans la continuité.

La rupture radicale

C'est un peu plus tard, et en arrière-fond de cette transformation sociale, que se niche la véritable révolution avec laquelle nous nous débattons actuellement : celle de la mondialisation *via* la globalisation des marchés. En dépit d'un caractère apparemment éloigné, distant du travailleur, les effets de cette mondialisation boursière sont majeurs puisqu'ils vont générer une authentique reconfiguration du statut du travail. D'une part en modifiant en profondeur le statut et donc l'adressage du travail ; d'autre part en introduisant une rupture dans le contrat tacite passé au cours de la décennie précédente avec le politique. Enfin, en s'arrimant à un fondement moral et idéologique incompatible avec les valeurs qui « font société ».

---

12. On se réfèrera à certains travaux de Pierre Legendre, notamment ceux sur la sémantique des entreprises, à travers l'analyse lexicale des « grands messes » des entreprises (1999).

« Licenciements massifs dans l'entreprise [une telle]... qui affiche par ailleurs un résultat bénéficiaire de [tant] »...ou, à un autre niveau, « je sais pertinemment que ce que l'on me demande de faire nuit à la qualité de mon activité »... L'actualité mais aussi l'expérience de nos rencontres individuelles ne cessent de nourrir ce qui s'exprime comme une incompréhension véritable des salariés face à des exigences ou à des orientations managériales qui paraissent littéralement incompatibles avec leur représentation de la performance. Il est vrai que pour saisir la logique de ces orientations, il faut renoncer aux représentations traditionnelles du sens du travail : on ne peut comprendre l'intérêt de certaines réformes, réorganisations ou décisions managériales, que si on l'apprécie non plus à l'aune de l'efficacité productive effective (le « beau travail », la bonne qualité de production), mais au regard du message de vitalité que le simple fait de « changer » délivre auprès des investisseurs potentiels présents sur les marchés boursiers. C'est le signe d'une « beauté institutionnelle » (Sennet, 2006, p. 40) qui tend à présenter des signes de changement internes et de flexibilité, de manière à apparaître comme une société « dynamique », quand bien même la société, dans sa stabilité antérieure, fonctionnait et produisait parfaitement bien.

C'est ainsi que, concrètement, à travers cette reconfiguration, la valeur du travail est silencieusement remise en cause, et désormais diluée derrière la notion « désaffectée » de production. Ce faisant, s'opère un véritable découplage entre la notion de performance et la qualité du travail ; la culture du résultat prend le pas – en s'opposant souvent – sur la culture de l'œuvre. Le travail ne trouve plus à être « estimé » par la hiérarchie, et devient cette « valeur sans estime » qui, au quotidien, suscite l'incompréhension, la déshérence – au sens littéral – des travailleurs.

Il est intéressant de noter que si ce modèle de changements institutionnels ne se rapporte en réalité qu'à une petite partie de la production industrielle (et notamment les entreprises privées, nouvelles sociétés de service d'au moins 3 000 salariés, travaillant sur des techniques de pointe, et présentes au cœur de la finance mondiale), il s'érige en modèle culturel général, modèle perçu comme inéluctable – du fait de la mondialisation – pour une quantité de personnes, et d'entreprises, y compris des entreprises publiques dont l'activité est a priori éloignée des logiques de l'industrie de pointe.

Ainsi, et sans avoir toujours conscience de cette transformation du statut du travail qu'opère la suprématie de la logique gestionnaire et boursière, les travailleurs perçoivent la nécessité impérieuse d'élever le débat au niveau du politique et de la morale, de manière à sortir de l'impasse dans laquelle ils sont tenus.

Dans ce contexte d'altération du socle commun des valeurs partagées au niveau de l'entreprise, la « montée en généralité » paraît incontournable. L'enjeu est d'importance pour les travailleurs souffrant d'une « perte de sens » ; il ne s'agirait rien de moins que de s'assurer qu'à défaut d'appartenir à la même vision de l'entreprise, nous appartenons bien à une même société...

Or, sur ce point, l'affaire n'est pas réglée : en effet, tout laisse à penser qu'il n'y ait pas de possibilité de rendre compatibles deux paradigmes dont les fondements éthiques et moraux sont aussi distincts. Quel que soit son fondement (valeurs religieuses, intérêt bien compris, ou encore pure « bonne volonté » de la raison pratique...), notre loi sociale contredit littéralement la loi du marché qui rapporte toute activité économique de production ou d'échange à une quête du profit. Cette contradiction est telle qu'elle rend vain tout effort qui tenterait de « moraliser » la loi du marché et d'en compenser même partiellement les effets pervers (Tassin, 2006). Impossible, en effet, de faire coïncider éthique et profit. Des valeurs telles que le don – sans contre-don – ou la dette – inacquittable (qui fonde la loi d'obligation envers l'autre) – renvoient à « des phrases absolument intraduisibles dans la langue de l'économie, de même que selon la loi du profit s'articulent des phrases économiques absolument imperméables à toute signification éthique » *(ibid.)*.

Quelle conséquence au plan pratique ?

Pour le clinicien – toujours animé d'un désir de transformation du réel qu'il cherche à comprendre –, travailler sur les questions de sens au travail l'expose donc à l'appréhender dans ses aspects techniques, éthiques, idéologiques, mais également politiques.

Au plan opératoire, cette évolution ne va pas sans interroger nos pratiques :

– quand la problématique du sens porte sur l'accompagnement des sujets et des collectifs dans l'analyse des contradictions organisationnelles, l'affaire n'est pas simple, mais elle fait pour ainsi dire l'objet même du quotidien de nombreuses interventions en milieu de travail (Hanique, 2009) : l'enjeu est de faire en sorte d'aider à la compréhension de ces contradictions, de libérer les sujets de l'emprise parfois culpabilisante dans laquelle ils sont verrouillés, et *in fine*, de permettre aux travailleurs de pouvoir travailler, même si parfois, « la Direction décline toute responsabilité » !

– lorsque la problématique du sens porte sur l'accompagnement de sujets et de collectifs enferrés dans des conflits psychiques et sociaux liés à des différends et des déliaisons éthiques, là encore, l'affaire est délicate, mais de nombreux cliniciens s'y appliquent chaque jour : l'enjeu étant alors de permettre aux uns et aux autres de « s'y retrouver » (névrose et habitus indissociablement liés) malgré tout et de pouvoir satisfaire la double valence du travail : production de performance et production de soi, dans le monde social et subjectif.

Mais lorsque la problématique du sens achoppe sur de l'incompréhension radicale, dont on peut penser à certains égards qu'elle constitue une ultime résistance du sujet devant la prise en compte de ce qui est un changement paradigmatique politique et moral de notre société, alors, l'intervention du clinicien peut être sérieusement mise en difficulté : face à cette problématique, où *in fine*, l'enjeu est de vérifier que l'on relève bien encore d'un « monde sensé commun », le clinicien peut être littéralement interpellé par le sujet, pas seulement en qualité de praticien ou de supposé « expert », mais également en qualité de citoyen, invité à s'engager. Dans cette perspective, « traiter » de la crise de sens ne relève plus seulement de la mobilisation d'outils de clarification ou d'une posture d'accompagnement, mais procède d'une incontournable prise de position.

Reste évidemment à savoir dans quel sens on l'entend !

L'hôpital peut-il s'organiser comme un aéroport ? Logique de gestion ou logique de *care*

Pascale Molinier

« Personne ne doit travailler à temps plein au même endroit ; on doit se voir travailler d'ailleurs », a dit le psychiatre Jacques Tosquellas en parlant des collectifs de soin [1]. Je partage ce point de vue qui s'applique très bien aux chercheurs. Ma réflexion se situe à l'intersection de différents corpus théoriques : la psychodynamique du travail, la psychothérapie institutionnelle et les éthiques du *care* ; à l'intersection de différents collectifs : l'équipe « Psychodynamique du travail » du Centre de recherche sur le travail et le développement (CRTD), le milieu de la psychothérapie institutionnelle et le groupe de chercheurs réuni dans le cadre du programme de l'Agence nationale de la recherche (ANR), coordonné par Patricia Paperman, « Le travail du *care* : familles, institutions, situations de crise ». Le *care,* précisément, tend à jouer les trouble-fêtes dans une pensée rationaliste « à la française ». Ce concept est intraduisible dans notre langue. Là où l'anglais possède deux mots : *care* qui renvoie au souci, à

1. Merci à Anne Flottes de m'avoir fait connaître ce propos.

l'attention, et *cure* qui renvoie à la dimension curative, en français, il n'existe qu'un mot. Dans le mot soin, les connotations du curatif associées à l'idée d'une finalité du côté de la guérison l'emportent sur celles du souci. Le *care* désigne donc le souci des autres – plus largement du vivant – réalisé à travers des activités concrètes, un travail (Tronto 1993/2009*a*, 2009*b* ; Paperman, Laugier, 2006).

De l'après-guerre aux années 1980, la nécessité de développer des formes d'attention aux personnes a été au cœur d'une vaste réflexion portant sur tout ce qui, dans le soin, ne relevait pas strictement du curatif[2]. Cette réflexion – bien qu'elle se soit développée dans des secteurs minoritaires comme la gériatrie, la psychiatrie, les soins palliatifs ou les théories infirmières – s'est néanmoins traduite par une transformation du paysage institutionnel et des pratiques soignantes. Citons le secteur psychiatrique et les hôpitaux de jour, les lits mère-enfant, l'invention des soins palliatifs, celle des longs séjours, et la création des aides-soignantes, plus globalement ce que l'on a appelé « l'humanisation des soins », dans laquelle la formation des soignants a joué un rôle de premier plan. Dire que le *care* ne se traduit pas aisément en français ne signifie donc pas qu'il n'ait pas été objet de préoccupation pour le milieu soignant dans ce pays. Il demeure que les éthiques du *care* émergent actuellement, en France, dans le champ de la réflexion philosophique et politique, à une période de l'histoire du soin bien différente de celle que je viens brièvement d'évoquer, une période que l'on peut qualifier en termes de régression pour les préoccupations du *care* au profit des préoccupations gestionnaires.

2. Voir en particulier, Paumelle (1951), Tosquelles (1967/2009), pour le courant de la psychothérapie institutionnelle, Abiven (1976), pour le courant de l'humanisation des soins, Collière (1982) pour les théories infirmières.

Le monde, comme l'a dit la philosophe Elizabeth Anscombe (1979), n'apparaît que sous des descriptions. L'une des tâches à laquelle la psychologie du travail est conviée, me semble-t-il, est d'instruire le conflit entre la description gestionnaire du travail hospitalier et la description qu'on est à même de produire à partir de l'expérience du travail de soin. Instruire le conflit avec la gestion n'est pas lui déclarer la guerre, mais jeter les bases d'une confrontation équilibrée qui permette d'élaborer des compromis entre des logiques différentes, dont on fait le pari qu'elles pourraient malgré tout s'écouter, voire s'entendre. Cela implique de formaliser et de théoriser ce que serait une organisation du travail *caring*, c'est-à-dire qui tienne compte du souci des autres.

La perspective du *care* : une vulnérabilité partagée, un travail attentionné

Les théories du *care* contiennent une valorisation sans précédent de la vulnérabilité comme condition partagée de l'humanité. « Il existe, écrit Joan Tronto, un continuum entre les degrés de *care* dont chacun a besoin, non pas une dichotomie entre ceux dont on s'occupe et ceux qui s'en occupent. Ce n'est pas une idée que la plupart des gens acceptent facilement. Elle suppose que nous nous considérions comme vulnérables. Elle suppose que nous abandonnions notre sentiment de totale autonomie. Et elle exige que nous arrêtions de penser que "l'autonomie personnelle" est la solution à tous les problèmes de la société. En effet, la reconnaissance véritable de notre profonde vulnérabilité et du fait qu'elle est liée aux autres peut très bien changer notre façon de penser les responsabilités sociales » (Tronto, 2009*b*).

L'autre apport conceptuel d'envergure de Joan Tronto est de considérer que se soucier des autres signifie *faire quelque chose d'utile* pour eux. Par exemple, ce n'est pas dire, « Ah comme vous avez l'air fatigué », mais apporter une chaise. En d'autres termes, le *care* est un travail. « Singulariser quelqu'un, dit de son côté Jean Oury à propos du soin psychiatrique, c'est aller voir dans quel état est sa chambre et éventuellement la balayer s'il n'en a pas le courage. [...] C'est très difficile de balayer en ne balayant pas la singularité de celui pour qui on balaye. C'est magnifique. Et si on le fait bien, en n'oubliant pas pourquoi on le fait, il balaye avec vous » (Oury, Depussé, 2003, p. 300). L'attitude attentionnée et le travail matériel – balayer la chambre – ne font qu'un, se co-construisent et ne peuvent être dissociés. Là où certains ne croient voir qu'une attitude appropriée, ils risquent de ne pas voir tout le travail impliqué, un travail invisible qui apparaît avant tout quand il n'est pas fait, comme le ménage de la chambre, précisément.

Il est primordial de réhabiliter la matérialité du *caring*, ainsi que sa complexité. Il n'est pas moins important de souligner qu'une attitude attentionnée – celle d'un parent envers un enfant comme d'une infirmière envers un patient – n'implique pas nécessairement une tâche matérielle, mais mobilise toujours un *travail psychique* de réflexion et d'anticipation, de mise en latence de sa propre inquiétude ou irritation, quand il faut *ne pas* agir par exemple, laisser faire l'enfant, respecter le rythme du patient, etc. Ainsi « ne pas faire » ou « s'abstenir » n'est pas forcément l'envers du travail de *care*, bien au contraire. Des auxiliaires puéricultrices s'abstenaient, par exemple, de dire aux parents que leur enfant avait fait ses premiers pas, ou autre progrès décisif à la crèche, pour ne pas les priver de ce plaisir. Ce travail attentionné relève des *savoir-faire discrets* qui tiennent leur efficacité de leur invisibilité. Le travail de *care*, en outre, pour s'instaurer dans la durée, n'est jamais réductible à l'activité-attitude d'une personne isolée, mais s'adosse à du travail collectif. Travail de relais, d'appui, de coopération, de vigilance partagée, de « petits riens », dans lequel de surcroît, au moins en psychiatrie, les patients ne sont pas nécessairement moins participants que les soignants. Ce travail, Jean Oury (2008) dit qu'il est *inestimable* : inestimable car on ne peut pas l'évaluer du fait de son invisibilité ; inestimable car sa valeur n'est pas estimable selon les lois de l'économie de marché. Or, c'est bien sûr un paradoxe au regard des conceptions classiques du travail. Bien qu'il soit inestimable, qu'on ne puisse le mesurer ou le confondre avec une marchandise, le *care* n'en est pas moins un travail, et doit être distingué de l'amour. Le *care* implique toujours un effort, des savoir-faire, de la coopération et de la délibération. Joan Tronto insiste à juste titre sur le caractère réducteur et inopérant d'une conception dyadique du *care* (sur le modèle du face-à-face mère-enfant), tandis que François Tosquelles distinguait l'établissement-hôpital de « l'institution », dont il disait que « ce sont des liens qui créent un lieu ». Dans cette perspective, *une éthique du* care *désigne avant tout une manière de penser collectivement ce qui constitue un travail bien fait en tenant compte du souci de l'autre.* Disons, pour paraphraser Winnicott, que ce type de sagesse pratique vise l'instauration d'un *care suffisamment bon.* Cette éthique contextuelle et narrative requiert des conditions dialogiques, un « espace public interne », pour s'élaborer et se stabiliser, conditions aisément mises à mal, compte tenu des différentes contraintes de l'organisation du travail.

Un hôpital aéroport

La nécessité de lutter contre la maltraitance instituée est une leçon à retenir des travaux de Tosquelles (« soigner l'institution pour soigner les malades »). La problématique du *care* en institutions met en évidence sa contingence. Un hôpital sans *care* est possible. Nos prédécesseurs l'ont connu : cela s'appelait l'hospice ou le quartier des agités. Le connaîtrons-nous à notre tour ?

Depuis une quinzaine d'années, on assiste à une montée des exigences en termes de qualité des soins simultanément à une montée des logiques gestionnaires. Il est bien sûr normal que l'on cherche à bien soigner tout en gérant l'argent des contribuables au mieux. Cependant, l'idée que se font les gestionnaires de l'efficacité ou de la qualité, comme s'évaluant à partir de critères objectifs et reproductibles, est peu compatible avec ce que le travail attentionné implique en termes de savoir-faire discrets, d'accordages affectifs ou de petits riens presque ineffables qui parfois ne font sens que dans une temporalité longue ou dans un après-coup inattendu. Le temps de la gestion non plus n'est pas celui du *care*, c'est un temps flexible et discontinu, comme le suggère cette citation de Jean de Kervasdoué, ancien directeur des hôpitaux au ministère de la Santé et promoteur de la gestion hospitalière : « Le temps du patient – et celui des équipes hospitalières que l'on cherche à optimiser – est la marque de l'architecture contemporaine. L'hôpital de court séjour est de moins en moins un lieu d'hébergement, mais un lieu de passage dans des locaux de plus en plus spécialisés. L'hôpital de demain sera, pour ce qui est de son architecture, plus proche d'un aéroport que d'un hôtel, même si la fonction hôtelière ne disparaîtra jamais tout à fait » (Kervasdoué, 2004, p. 37).

Plus largement, le discours de la gestion se donne comme celui de la modernité contre « l'hôpital », c'est-à-dire contre l'ensemble des personnels qui le font marcher, accusé d'archaïsme, voire de fossilisation, entre toute-puissance médicale, rigidités administratives et statutaires. Un texte exemplaire de ce type de psychologie péjorative est « L'hôpital vu d'en bas », témoignage publié dans *Le Monde* par le même Jean de Kervasdoué, relatant son hospitalisation à la suite d'un accident. Cloué sur son brancard, Kervasdoué découvre l'hôpital du point de vue du malade, un vécu fait de douleur, d'incertitude et d'attente inconfortable. « L'équipe pare au plus pressé : vous, puis un autre, écrit-il. Mais pourquoi vous plutôt que l'autre : le plus jeune, le plus cassé, le plus pénible, celui qui est proche de la porte ? On se demande quelles sont les priorités et surtout pourquoi l'intense et réelle attention de quelques instants est suivie de longs moments d'abandon. » C'est faire preuve d'une grave méconnaissance de l'hôpital que (feindre ?) d'ignorer que le tri sélectif des patients y fait partie du travail quotidien et que la rentabilité des pathologies constitue l'un des critères prééminents de ce tri. « Plus tard, de ma chambre, écrit-il encore, j'entends du fond du couloir monter une plainte régulière, un râle, qui va et revient avec la respiration de cette autre personne. Elle souffre là-bas, pas loin. Il ne s'agit pas de cris comme ceux entendus aux urgences, mais l'expression de la souffrance à l'état pur, un cristal de désespoir [...]. En quittant le "service porte", j'apprendrai que cette souffrance, qui s'exprimait le lendemain encore, était celle d'un malade atteint de la maladie d'Alzheimer et d'autres lésions organiques. Personne, aucune unité d'hospitalisation, ne semblait en vouloir. Il attendait donc dans ce service de passage. » Serait-ce alors que les « méchants » soignants n'aiment pas les vieux ? Ou bien serait-ce que les critères de gestion qui encadrent la classification des pathologies sont peu favorables aux vieillards [3] ?

Qui réalise le tri des patients ? Ce ne sont pas les gestionnaires, mais les soignants eux-mêmes. Cette hiérarchisation des priorités ne leur est pas prescrite, ils en portent donc la responsabilité. Ce faisant, ils participent activement à constituer un « reste », du « déchet », pour reprendre les termes de Lhuilier et

3. Dans la gestion des actes intervient toujours un point de vue normatif. Par exemple, le tarif d'une IVG est trois fois moins élevé que celui d'une fausse-couche (pour le même acte chirurgical, on applique une « punition économique » si la femme choisit au lieu de subir), cela n'est pas sans rapport avec le fait qu'il est de plus en plus difficile d'obtenir un rendez-vous pour une IVG (il en résulte qu'un nombre important de femmes se retrouvent hors du délai des quatorze semaines légales et sont contraintes d'aller avorter à l'étranger).

Cochin (1999), ce dont ils n'ont aucune raison d'être fiers. Que ce « déchet » – maintenu en marge des évaluations de la « qualité des soins » – soit constitué par des patients qui ne fabriquent pas de ressources financières dignes d'une reconnaissance médicale inscrit très clairement les priorités des soignants du côté de la compromission dans le système de gestion qu'ils contestent, ce qui affaiblit d'autant la légitimité de leurs critiques. Celles-ci sont d'ailleurs, la plupart du temps, réduites à des incantations univoques contre les « logiques gestionnaires », entité abstraite diabolisée, trop diabolique pour être vraie, alors que la situation est bien plus complexe, puisque ce système qu'ils dénoncent, les soignants participent pourtant à le faire fonctionner.

Quel est le bon témoin du *care* ?

Au-delà des défenses contre leur culpabilité, leur contestation peine aussi à se fédérer dans un véritable courant intellectuel du fait de la faible légitimité des secteurs dont était issue la réflexion humaniste : des infirmières, des gériatres et des psychiatres pour l'essentiel. Il n'est pas certain que les éthiques du *care* offrent une plus grande légitimité, du fait de leur imbrication avec la pensée féministe (Laugier, 2007 ; Gilligan, 2009). Cela signifie une prise en compte de la parole des personnels subalternes – très féminisés comme chacun sait – ce qui va à l'encontre d'une structuration très hiérarchisée de la parole au sein de l'hôpital. Qui, des gestionnaires ou des médecins, pourrait admettre avoir quelque chose à apprendre d'une aide-soignante antillaise ? Quel est le bon témoin du *care* ? L'intellectuelle indienne Gayatri Chakravorty Spivak a écrit en 1988 un texte important intitulé : « Can a subaltern speak ? » Est-ce qu'un subalterne ou une subalterne peut prendre la parole dans l'espace public ? Ce qui pose la question corollaire : est-ce qu'on peut écouter la parole subalterne et à quelles conditions, dans l'hôpital et dans la cité ?

Pour que les théories du *care* accomplissent une révolution de la pensée, il faudrait que la rigidité structurelle des rapports sociaux à l'hôpital soit débordée par la présence d'autres acteurs. L'appel de Joan Tronto à un mouvement social du *care* qui associerait les bénéficiaires (les patients, les enfants, et leurs familles) aux pourvoyeuses fait ici figure d'utopie nécessaire (Molinier et coll., 2009). Le problème est que les attentes des patients, plus encore de leurs proches, sont également formatées par le discours de « la qualité gestionnaire des soins ». Dans ce nouveau dispositif, dont les « chartes de qualité » sont l'instrument le plus symbolique, les familles sont loin d'être les alliées des soignants.

Charte de qualité et soupçon de maltraitance

Le paradigme de la « maltraitance » est l'équivalent – pour le secteur des services – de celui de l'erreur humaine pour le secteur de la production.

Dans les sciences de l'ingénieur, « l'erreur humaine » désigne les fautes, manquements, infractions, mises en risque de la sécurité des personnes et des installations, attribués aux opérateurs (Dejours, 1995*a*). Le travail des ingénieurs concepteurs est concrétisé par le fonctionnement optimal des systèmes techniques. On constate qu'une fois passée la période de rodage et de réglage, les machines, la technique et le travail des ingénieurs sont considérés comme infaillibles. Évidemment, si, en tant qu'ingénieur, on commence à penser que la machine est faillible, travailler devient vite très angoissant. Bref, il est moins coûteux psychologiquement, face à un dysfonctionnement, de se convaincre que c'est la faute des opérateurs qui sont trop bêtes, fainéants ou de mauvaise volonté. Cette imputation des dysfonctionnements techniques et organisationnels aux opérateurs a été décrite en termes de « psychologie péjorative de l'encadrement » ; il s'agit d'une défense qui permet à l'encadrement de localiser le risque industriel dans une dimension où il paraît contrôlable et mesurable. Son impact immédiat est la mise en place de procédures de contrôle du travail dont on a pu montrer que l'empilement gêne considérablement le travail des opérateurs, ceux-ci étant contraints de tricher ou de contourner les règles prescrites, non par goût de la transgression, mais pour parvenir à faire leur travail correctement, et dans les temps impartis. À terme, les défenses de l'encadrement finissent par occulter – dénier – le réel de l'activité, avec des risques graves en termes d'efficacité et de sécurité.

Dans le secteur des services aux personnes, la responsabilité de l'ensemble des dysfonctionnements organisationnels est reportée dans sa quasi-intégralité sur les personnels de proximité, plutôt des femmes peu qualifiées. La maltraitance, en tant qu'idéologie, désigne avant tout une nouvelle forme de psychologie péjorative de l'encadrement, une défense professionnelle donc, pour ne pas penser les imperfections des modes d'organisation gestionnaire.

En promettant (*via* les chartes de qualité en particulier) ce que les soignants ne pourront tenir, on les met en échec et on les disqualifie au regard des familles. Des problèmes qui devraient faire débat – dans l'organisation du travail, dans la cité – sont occultés au profit d'un jugement péjoratif sur le personnel soignant, potentiellement maltraitant. Tout le monde – collègues, familles – est alors appelé à « fliquer » et à contrôler tout le monde. Ce qui crée un climat de suspicion généralisée. Il devient alors très difficile, pour les soignants, de créer entre eux des formes d'actions solidaires, et encore plus de concerner les familles.

De l'éthique au politique : comment désarmer les défenses

Les théories qui ont formalisé la dimension du *care* dans le travail hospitalier sont demeurées, et malgré leurs succès, des théories minoritaires. En outre, le travail de *care* est réalisé en majeure partie par des femmes peu qualifiées, dont la parole dotée d'une faible légitimité sociale est discréditée par le soupçon de maltraitance. Pas d'éthique du *care* sans politique qui lui accorde une *valeur*. Pas de politisation du *care* sans une prise en compte de la voix de ceux, plus souvent celles, qui le font[4].

Cependant, la *doxa* majoritaire en médecine présente une bien meilleure adéquation avec les théories de la gestion et l'hôpital aéroport qu'elles promettent. En se concentrant sur l'organe ou la fonction à réparer, les médecins se sont épargnés, autant que faire se peut, d'avoir à se confronter avec la maladie vécue. La dévaluation du *care* est ainsi profondément intriquée avec l'évitement d'une dimension de l'expérience humaine sur laquelle les théories du *care*, elles-mêmes, sont finalement plutôt discrètes : *l'attention aux autres génère de la souffrance*, de la gêne, du malaise, du dégoût, de la peur, de l'excitation, du chagrin, parfois aussi de la haine. Maintenir une relation de *care* au long terme implique, non pas la négation des sentiments douloureux, contradictoires et ambivalents que génère le travail de *care*, mais leur élaboration. À défaut de cette élaboration qui requiert un travail collectif substantiel, les soignants peuvent aussi se préserver de la souffrance du *care* par l'instauration de défenses qui visent à les maintenir à distance – par évitement, altérisation ou réification – de l'expérience vécue par les personnes dont ils s'occupent. Pas d'éthique du *care* sans désarmement des défenses, soignantes, gestionnaires, familiales, ce qui ne pourra se faire sans des dispositifs qui remettent le travail et la subjectivité au centre.

---

4. Sur l'éthique du *care* comme voix différente, voir Gilligan (1982/2008).

La démarche clinique en psychodynamique du travail, en psychosociologie et sociologie clinique du travail

Jacques Rhéaume

Le terme « approche clinique » doit être compris ici dans un sens métaphorique, empruntant à la notion de clinique cette idée de la proximité et de l'implication auprès des personnes (*klinè*, c'est être auprès du lit, pour aider une personne souffrante). Par analogie, une clinique du social et en particulier du travail, c'est intervenir avec les gens, les groupes sociaux au travail dans le souci d'être utile, tout en utilisant des savoirs éprouvés (Enriquez et coll., 1993).

L'activité de travail désigne l'ensemble des actes posés, l'agir existentiel d'un sujet vivant humain, réalisés avec d'autres dans un contexte organisé et institué pour modifier ou transformer un objet matériel ou symbolique, pour produire une œuvre utile et bien faite. Le sujet humain se réalise par l'activité, et le travail en est une forme centrale, entre production et création. Mais il est aussi, en situation d'activité un acteur social qui intervient dans l'organisation du travail et son institution.

Le travail, comme activité de base, se fait le plus souvent avec d'autres reliés à un objet à transformer par diverses médiations ou technologies. L'organisation du travail repose sur deux processus complémentaires définissant toute activité collective : la division du travail, des tâches, et la division du pouvoir, des rôles et des fonctions. Mais cette organisation du travail s'inscrit dans un cadre institutionnel socio-économique plus large qui en conditionne les intrants et les extrants. Et ce contexte sociétal connaît aujourd'hui des transformations importantes qui influencent fortement la gestion des organisations et du travail, dominé qu'il peut être par l'idéologie hégémonique du néoproductivisme. Intervenir dans une situation de travail, c'est rencontrer des travailleurs autour d'activités aménagées et instituées dans un contexte marqué souvent par des réorganisations de type néoproductivistes.

Nous nous appuierons, dans cet exposé, sur plusieurs recherches interventions que nous avons réalisées au Québec depuis une quinzaine d'années, en particulier dans le cadre de l'Institut de psychodynamique du travail au Québec (IPDTQ), et d'autres, en tant que chercheur dans un centre de santé et services sociaux (CSSS). Nous avons participé, comme premier chercheur ou cochercheur, à dix recherches fondées principalement sur la psychodynamique du travail. Les milieux étudiés sont : une usine de produits aéronautiques, une usine de matériaux de construction, une station de télévision privée, un centre local de santé communautaire, trois centrales syndicales, une administration municipale, un centre hospitalier de soins de longue durée et un établissement de détention à sécurité maximale. Nous avons réalisé aussi, nous définissant alors comme sociologue ou psychosociologue clinicien, quatre études, à titre de chercheur ou de cochercheur, portant sur le travail professionnel d'infirmières, de travailleurs sociaux, de médecins et autres professions connexes, en établissement de santé ou à domicile. Enfin, en tant que directeur du centre de recherche et de formation depuis neuf ans au CSSS de la Montagne, à Montréal, avec une équipe d'une vingtaine de chercheurs, nous avons développé une approche fortement inspirée de la sociologie clinique. Nous sommes, à ce titre, confrontés à une multiplicité de méthodes de recherche, des plus classiques aux plus cliniques, tentant de jeter les ponts entre ces diverses approches autour d'un projet clinique. En effet, les recherches menées sont fortement impliquées dans la production de connaissances au cœur des pratiques sociales d'intervention auprès d'une population de quartiers de grande diversité culturelle liée à l'immigration.

L'approche clinique en sciences sociales et humaines est une façon de faire autrement de la recherche sociale. Le schéma de base comprend une phase d'entrée incluant des intervenants chercheurs mis en lien avec des porteurs d'une demande de recherche et d'intervention, l'analyse de la demande et l'établissement d'un contrat et d'un protocole d'intervention. Suit une phase qualifiée de diagnostic, impliquant une analyse des situations qui font problèmes jusqu'à la formulation d'hypothèses explicatives. Cette phase peut être suivie de l'élaboration, par les mêmes intervenants ou d'autres, d'un plan d'action et d'une stratégie d'intervention destinés à apporter les solutions appropriées, compte tenu des sources de problèmes identifiées. Une dernière phase, évaluative, permettrait d'apprécier les résultats obtenus en lien avec la situation de départ. Nous nous limitons à présenter les composantes générales du processus, sans développer les différences épistémologiques importantes distinguant la psychodynamique du travail de la psychosociologie ou de la sociologie clinique.

Une recherche et une intervention entre des partenaires

Une recherche clinique découle d'une commande portée par des représentants d'un collectif demandeur. La *demande sociale* derrière cette commande de recherche repose le plus souvent sur un questionnement plus radical des pratiques mises en cause dans la commande. Dans l'univers du travail, cette demande sociale résulte de plus en plus d'un niveau de souffrance au travail excessif, qui appelle à l'analyse et au changement. Ce fut le cas des recherches que nous avons menées. La demande prend la forme d'une plainte, de difficultés ressenties à pouvoir travailler *avec plaisir*, de façon structurante. Chacune de ces recherches présente des particularités, mais toutes ont nécessité plusieurs rencontres préalables de négociation entre les diverses parties représentées.

Notons que la position du chercheur n'échappe pas au questionnement soulevé. Il reçoit une commande, mais il poursuit des intérêts propres liés à son statut de chercheur universitaire, au sein de l'Université ou d'organismes similaires. Il est porteur aussi d'une certaine approche qu'il valorise, en tant que sociologue, psychodynamicien du travail ou psychosociologue. C'est là aussi une posture de *demande* sociale du chercheur dans son institution et son travail de chercheur.

La commande des recherches en psychodynamique du travail vient de représentants de syndicat, des ressources humaines, ou, plus directement, de représentants de travailleurs (un seul cas). Il est prévu une phase de clarification de la demande et de présentation, à tous les employés ou travailleurs concernés, de la démarche de recherche, appelant une participation volontaire à des groupes ou collectifs d'enquête, avec les garanties habituelles de confidentialité. Il est le plus souvent prévu également la constitution d'un groupe aviseur[1] comprenant des représentants de la direction et du syndicat ainsi que de

1. Le mot aviseur, que l'on emploie au Québec comme nom ou adjectif, n'est pas usité ailleurs dans la francophonie. Il s'agit d'un calque de l'anglais *adviser* (ou *advisor*). En tant qu'adjectif, aviseur se rencontre essentiellement dans l'expression comité aviseur, calque de l'anglais *advisory committee*, où il a le sens de « consultatif ».

l'équipe de recherche. Cette dernière est formée de trois chercheurs au moins, appartenant à un groupe multidisciplinaire, l'Institut de psychodynamique du travail au Québec (IPDTQ).

Dans les recherches de psychosociologie ou de sociologie clinique réalisées dans le cadre du CSSS de la Montagne, les commandes proviennent directement de gestionnaires ou résultent de sondages effectués auprès des professionnels du centre de santé. Il y aussi constitution d'un groupe aviseur ou de pilotage impliquant chercheurs, gestionnaires ou représentants du milieu visé. Notons aussi que, dans tous les cas, ces recherches ont fait l'objet de demandes de subventions dans le cadre de concours d'organismes gouvernementaux, provincial ou fédéral. Des protocoles élaborés, l'examen par des jurys indépendants, diverses contraintes font ainsi partie de la démarche.

Le travail autour de la demande n'est jamais une simple réponse à une commande ou à une offre ; c'est un processus de négociation autour d'objectifs complémentaires culminant dans la formulation d'une entente, d'un contrat. Certaines dispositions sont alors précisées : la confidentialité ; l'anonymat des individus, voire de l'établissement ; l'appropriation, par les travailleurs participants et les chercheurs, des résultats de la recherche, dont le rapport de recherche ; le temps des rencontres sur les lieux de travail et dans les horaires appropriés ; la liberté académique dans la diffusion des résultats de recherche ; le financement des libérations requises pour les travailleurs ; les dépenses de fonctionnement, le salaire d'agents de recherche. Et c'est à ce moment également que sont précisées les orientations cliniques. Très souvent, la commande s'inscrit dans un schéma pragmatique de résolution de problème et d'attentes d'expertise quant aux voies de solutions à apporter. L'offre d'une recherche clinique limitée à une démarche de compréhension collective de la situation, comme on la retrouve en psychodynamique du travail, surprend et nécessite un changement de cadre de référence.

Dans les cas évoqués, nous étions tous dans la position de chercheurs universitaires. Cela favorisait au départ une certaine indépendance, comme peut le permettre, et dans ces limites, le statut universitaire de salariés publics. Ces recherches font partie de leurs activités normales d'universitaires, impliquant la diffusion de résultats et l'avancée de connaissances. Mais dans le cadre plus général d'une recherche clinique, inséparable d'un contexte d'action, les chercheurs sont porteurs d'un souci d'aide à la compréhension et à l'action. La posture est alors celle d'une implication critique, d'une aide effective mais fondée en tant que telle sur une écoute et une distance réflexives.

Un dispositif relationnel d'échange de savoirs comme source de changement

Une approche clinique du travail se distingue d'une approche plus classique de type expérimental ou d'expertise, comme on peut le retrouver dans maintes démarches de consultants, de recherche en psychologie sociale classique ou d'enquêtes : elle repose sur un travail de co-analyse entre chercheurs et travailleurs participants. Elle se dissocie partiellement d'une stricte démarche rationnelle de résolution de problème, centrée sur la pragmatique technique de problème à résoudre. L'univers épistémologique de référence de l'approche clinique est plutôt celui d'une herméneutique critique, c'est-à-dire une approche où le souci de compréhension du sens et des significations des situations vécues est premier, impliquant toutefois une analyse des rapports sociaux de pouvoir et la prise en compte des dimensions affective et existentielle de l'expérience des sujets et des acteurs sociaux impliqués. Souci clinique aussi, le travail d'une connaissance partagée est condition de changement : il est déjà action par l'analyse.

Cela n'exclut pas d'autres formes d'action ultérieures, et le travail clinique n'exclut pas non plus l'apport de données provenant de méthodes de mesure, d'analyse de documents, d'observations systématiques. Dans une démarche clinique, ces apports sont complémentaires à la réflexion clinique.

Le groupe ou le collectif restreint, un dispositif clinique de base

La recherche intervention clinique repose de façon privilégiée sur la relation vivante établie entre intervenants chercheurs et interlocuteurs participants, travailleurs et répondants. Il y a des différences de statuts et de rôles ; mais au départ, il y a un rapport de partenaire où chacun est défini et perçu comme sujet et acteur social.

Les rencontres interpersonnelles en dyades ne sont pas exclues, ni les présentations et les discussions en assemblées plus larges, ni d'autres moments de recherche impliquant d'autres techniques ou méthodes. Mais le cœur du dispositif clinique le plus habituel, dans les recherches menées, est le groupe restreint ou le collectif de recherche ou d'enquête. Il y a plusieurs contextes de groupe. Pour prendre l'exemple de la psychodynamique du travail, il y a les rencontres préliminaires entre demandeurs, représentants des travailleurs et chercheurs, au moment de l'entrée. Il y a surtout les rencontres de recherche comme telles avec les *collectifs d'enquête* formés de travailleurs volontaires en groupe pouvant varier de sept à quinze personnes. C'est là que se produit le moment clinique principal dans la démarche, moment d'expression du vécu de travail, d'analyses et d'interprétations partagées entre chercheurs et travailleurs participants. Et il y a aussi les rencontres de groupe entre chercheurs. Mais quel est le statut du groupe ou du collectif dans cette démarche ?

En psychodynamique du travail et dans les recherches du CSSS, le groupe, au sens psychosociologique du terme, cette réunion de personnes autour d'une tâche et d'objectifs communs, est un contexte de travail et non un objet de travail. Ce n'est pas une recherche sur la dynamique du groupe, mais sur l'analyse de situations de travail rapportées en groupe. Ce groupe est par ailleurs un lieu médiateur par excellence : il réunit des personnes qui partagent un même métier ou des métiers connexes et un même univers de travail. Il constitue en quelque sorte une réplique du collectif de travail, malgré son statut *artificiel* de collectif d'enquête. En effet, les groupes sont constitués pour des fins de recherche ; ils sont composés de personnes volontaires et animés par les chercheurs. Leur durée de vie est brève et temporaire. Les phénomènes de groupes, s'ils ne sont pas au centre de l'analyse, y contribuent cependant fortement : vont se reproduire et se transformer en partie les phénomènes de pouvoir, d'influence, d'affinités et de rejet, qui dépassent les interactions immédiates des gens et évoquent plutôt les relations de travail dans l'entreprise ou l'organisation formelle. Et cela inclut le rapport des chercheurs analystes ou animateurs dans leurs liens actuels ou imaginés avec le milieu de travail. Les effets de *transferts et contre-transferts* groupaux constituent un matériau important d'analyse dans l'intervention clinique, même si la centration se porte sur la production de la connaissance sur le travail et même s'il ne s'agit pas de relation thérapeutique. Les rapports affectifs, les relations de pouvoir et les interactions sur la tâche, la production des connaissances sur la situation sont interreliés, tout comme l'irruption de facteurs irrationnels et inconscients. C'est précisément tout cela qui permet la richesse, et en même temps constitue la grande complexité d'une analyse clinique. Le travail sur les relations en groupe est ainsi partie essentielle de l'approche clinique et condition même des effets de changement souhaités dans la recherche intervention. Rappelons ici la distance forte qui sépare ce genre de dispositif et le groupe très instrumentalisé dans des approches de réorganisation du travail et de gestion, comme les groupes de qualité.

À cet égard, et reprenant en partie les contributions de l'analyse institutionnelle, il convient de relever un enjeu majeur dans la recherche clinique : la prise de parole et l'échange des savoirs. C'est ce qui permet de distinguer, dans des formats ou des dispositifs d'apparences similaires, la posture du clinicien et celle de l'expert ou de l'autorité dominante. Le rapport entre la théorie et la pratique, au cœur de l'approche clinique, repose sur un échange de savoirs spécifiques et différenciés entre les différents acteurs impliqués. Ces savoirs ont leur légitimité propre, irréductibles l'un à l'autre, et sont, à ce titre, de valeur équivalente, appelant une épistémologie pluraliste plutôt que celle, hiérarchique, qui domine actuellement l'institution des savoirs. Sont ainsi mis en rapport : un savoir scientifique et académique, porté par les chercheurs principalement ; un savoir pratique et professionnel, incarné surtout par les travailleurs spécialisés ; un savoir d'expérience et de sens commun qui se retrouve aussi bien chez les chercheurs et les autres intervenants, ce qui permet d'établir le langage commun de dialogue. Trois types de savoirs institués, trois types de discours qui s'entremêlent et se confrontent dans les moments de rencontres en groupe. Trois types de savoirs dont les frontières sont fluides et qui s'interpénètrent ; le savoir scientifique est accessible aux professionnels et aux non-spécialistes. L'expertise professionnelle peut aussi être partagée.

Mais les rapports ordonnés et hiérarchisés des savoirs se produisent également au cœur de l'Académie, prise comme institution large de référence. Et une approche clinique multidisciplinaire : psychologique, sociologique, anthropologique, va aussi exiger un échange de savoirs. Ce que nous disions des rapports entre diverses formes de savoirs s'applique aux rapports intra-académiques et scientifiques. Par exemple, en psychodynamique du travail, il se produit tout un travail interne et intense dans l'équipe interdisciplinaire des chercheurs. L'équipe au Québec comprend deux sociologues, deux psychologues, une psychanalyste, un médecin du travail, trois ergothérapeutes, un ergonome, une spécialiste en sciences infirmières ; ces personnes appartiennent à quatre universités différentes dans trois villes du Québec. Les échanges se font à des moments stratégiques : à l'entrée, dans la phase d'analyse de la demande ; lors de la pré-enquête qui inclut des visites de sites et des études de documents ; et surtout, dans la phase d'analyse des propos recueillis lors des collectifs d'enquête, en particulier à la suite des deux premières entrevues centrées sur l'expression des travailleurs, et dans la préparation du rapport. L'animation partagée en plusieurs binômes accentue le nécessaire brassage des idées et points de vue. Ce mode de fonctionnement par rencontre entre chercheurs est bien connu de la psychosociologie clinique. Il suit d'assez près notamment, le dispositif de l'intervention sociopsychanalytique de Gérard Mendel. Dans les recherches menées au centre de santé, la multidisciplinarité est de mise (médecins, sociologues, anthropologues, infirmières, travailleurs sociaux, gestionnaires, psychologues…) dans le comité de pilotage qui se réunit régulièrement dans des moments similaires : entrée, enquête, analyse, rapport.

Et c'est aussi dans cette différenciation des savoirs que se situent en partie les différentes appellations de psychosociologie, sociologie clinique, psychodynamique du travail ; nous pourrions y ajouter la clinique de l'activité ou celle de l'ergonomie sociale. En effet, ces approches peuvent se reconnaître dans la démarche clinique que nous venons d'esquisser. Mais les points de vue et les visions épistémologiques se confrontent.

La psychosociologie exprime d'abord le souci interdisciplinaire d'étudier les rapports individus et société, sans privilégier au départ le thème du travail. Historiquement, elle s'est beaucoup intéressée au changement d'attitudes, aux représentations sociales, au groupe restreint, à l'organisation, dans des démarches variées de recherche-action. La sociologie clinique est issue en partie de la psychosociologie, mettant en évidence l'importance d'une compréhension sociologique dans l'étude des interactions humaines en groupe ou dans les organisations, ou simplement dans la vie quotidienne. L'univers du travail est un des domaines qu'elle touche. La psychodynamique du travail, comme la clinique de l'activité ou l'ergonomie, ont pour objet le travail sous ses diverses formes. Mais l'étude de toute situation concrète implique à des degrés divers l'apport de connaissances psychologiques, sociologiques, psychosociologiques. L'ergonomie y ajoute des dimensions matérielles et biologiques, mentales et cognitives. La médecine du travail ajoute, avec la psychologie, la composante santé, physique et psychique. C'est pourquoi, quand il s'agit de parler de clinique, nous nous référons à une approche et à une posture qui traversent tout un ensemble de disciplines et de domaines.

Le moment clinique par excellence

Le travail entre chercheurs et la confrontation des différents savoirs disciplinaires sont certes des moments importants d'une démarche clinique : ils demeurent partiels et incomplets, par rapport au travail réflexif réalisé dans les groupes ou les collectifs d'enquête, entre les travailleurs participants, et entre les chercheurs et les travailleurs. Car la connaissance plus spécialisée et contextualisée sur le travail prescrit, et surtout sur le travail réel vécu en situation, provient principalement des discours produits par des travailleurs. L'expression de leur savoir professionnel apprend aux chercheurs toute la complexité de la situation organisationnelle du travail telle qu'elle est éprouvée et vécue. En psychodynamique du travail, il se produit alors un échange incessant de connaissances : au début, par le questionnement des chercheurs et les réponses des travailleurs, lors des deux premières rencontres de groupe ; puis, grâce aux analyses offertes par les chercheurs et discutées avec tous, au moment d'une troisième rencontre ; pour aboutir à la fin, autour du rapport écrit, à une version partagée d'une compréhension commune de la situation de travail. Dans les recherches au centre de santé, il y aussi un processus d'échanges, mais plus limités dans le temps et consistant en deux ou trois moments de rencontres : à l'entrée, dans un rapport d'étape, en fin de parcours. La démarche est moins clinique, à cet égard. Dans tous les cas, le partage dans la production des savoirs n'est sans doute pas égalitaire : le chercheur influence et a l'avantage souvent de la maîtrise du langage et certainement de l'écrit ; le travailleur spécialisé influence aussi, avec le groupe, et donne une version voulue de l'expérience rapportée. Le dialogue demeure partiel, mais il se produit, et il est la base du résultat clinique obtenu.

En psychodynamique du travail, le cadre de référence que l'on peut qualifier d'heuristique, constitué de quelques principes généraux sur la situation vécue de travail, facilite la traduction nécessaire des expertises disciplinaires de l'un à l'autre, du savoir aussi des chercheurs et de celui des travailleurs. Ainsi, le contexte général des recherches est celui des rapports entre l'organisation du travail et la santé mentale ou psychologique. Le travail et l'organisation du travail sont examinés comme sources de plaisir ou de souffrance au travail, et l'analyse des stratégies défensives, individuelles et collectives, de métier, déployées pour contrer la souffrance au travail, fait l'objet d'une attention particulière. C'est en effet là que peut être décelé l'excès des pressions exercées sur les personnes, pouvant porter atteinte à leur santé. À partir de ces quelques repères, toutes les sources de connaissance sont conviées, dont la part de la psychologie ou de la sociologie du travail et de l'organisation. La construction d'un tel cadre conceptuel heuristique favorise l'apport de connaissances provenant de plusieurs sources et pouvant mieux correspondre à la situation singulière à comprendre.

Une éthique émancipatoire

L'approche clinique implique un cadre éthique et déontologique dans lequel sont définies les limites et les règles de la participation des différents acteurs : le volontariat, la liberté d'expression, la confidentialité des propos échangés entre les individus ou dans les groupes de rencontre. Au-delà de ces règles déontologiques classiques, une approche clinique du social introduit deux autres règles. Une première est en continuité avec la posture éthique fondamentale correspondant à l'ouverture démocratique qui permet l'échange des savoirs sur des bases pluralistes, plus égalitaires et complémentaires : tous peuvent s'exprimer et participer aux diverses phases de la recherche. Une seconde règle en découle, que l'on peut qualifier de visée émancipatrice : la recherche favorise l'expression d'une parole qui se traduit en action susceptible de réduire les inégalités sociales. Cela se fait à deux niveaux. Il y a d'abord la façon même de produire la connaissance dans l'approche clinique, qui remet constamment en cause l'institution hiérarchique du savoir. Mais il y aussi une visée plus large : miser sur les effets de conscientisation, des savoirs partagés entre chercheurs, professionnels et participants, pour poursuivre dans l'action une participation et une réappropriation plus grandes du pouvoir d'acteur social (*empowerment*).

Ces quelques principes entraînent une exigence de coresponsabilité : reconnaître, entre les acteurs impliqués, les contributions respectives dans l'interprétation, l'analyse et la diffusion des résultats de recherche ou d'intervention. Suivant les cas, et dans la mesure où s'affirme une véritable coproduction des savoirs, il faut prévoir des formes partagées de diffusion et de publication, suivant des modalités variables.

En psychodynamique du travail, une telle visée émancipatoire est très présente. La production du rapport, rédigé il est vrai, dans les recherches évoquées, par les chercheurs, est validée dans le détail (lecture collective attentive et temps de débats) par les participants, et le rapport leur est remis au premier chef. Ce sont eux qui décident avec les chercheurs du contenu final, de l'ampleur de sa diffusion : ce rapport leur appartient. Dans les dix cas, il fut aussi remis aux parties représentées du comité aviseur. Il fut informellement plus largement répandu, en particulier par les syndicats, et *traduit* sous diverses formes. Les chercheurs vont aussi produire sous d'autres formes les résultats obtenus, dans divers contextes académiques ou professionnels. Mais c'est surtout l'effort conjoint dans la production du rapport et sa validation qui est à souligner. Il crée son propre effet clinique d'appropriation et de réappropriation d'un plus grand savoir et d'un plus grand pouvoir sur sa situation. Ce travail de coproduction du rapport est moins bien développé dans les recherches menées au centre de santé, les chercheurs portant davantage la rédaction du rapport, même si celui-ci est présenté et discuté avec les principaux intéressés avant diffusion. Cela est aussi dû en partie à une démarche de recherche dans laquelle le commanditaire gouvernemental pose des exigences plus contraignantes de diffusion de la recherche.

*

* *

Il convient de parler d'une approche clinique des sciences sociales et humaines du travail, en précisant au besoin certaines disciplines privilégiées pour éviter la confusion que peut revêtir la seule notion d'une clinique sans référents disciplinaires explicites, et pour préciser qu'il s'agit bien d'une façon toute particulière de faire de la recherche, inséparable alors de l'intervention. Les pratiques cliniques de la psychosociologie des organisations et du travail, de la sociologie clinique de l'organisation et du travail, la psychodynamique du travail, et aussi la clinique de l'activité ou l'ergonomie sociale peuvent ainsi se rencontrer dans une approche comparable de réponse à une demande sociale, de partenariat, d'analyse et d'interprétation partagée dans la rencontre clinique. Elles présentent par contre des lectures différenciées des situations et des accents méthodologiques différents, dus à la composition multidisciplinaire et méthodologique spécifique que chacune des approches privilégie. Entre l'observation minutieuse des pratiques effectives et le discours des acteurs, entre l'appel à des mesures quantitatives et le récit vécu des situations de travail, entre l'analyse plus structurale de l'organisation, des institutions sociales et économiques et l'activité concrète du travail, les points de divergences sont nombreux. Les points de ralliement semblent pourtant l'emporter : la relation d'implication des chercheurs, l'importance accordée aux perceptions et aux discours des travailleurs comme sujets et acteurs de leur situation de travail, la rencontre de partage des analyses, le souci de l'action et du changement, la sensibilité critique et émancipatrice.

Une pensée de l'action avec la nature et le vivant : la Mètis et Jean-Pierre Vernant

Michèle Salmona

Dans son séminaire de 1966 sur l'anthropologie du développement, Roger Bastide répétait aux étudiants africains – qui proposaient tous des modèles occidentaux (en particulier ceux inspirés du monde socialiste) pour engager des processus de développement rural dans leur pays d'origine – que ce qui était nécessaire, en rentrant au pays, c'était de faire de l'anthropologie des sociétés auxquelles ils appartenaient. Il ajoutait que c'était la meilleure façon d'éviter un infranchissable écart entre les manières de penser et de faire des groupes concernés par le développement et les nouveaux modèles proposés ; que ces sociétés avaient une grande connaissance du travail avec la nature ; que cette connaissance était sophistiquée et ancienne ; que, par une « humble » démarche d'anthropologie, ils pouvaient alors bâtir des programmes de vulgarisation, de formation et d'action, qui auraient quelque chance d'intéresser les paysans et de les mobiliser.

Son propos me parut clair : à l'intérieur de l'organisme de recherche et de formation, lié au Commissariat au Plan, pour lequel je travaillais, j'avais été sollicitée par une équipe d'économistes et de technologues qui intervenaient chez des artisans et des petits paysans de zones « déprimées » de l'Hexagone. Ils y réalisaient de la formation, du conseil et des actions, et leur demande pouvait se résumer ainsi : quels sont les rapports de ces producteurs à leur travail, à la matière, à la nature, à la société locale, à l'environnement économique, en particulier l'industrie et le commerce ? Comment fonctionnent les entreprises artisanales et agricoles, dont le collectif de travail est parfois composé de familles de plusieurs générations ? Quelles sortes de logiques animent ces entreprises, puisque la logique du profit ne paraît pas toujours la plus importante ? Quels désirs mobilisent leur énergie et leur « survie » malgré le décalage qu'elles manifestent avec la société industrielle ? Je me retrouvais donc dans le questionnement de Roger Bastide. Depuis 1965, j'avais réalisé pour cette équipe trois recherches que je qualifierai d'anthropologie sociale clinique (l'une auprès de deux villages de producteurs de vaisselle utilitaire ; l'autre auprès d'un bassin ostréicole ; la troisième auprès d'éleveurs de brebis laitière).

Pour tenter de répondre succinctement aux questions des économistes et des technologues afin qu'ils puissent bâtir des programmes de formation, autres que ceux inspirés des dernières méthodes rapportées des États-Unis et copiées sur le modèle de la grande entreprise, il fallait revenir dans les espaces socio-professionnels spécifiques des métiers de l'artisanat et de l'agriculture, pour pouvoir, après une démarche d'anthropologie du travail, envisager des programmes et des démarches de formation qui tiennent compte des cultures de métier. Cette démarche d'« anthropologie sociale clinique du travail », en effet, permettait de dégager non seulement les spécificités du travail mais aussi l'identité professionnelle et sociale des producteurs concernés. Par ailleurs, ces recherches m'avaient confirmé que, lorsqu'on parle du travail et qu'on le montre, on parle du plaisir et de la souffrance dans le travail, mais on se situe aussi dans les rapports au groupe dans lequel on s'inscrit et dans les rapports aux autres groupes, aux agents de développement, aux salariés, aux touristes, aux nouveaux arrivants à la campagne, aux vétérinaires, aux sociologues, etc. Roger Bastide mettait en garde contre une utilisation systématique et « aveugle » des modèles de développement et de changement issus de l'univers savant, de la « rationalité », en particulier la rationalité économique « occidentale ».

Roger Bastide et Jean-Pierre Vernant : des pensées « relais » vers l'approche des savoirs et savoir-faire, de l'action avec la nature et le vivant

Durant la seconde moitié du XXe siècle, les sciences sociales du travail ont peu abordé la relation que le « petit entrepreneur » (artisan, paysan) entretient avec la matière qu'il « travaille », la nature, le vivant, partenaires de son œuvre quotidienne (Salmona, 1970). La vulgarisation des technosciences dans ces domaines de production, à partir de pratiques de recherches expérimentées en laboratoire (à l'INRA[1]), a entraîné une *paupérisation des savoir-faire et des savoirs expérientiels* des paysans et des artisans, tout en provoquant sur eux une situation de domination culturelle. Les injonctions faites aux paysans, par les agents des structures d'encadrement agricole, d'utiliser la raison dans la pratique de l'élevage, du maraîchage, du travail de la terre, etc., eurent des effets considérables, multiples et souvent négatifs. Dissociée de l'usage, de l'intuition, de l'émotion, de la culture des sens (Bouillet, 2001), si présentes dans le travail avec la matière, la nature et le vivant en général, cette manière « raisonnée » de penser la nature et le vivant *fait perdre sens à la pensée de l'action.* Les risques, les aléas, les catastrophes, pour l'homme qui travaille, sont autant de thèmes de réflexion absents de cette forme de pensée rationnelle.

---

1. Fondé en 1947.

En revanche, la pensée de l'action au travail, de l'action ordinaire, puise dans l'expérience personnelle et la mémoire de ceux qui enseignent le métier, elle intègre ces dimensions non prévues par la pensée rationnelle. Elle peut également intégrer de nouvelles données dans l'activité de travail, de nouvelles procédures, de nouvelles manières de faire. Cette pensée de l'action, expérientielle, renvoie à des stratégies de contournement-détournement, à la ruse, à la parodie, à la métamorphose, au mensonge, à l'« absence / le ne-rien-faire », dans des situations où il s'agit de négocier avec le réel.

Cette relation au vivant et à la nature renvoie aux travaux de Jean-Pierre Vernant sur la pensée grecque archaïque et en particulier à la Mètis. Les travaux de Noël Denoyel (1990), psycho-pédagogue, sur les artisans du fer, de Vincent Giovannoni (1995) sur les pêcheurs de l'étang de Thau, ceux de Nadine Ribet (2004) sur l'écobuage dans les Pyrénées, témoignent de cette pensée de l'action au quotidien, dans le travail ; de même Ulysse, soucieux de déjouer les multiples dangers de son périple en mer, utilise cette pensée de l'action propre à la Mètis.

Si le travail paysan reste un « bras mort » des sciences sociales du travail, certains ethnologues ont abordé *ce domaine des cultures du travail paysan*, ses métiers, ses modes de fonctionnement en France. Comme toutes les cultures du travail, ces dernières connaissent des changements permanents. La manière de penser, de dire et « d'agir » le travail avec la nature, continue de se nourrir de métaphores, d'images très riches, de représentations sociales de l'action avec les bêtes, la terre, les légumes, qui renvoient à des personnes. Par exemple les bêtes sont parlées, agies et « ressenties » comme des membres de la famille, enfants ou adultes, chez les éleveurs. La terre est considérée selon l'état de la parcelle où l'on « travaille » le jardin maraîcher, comme une petite fille que l'on socialise, une jeune fille endormie que l'on réveille et rend productive, une compagne, avec laquelle la *réciprocité* est entretenue, ou une putain que l'on doit « attraquer », saisir (Salmona, 1982).

Le territoire, qui constitue le lieu de travail et de vie des femmes rurales du Haut-Var, est « parlé » *comme un corps dont on a la charge* (Salmona, 2003) et « qui vous rend bien le soin qu'on lui a prodigué [2] ». Cette manière de penser et de dire l'action dans le travail avec la nature et le vivant (manière qui n'exclut pas l'usage d'un discours rationnel et de démarches relevant de l'expérimentation, de la logique, de la raison) renvoie à la pensée de l'action, propre à la Grèce archaïque, avant Platon, telle que nous la décrit Jean-Pierre Vernant dans ses différents ouvrages, en particulier celui consacré à la Mètis...

Aussi rappellerons-nous, à travers les analyses de Cornelius Castoriadis et de Michel Tibon-Cornillot, les caractéristiques de la Raison et de la Mètis, leurs incidences dans l'approche du réel et de l'action. Georges Simondon, qui a revalorisé le rôle de l'intuition, dans l'activité de travail des artisans en particulier, sera également évoqué.

Je reprendrai, au sujet de ces analyses, un texte intitulé « Mètis et paradoxe, qualification ou expropriation de l'intelligence de la production ; les avatars de la vulgarisation scientifique et technique dans l'agriculture », publié dans le cadre de la première recherche sur les qualifications dans l'agriculture que j'ai réalisée au CAESAR (Centre d'anthropologie économique et sociale applications et recherches), à l'université de Paris X - Nanterre, en juin 1978, pour l'APCA (Assemblée permanente des chambres d'agriculture).

---

2. La notion de soin, le *care* qui renvoie à l'activité de travail avec les humains, les animaux, la terre, la nature et le vivant en général, pose la question de la transmission des compétences liées à ce type de travail. Qu'est-ce que le bon *care* ? Par ailleurs, la notion de raison pratique ne recouvre pas la notion de Mètis.

Raison et Mètis

Pour Cornelius Castoriadis (1975), dans *L'institution imaginaire de la société,* « la pensée contemporaine peut amener, à propos de la raison, à des attitudes réflexives radicalement critiques et originales ». Les bilans actuels des problématiques positivistes unilatérales prônant le progrès indéfini font apparaître un solde négatif, et leur vigueur encore grande ne se présente plus que revêtue d'un voile, celui de « l'efficacité des gestions technocratiques et des techniques de pointe, etc. ». Tout paradigme ou ensemble culturel étant fondé sur un certain type « d'organisation de l'imaginaire », il est impossible de comprendre ce qu'a été, ce qu'est l'histoire humaine, en dehors des « catégories de l'imaginaire ». L'entreprise rationnelle ne saurait donc être prise au pied de la lettre. Elle n'est sans aucun doute qu'un « certain type d'organisation du champ de l'environnement des rapports aux choses et aux êtres, sur le mode imaginaire ». Reste la question essentielle de savoir quels sont les caractères qui distinguent ce type d'organisation de l'imaginaire de toutes les autres formations. Selon Cornelius Castoriadis, cette organisation imaginaire implique un effort prodigieux pour « arraisonner le champ du réel, le reconstruire jusqu'à ce qu'il n'y ait plus de tremblement, d'obscurité », et qu'il soit le Réel dont « je sais qu'indéfiniment il pourra être parcouru par la Raison » qui, elle aussi, progressera de façon indéfinie. Selon lui, le processus rationnel est en réalité une « modulation particulière du désir et de l'imaginaire en Occident », et la structure imaginaire à laquelle il renvoie implique une « facette activiste, efficace, elle-même rendue possible par ce type d'organisation du fantasme qu'est la raison ».

Enfin, il considère également, dans *L'institution imaginaire de la société,* qu'il n'y a aucune différence essentielle quant au type d'opérations mentales et même d'attitudes psychiques profondes entre « un ingénieur taylorien ou un psychologue industriel d'un côté, qui isole des gestes, mesure des coefficients, décompose la personne en "facteurs" inventés... et un fétichiste qui jouit à la vue d'une chaussure à talon haut ou demande à une femme de mimer un lampadaire ».

La relation au réel et à l'action

Il nous apparaît, depuis que nous travaillons sur l'activité techno-économique dans l'artisanat et dans l'agriculture, que cette activité ne relève pas uniquement de conduites mentales propres à la rationalité, que l'intelligence pratique, l'intelligence de l'action se développent selon des modalités multiples que ne recouvrent qu'en partie les démarches de la pensée scientifique. Les stratégies et les pratiques qui sous-tendent l'action quotidienne, celles du potier pour maîtriser le feu, la terre, la température du four, celles de l'éleveur d'huîtres (Salmona, 1970) qui joue avec les multiples facteurs de la mer, du vent, celles de l'éleveur qui « travaille » avec la vie et la mort de l'animal, tiennent compte de multiples aléas et intègrent ces aléas à l'action quotidienne à long terme. Ces hommes ne sont pas toujours maîtres de la situation et parfois « composent avec ».

Avoir une relation au monde qui n'est pas une relation de domination, et accepter d'être parfois objet, et non sujet des situations

Jean-Pierre Vernant dans *Mythe et pensée chez les Grecs* (1965), dans son chapitre sur le travail, avait insisté sur cette position d'objet, non de sujet, du travailleur (artisan, agriculteur) en Grèce, place qui implique qu'il ne soit pas acteur à part entière des « décisions », mais partenaire d'un jeu dans lequel il n'a pas toutes les données, et qu'il subit parfois en les intégrant, « comme il peut ». Il accepte et sait qu'il est objet et non acteur de certains phénomènes. Cela fait partie de la représentation sociale de son travail et de son action : il sait et ne ressent pas comme un handicap, cette position « aveugle », « passive », par rapport à certains facteurs de son activité quotidienne sur le monde, la matière, la nature. *Il ne domine pas, il accepte d'être entraîné, dérouté, dominé par certains aspects de son travail, même s'il cherche à maîtriser les situations.*

Réunifier logique et sensibilité, imaginaire et réel, et appréhender l'autre par l'intuition et tous les sens, le corps, les postures

G. Simondon (1958/1989) par ailleurs insiste sur l'intuition et l'appréhension par les sens, d'un certain nombre de dimensions et de facteurs dans le travail, en particulier dans certaines activités relevant du vivant : l'appréhension et la manipulation, le contrôle du vivant (les animaux, le bois, les plantes, mais aussi le feu, la température, le vent, le degré d'humidité ou de sécheresse) passent par d'autres démarches que la « raison » ; d'autres dimensions de la personne interviennent : dans les entretiens EQPA (Enquête sur les qualifications professionnelles dans l'agriculture) et dans d'autres matériaux de recherche, ces phénomènes ressortent : il y a une appréhension du réel, un contrôle des phénomènes par une activité de l'ordre du « clinique » (comparable au rapport du médecin avec le malade), comme le disent les éleveurs qui *travaillent avec tous leurs sens.* Ils « travaillent » avec la vie et la mort, comme les médecins qui sont responsables de la survie, du bon état, du corps des autres (Guillaumin, 1978), ils font des diagnostics. Cette activité de diagnostic renvoie à des opérations de recueil d'informations, des opérations intellectuelles, mais également à une certaine empathie, certaines caractéristiques de la personnalité, construites très tôt dans la petite enfance, et à certains apprentissages intellectuels précoces, corporels, affectifs, sensuels. Enfin il est clair que le rapport à son propre corps, l'image de son corps, de l'unité de celui-ci ou de son morcellement, de ses « trous », et la construction de son schéma corporel (Nicolai, 1978-1979), les modalités de cette construction au cours de la petite enfance, interviennent dans les rapports non seulement aux animaux, mais aussi au vivant, à la matière, à l'espace, au temps : cet aspect de l'élaboration de la personnalité est particulièrement important pour l'animalier et la maîtrise globale de son travail, donc pour sa qualification.

Interfèrent également : l'agressivité, l'anxiété, la tolérance à la frustration, l'introversion (dont j'avais fait une des hypothèses centrales de mes recherches sur les éleveurs) ; la *manière de parler, de toucher, d'approcher,* de jouer avec les bêtes, de communiquer, nous paraît mettre l'accent sur *l'importance des gestes, du corps, des données affectives et de la sensualité*, c'est-à-dire de la maturation, du développement de la culture des sens, dans le rapport de travail avec la bête. L'étude EQPA en donne certains exemples, sur les animaux mais également sur la relation à la terre et aux végétaux.

L'IMAGINAIRE SOCIAL DANS L'ACTION : UN RÔLE PRIMORDIAL

Les travaux de C. Castoriadis (1978) insistent également sur les rapports entre la logique et la sensibilité de l'imagination, car l'action quotidienne sur le réel et l'appréhension du réel relèvent de l'imagination, de l'invention, de la création. L'imaginaire social joue également un grand rôle. Je pense en particulier aux « "épiphanies" de la terre et de l'action sur la terre » dans le jardin, chez les maraîchers.

L'UTILISATION DE LA RÉPÉTITION ET LA PRISE EN COMPTE DE L'IMAGINAIRE SOCIAL DANS L'ACTION

Pour approcher les buts poursuivis, on s'y reprend à plusieurs fois : on agit en acceptant de *ne pas trouver d'un seul coup ce que l'on cherche*, les projets ne sont pas nécessairement réalisés en une seule fois, là où l'on pensait, et n'aboutissent souvent pas au moment prévu. En recommençant l'action, les stratégies du travail et de la vie quotidienne se déploient. La réussite sans répétition ni tâtonnement fait partie de l'imaginaire social lié à la raison, c'est un fantasme.

Cette idée de la répétition comme composante de l'action est importante dans les modèles de l'action sur le réel : *l'idée du raté partiel est nécessaire* à l'action, comme celles du caricaturé, du non-fini, du droit à reproduire, à développer, à faire des variations…

Les analyses de Sansot et coll.(1978) sur l'attribut de « principal » ou de « secondaire » aux temps et aux espaces comme production de l'imaginaire inhérente à toute vie sociale, à toute « modalité d'existence », réhabilite le redoublement, la répétition, la parodie, comme modalités de l'action orientée vers un but, et le rôle de l'imaginaire, du rêve, dans cette quête qu'est l'action dans le quotidien.

Si l'on réintègre toutes ces dimensions de l'action quotidienne dans le travail, en particulier le rôle de l'imaginaire et ses avatars, dans la relation à l'économique, au technique et au social, que reste-t-il de la notion de rationalité, de logique et de décision ?

Qu'est-ce que l'intelligence de l'action sociotechnique ?

Les travaux de Detienne et Vernant (1974) sur la Mètis ou l'intelligence de la ruse ne font que conforter ces questionnements et ces analyses. L'intelligence de l'action socio-technico-économique se développe dans le temps (comme c'est le cas pour les agriculteurs et les artisans) et dans des situations qui, à la différence de l'expérimentation scientifique, ont toujours une finalité d'action sur le monde ; sont constituées d'éléments connus mais aussi inconnus ; se déroulent selon des modalités qui incluent l'aléa, la crise, l'imprévu, le conflit.

Comme je le signalais en 1975 dans l'article de la revue *Pour* sur la diffusion des innovations en milieu agricole, en reprenant à mon compte les questionnements du groupe « Écologie et sciences humaines [3] », l'activité socio-technico-économique n'est pas réductible au raisonnement scientifique, à l'activité scientifique, qui est en général explicite et désintéressée, alors que le raisonnement écotechnique est singulier (il dépend de circonstances particulières) ; implicite (une grande partie de ses éléments sont inexprimés) ; motivé (l'action technique est toujours immédiatement utile).

Ne pas se laisser prendre à l'apparence, l'immédiateté des phénomènes

Pour les petits paysans, ce qui paraît perdu d'avance..., ou au contraire ce qui paraît trop facile, ne doit pas « tromper », décourager, ni fasciner : « Ne pas se laisser flatter par des cultures trop faciles », disent-ils, ou « ne pas se décourager parce que la bête était condamnée par le véto ». Pour eux, il ne faut pas se laisser prendre à l'apparence des choses et des êtres. Il faut déjouer les *ruses de l'univers* où l'on agit : il faut garder sa distance avec le réel et pouvoir y intégrer des éléments non sensibles immédiatement, non prévus et parfois catastrophiques [4].

3. « Pour une technologie de l'agriculture », texte du Centre interdisciplinaire de recherche comparative en sciences sociales, groupe international « Écologie et sciences humaines », Maison des sciences de l'homme, Paris.

4. Les sociétés rurales intégraient calamités, famines, sécheresse, à leur activité de gestion du quotidien, et survivaient. C'est le discours et les pratiques de la rationalité économique qui ont fait disparaître pratiques et réserves matérielles et psychiques à l'égard des catastrophes (Thom, 1976).

La Mètis

Pour le philosophe des sciences Michel Tibon-Cornillot, l'intelligence de l'action éco-sociotechnique de la vie quotidienne se rapproche plus de la Mètis, même si constamment elle s'articule avec des démarches du même ordre que celles de la raison scientifique, de la logique. « Cette “Mètis”, qui circule et informe transversalement tous les secteurs pratiques et *réflexifs* de la culture grecque, correspond à une même attitude d'esprit, un même modèle quant à la façon dont les Grecs se sont représentés un certain type d'intelligence engagé dans la pratique, affronté à des obstacles qu'il faut dominer en rusant pour obtenir le succès dans les domaines les plus divers de l'action. En fait, cette intelligence rusée est beaucoup plus une grande catégorie de l'esprit, liée à des conditions de lieux et de temps, qu'une notion » (Tibon-Cornillot, 1979).

Tibon-Cornillot évoque « l'enjeu qu'a représenté dans une période précise, le IVe siècle avant Jésus-Christ, la naissance de la pensée philosophique grecque dont Platon donne, dans toute son œuvre, les caractéristiques, dans le détail : celles mêmes de la raison en acte dans les sciences modernes. Cet enjeu ne pouvait être présenté dans toute sa rigueur sans un travail préalable sur le champ concurrent de ce cadre de pensée, à partir duquel, sur les ruines duquel, la ratio a bâti ses palais et sa réussite. Ce champ est celui de la Mètis ou intelligence rusée dont Detienne et Vernant montrent la multiple présence et les caractères qui la forment au sein de la culture grecque archaïque. »

Discours rationnel linéaire et intelligence courbe

Il poursuit : « Cette dernière remarque est importante car elle signifie qu'il n'y a pas possibilité d'élaborer un traité de la Mètis, comme il y a des traités de logique ou des systèmes philosophiques. Cette impossibilité, non pas accidentelle mais essentielle, de coordonner un discours linéaire à cette “chose” forcément instable, tient justement au fait qu'un seul discours ne saurait enserrer ce qui, justement, relève du détour, de la négociation, de l'événement. La linéarité des discours philosophiques, scientifiques, qui permet l'édification d'œuvres à prétention universaliste, ne saurait rendre compte de la "Mètis" dont quelques traits essentiels dégagés à partir de son expression chez le renard ou le poulpe, supposent souplesse et polymorphie, duplicité et équivoque, inversion et retournement, et impliquent certaines valeurs attribuées au courbe, au tortueux, à l'oblique et à l'ambigu, par opposition au droit, au direct, au rigide et à l'univoque » (Tibon-Cornillot, 1979).

Il précise : « Ainsi s'oppose profondément à une logique de l'identité, à une métaphysique de l'être et de l'immuable (au cœur du processus rationnel), cet autre aspect de l'intelligence grecque qui, pour s'orienter dans le monde du changement et de l'instabilité, pour maîtriser le devenir en jouant de ruse avec lui… va épouser en quelque sorte la nature de ce monde, en revêtir les formes.

« L'univers intellectuel du philosophe grec (Platon), contrairement à celui des penseurs chinois ou indiens, suppose une dichotomie radicale entre l'être et le devenir, l'intelligible et le sensible. Il ne met pas seulement en jeu une série d'oppositions entre termes antithétiques. Groupées en couples, ces notions contrastées s'ajustent les unes aux autres pour former un système complet d'antinomies qui définissent deux plans de réalité, s'excluant mutuellement : d'un côté, le domaine de l'autre, de l'un, de l'immuable, du limité, du savoir droit et fixe ; de l'autre, le domaine du devenir, du multiple, de l'instable, de l'illimité, de l'opinion biaisée et flottante. Dans ce cadre de pensée, la Mètis ne peut plus avoir de place : ce qui la caractérise, c'est précisément d'opérer par un continuel jeu de bascule, d'aller et retour entre pôles opposés. »

La Mètis et l'événementiel

Ainsi pour Tibon-Cornillot, « les traits fondamentaux de la "Mètis" allient la souplesse des discours, des attitudes, à la rigueur des liens multiples qui permettent d'enserrer l'objet convoité. Engagée dans le devenir, cette forme d'intelligence relie en cercle le lieur et le lié, ainsi se trouve-t-elle sans cesse confrontée à des événements inédits, à des situations ambiguës ; guettée par l'imprévisible, elle doit être assez vigilante et polymorphe pour renverser et dévier à son avantage les puissances rusées qui méditent de retourner contre elle ses pièges et ses filets. Non seulement dans leur structure courbe, polymorphe, les discours et attitudes inspirés de la Mètis s'opposent à la linéarité des discours philosophiques qui donneront naissance aux discours déductifs, mais bien plus, c'est dans le monde visé par cette forme de connaissance que l'opposition apparaît fondamentalement irréductible au monde supposé par la démarche rationnelle. C'est en effet au monde de la mer changeante que s'affrontent les hommes de la "Mètis", cette mer dans laquelle il faut ouvrir les voies en jouant les puissances les unes contre les autres : pour le médecin, pour le sophiste et pour le politique, il n'est d'autre champ d'action que le devenir, le changement et ce qui ne reste jamais semblable à soi ; la maladie et le discours ne sont pas des forces moins hostiles et inquiétantes que la mer, le feu ou le métal en fusion ; les affronter, c'est toujours prévoir l'occasion fugitive de tromper les puissances polymorphes.

« Le médecin, tel le pilote du navire, est révélateur à la fois des réalités qu'il affronte mais aussi des attitudes qui doivent être les siennes. Les forces de la maladie sont en effet multiples et ondoyantes. Dans cet univers de symptômes étonnamment variés, il lui faut donc disposer de toutes les ressources d'une intelligence aussi polymorphe que son adversaire protéiforme. Ce qui domine ici, c'est l'événement : il n'est pas question de traiter à midi ce qui doit être traité le matin. »

Raison et anthropocentrisme

Tibon-Cornillot spécifie : « Faut-il ajouter enfin que cette perspective sur le monde impliquée dans le discours rationnel est tributaire d'un certain type de rapport des hommes à leur environnement végétal et animal ? La "Mètis" est protéiforme ; elle n'est pas propre aux hommes mais est aussi le fait des dieux et des animaux. Le modèle animal, par exemple, est partout présent : poulpe, seiche, crabe, renard... Les animaux ont en effet des savoir-faire remarquables qui leur permettent de s'adapter à des milieux difficiles.

« Leur participation à un même type d'intelligence que celui des hommes ne permet donc pas d'établir entre ces deux manifestations du vivant un hiatus irréductible, mais bien plutôt une continuité. La perspective ouverte par Platon, celle de la Raison, ouvre par contre l'espace d'une rupture. (Le judéo-christianisme ne pouvait que reprendre et renforcer cette approche du monde impliquée dans la philosophie grecque, en la réinsérant dans la tradition juive qui sépare fondamentalement le monde des hommes des mondes animaux et végétaux.)

« Le retour aux origines linguistiques, sémiologiques, philosophiques de la notion de raison, du monde qu'elle sous-tend, permet donc de mettre en valeur la catégorie de pensée qui fut le lieu d'une lutte violente aussi bien culturelle que sociale. Il s'agit de cette "Mètis" multiple, protéiforme, à l'œuvre dans tous les ordres du vivant, dieux, hommes, animaux, qui leur fait tenter d'accéder à leurs buts malgré les épreuves multiples de la mer, de la maladie, de la méchanceté..., en s'adaptant provisoirement aux forces antagonistes, les épousant pour mieux les contrer, rusant à l'instar du héros Ulysse dans sa navigation homérique. *Cette "Mètis" alliant le lieur et le lié, le cercle et le lien, est l'intelligence d'un monde conçu comme succession d'événements, tous radicalement différents, porteurs de séries hasardeuses mais aussi d'un ordre propre bien que sans cesse différent* » (Tibon-Cornillot, 1979).

Domaines de la Mètis

Aussi cette Mètis est-elle importante dans l'activité technique, artificiellement isolée du reste (Tibon-Cornillot, 1979). Elle l'est dans l'élaboration de l'activité socio-techno-économique du paysan et dans l'activité sociale en général. Les travaux de Carlo Poni (1978), anthropo-historien du monde rural, des techniques et des rapports sociaux, montrent comment, en Emilie Romagne, les stratégies élaborées par les métayers par rapport à leurs propriétaires citadins se manifestaient par l'intelligence de la ruse, inscrite dans les activités techniques, le sol et les rapports sociaux : ils utilisaient de nouvelles techniques (refusées par leurs propriétaires) permettant de meilleurs rendements, en les masquant à la vue des propriétaires quand ils faisaient des visites.

N'est-il pas alors illusoire de séparer le technique du social ? Le technique est à la fois de l'ordre de l'économique, du social et du politique. Aussi toute action dans le temps impliquant des rapports avec les événements, les groupes, la vie sociale, mais aussi la matière, la nature, le vivant, implique-t-elle cette intelligence dont parlent J.-P. Vernant et M. Detienne.

Ouvertures

Une question se pose alors : ni les formations à contenu scientifique, ni l'entraînement intellectuel[5], ni les formations psychosociales[6] ne répondent, même si elles sont parfois utiles, à cette approche du réel par l'intelligence de la ruse. Quelle formation donner pour répondre à cette exigence ?

---

5. Ni l'entraînement aux opérations logiques piagétiennes (comme B. Petit, P.Higele et moi-même avons tenté de le faire), ni l'entraînement mental à la pensée dialectique ne recouvrent la problématique de la Métis.
6. Entraînement à l'analyse des phénomènes affectifs, de groupe, de pouvoir, etc.

Une réflexion est à mener avec l'école de J.-P. Vernant (1965) et M. Detienne, dont les travaux et les questions sur l'intelligence de l'action technique n'ont pas encore pénétré l'univers universitaire des psychologues et des sociologues du travail, des ergonomes. Pourtant ils sont interpellés directement depuis l'ouvrage *Mythe et pensée chez les Grecs,* qui date de 1965 et a ouvert de nouvelles pistes de réflexion sur les mécanismes de la pensée et de l'action[7].

« L'œuvre de cet historien de la Grèce antique a remis l'Occident face à ses propres sauvages[8]. »

Cette confrontation nous a permis de réenvisager l'image de Soi et de l'Autre, les liens qui nous unissent (même dans les rites du sacrifice), les pratiques sociales qui nous « construisent », la complexité et l'importance, l'action formatrice de nos rapports à la nature, dont on avait, en Occident, presque oublié la présence. Il y a dans l'œuvre de J.-P. Vernant une éthique de la nature et une théorie très élaborée du changement social et de la formation du citoyen.

Ce n'est pas un hasard si son œuvre a rencontré une grande audience en Europe et en Amérique latine. Il a desserré l'étau monodisciplinaire des sciences sociales qui pesait sur ces dernières depuis la seconde moitié du XXe siècle. Du même coup, il nous a fait réenvisager l'image de Soi et de l'Autre, les liens qui nous unissent (même dans le rite du sacrifice), les pratiques sociales qui nous « construisent », le corps toujours présent dans la somptuosité des registres des sens, des mouvements, des métamorphoses au gré des situations sociales et des éléments naturels que nous affrontons.

7. Texte d'une conférence au Laboratoire d'histoire rurale de l'université de Lyon 2 en février 2006.

8. Colloque international « Relire.J.-P. Vernant », Collège de France, 11 octobre 2008.

Ce n'est pas un hasard si l'exposition de la cité des sciences sur « Bêtes et hommes[9] » a repris la problématique de la Mètis pour illustrer le lien entre l'homme et les bêtes. Dans l'université, Michel Vial et Nicole Caparros-Mencacci (2007) utilisent l'intelligence Mètis pour analyser et transmettre les pratiques éducatives.

*

* *

L'œuvre de Serge Moscovici, depuis 1972, sur les rapports de l'Homme à la Nature (1972, 1974, 2002) et les mécanismes de changement social (1979) et celle de J.-P. Vernant, par leur ouverture et leur originalité, nous réconcilient avec nous-mêmes, avec les autres espèces vivantes et avec la nature, violentée sous nos yeux[10] depuis l'après-guerre *et si peu présente* dans la pensée élaborée par les sciences sociales en France.

9. Michèle Salmona, participation à la table ronde sur les bêtes d'élevage. Cité des sciences, septembre 2007.

10. Ouvrage à paraître : M. Salmona, *Femmes mémoires, territoires. Le territoire comme corps*. Ce ne sont pas seulement les politiques européennes hyperproductivistes qui ont produit des violences sur la nature, ce sont également, en France, les politiques d'aménagement des territoires, en particulier celles qui ont été menées dans les zones désertifiées de l'Hexagone depuis les années 1950, autour de la construction de barrages EDF, et la « touristification » de ces dernières.

III
Travail, collectif, métier

Développement de la clinique du travail

Dominique Lhuilier

Au centre de mon propos, je voudrais souligner ici les enjeux du développement de la clinique du travail dans le contexte contemporain. Un contexte où se manifeste une sensibilité croissante à la problématique subjectivité et travail (ou vie psychique et travail, souvent réduite à la souffrance au travail, y compris dans nos propres productions et discussions), où l'on voit apparaître de nouveaux professionnels et/ou de nouvelles pratiques (notamment des experts en soin et d'autres, experts en mesure de la pénibilité du travail), comme on observe aussi l'attraction de certaines disciplines scientifiques qui s'en saisissent comme nouveau terrain de recherche (sans doute plus que comme nouvel objet).

Ce foisonnement peut réjouir si on l'interprète comme une sortie de l'ombre du travail et une attention enfin portée à ses fonctions psychologiques et sociales. Il peut aussi parfois inquiéter tant certains de ces déplacements théoriques et pratiques paraissent discutables et pourtant insuffisamment discutés.

Dans ce contexte, la clinique du travail n'a pas pour vocation de constituer une nouvelle école de pensée censée dire le vrai, sorte d'instance de validation ou d'invalidation de ces évolutions. Elle-même est diverse et toujours en chantier (Lhuilier, 2006 ; Clot, Lhuilier, 2006) Mais, à tout le moins, il nous faut penser à la fois les enjeux scientifiques et politiques de son développement, comme les ressources dont nous disposons ou qui sont à construire pour ce faire.

Les ressources de la clinique du travail

Du côté des ressources, nous pouvons nous appuyer sur les travaux déjà réalisés, ne serait-ce que pour nous éviter de croire et de faire croire que l'on découvre ce qui en fait a déjà été montré.

Sans prétendre ici faire un inventaire de l'héritage sur lequel nous pouvons nous appuyer, je ne ferai que souligner encore l'actualité des travaux des fondateurs de la psychopathologie du travail. Le Guillant (2006), bien sûr, le plus souvent évoqué. Mais aussi Claude Veil, dont on semble moins se souvenir, et qui pourtant, dès 1957, souligne les deux polarités du travail, tantôt « peine », tantôt « joie », et qui précise que c'est cette dialectique qui fait l'unité de l'expérience du travail, comme le socle de la psychopathologie du travail. Ou encore Paul Sivadon (1952) qui pose les premières pierres de cette nouvelle discipline, en tenant le travail tout à la fois comme outil thérapeutique majeur et comme source de potentialités pathogènes.

On pense encore au courant de la psychothérapie institutionnelle, à François Tosquelles d'abord, Jean Oury ensuite, qui martèlent l'idée que pour soigner les malades, il faut soigner l'institution. Comme nombre de cliniciens du travail aujourd'hui rappellent les dérives d'une focalisation sur le soin des salariés en souffrance et la nécessité de soigner le travail.

F. Tosquelles (2009), à travers son analyse du travail thérapeutique à l'hôpital, s'attache à la différenciation entre travail et activité propre, comme l'a déjà souligné ici Y. Clot. Le travail, écrit-il, « a été sérieusement déshumanisé et rendu anonyme… il est devenu une activité désaffectée et désabusée ». Or, poursuit-il, « l'activité s'oppose à la simple bougeotte et même au mouvement entrepris, imposé ou proposé par l'autre que soi-même. La notion d'activité ici connote une activité propre qui prend source et s'enracine chez un chacun ». Il rappelle encore que « le travail ne peut jamais se structurer sur le modèle masturbatoire et ses variantes spéculaires », qu'on le fait pour et avec les autres, et qu'on y ramasse un surplus de narcissisme secondaire.

Autrement dit, l'activité relie aux autres et au monde physique, mais le soi est aussi un des destinataires de l'activité. Pas seulement pour se préserver, se conserver, mais aussi pour se développer. L'activité propre est au fondement de la subjectivation au travail.

Elle est une des conditions de la reconnaissance au travail. Non pas la reconnaissance intersubjective ou sociale dont il est tant question, mais d'un sujet qui puisse se reconnaître dans son travail, y reconnaître un usage de soi par soi comme activité personnelle et personnalisante.

Les ressources du développement de la clinique du travail sont encore à puiser dans la pluridisciplinarité. L'organisation prescrite du travail académique bute sur le réel de la clinique dès que les chercheurs sortent de leurs laboratoires et de leurs stratégies d'isolement et de contrôle de variables. La recherche clinique est pour nous essentiellement une activité de lien : activité de lien entre l'expérience, la pensée réflexive, dialogique, et la conceptualisation ; activité de lien entre des demandes de connaissance et de reconnaissance, entre des processus d'élaboration et de subjectivation produits d'une co-construction dans la relation entre le-les sujets et le chercheur ; activité de lien entre des singularités et des régularités qui les dépassent ; activité de lien entre des appareils théoriques et conceptuels susceptibles d'éclairer mais aussi d'être interrogés par la clinique.

Le lien n'est pas fusion, confusion. Il suppose tout au contraire la reconnaissance du décalage, des contradictions, des oppositions. Celle-ci est la condition d'une pensée théorisante ouverte aux interpellations de l'expérience clinique et aux apports d'une analyse transdisciplinaire. Loin des séductions de la pensée chosifiée, des tentations d'impérialisme théorique, du désir d'emprise, la pensée vivante exige un permanent travail de séparation et de liaison. Elle s'alimente des débats et des controverses qu'il nous faut sans doute poursuivre en clinique du travail. Les enjeux scientifiques exigent la clarification des significations conceptuelles attachées à ce qui fait figure de mots clefs dans nos travaux : subjectivité, santé, travail, souffrance, pouvoir d'agir, collectif, métier...

Et c'est à partir d'une psychologie sociale clinique du travail que je souhaite revenir ici sur certains d'entre eux pour les mettre en discussion.

L'unité dialectique des activités humaines

Si la clinique du travail semble globalement s'accorder sur la distinction entre travail et emploi, si elle résiste à cette tendance forte à l'obscénité du travail (sa mise hors scène) par sa dissolution dans les « conditions de travail », par l'aveuglement par la question de l'emploi, par la réduction du travail au réalisé et l'occultation des activités empêchées..., on peut néanmoins se demander si nos conceptualisations scientifiques du travail ne restent pas trop captives de la sphère de l'emploi. Ce qui du même coup coupe le travail des autres formes d'activités humaines (Lhuilier, 2002).

La conception du travail comme activité salariée pourrait bien relever d'une vision socio-historique, myope à l'égard d'autres formes de travail tant dans d'autres régions du monde que dans les coulisses des « mondes du travail » de nos sociétés industrialisées et marchandes. Le contrat de travail n'est pas la frontière qui borne le travail du non-travail, pas plus que l'échange d'argent contre de l'activité ne suffit à fonder les catégorisations. Nombre d'activités de travail ne donnent pas lieu à un échange marchand mais comportent une forte valeur d'usage, notamment dans l'espace familial ou communautaire. Nos travaux laissent le plus souvent dans l'ombre nombre d'activités où se joue aussi centralement la question du rapport à soi, à autrui et au réel. Les activités domestiques, éducatives, syndicales, politiques, associatives, clandestines..., appartiennent aussi à la catégorie du travail. Le travail ne s'arrête pas à la porte du monde du travail et dire que le travail a le bras long, ce n'est pas seulement reconnaître les effets du travail sur la vie hors travail, c'est aussi intégrer dans nos analyses et nos pratiques les interdépendances des différents sous-systèmes d'activités (Curie, 2000) dans lesquels le sujet est engagé. Ce qui peut conduire à repérer comment le sujet agit ces interdépendances, cherche le sens de son existence dans « ses différents milieux de vie qui se recoupent en lui » (Wallon, 1968), comment des expériences et des compétences acquises dans un autre domaine de vie peuvent être investies dans un autre, comment chacun de ses domaines est contrainte et ressource pour les autres.

La voie qui consiste à aborder le travail par l'activité, l'acte, le travailler, n'indique pas a priori la nécessité de limiter le champ d'investigation et de l'action au cadre conventionnel de l'exercice professionnel. Et les sciences du travail, d'une manière générale, pourraient sans doute s'ouvrir à d'autres perspectives intégrant l'unité et la centralité de l'activité humaine, au-delà de leurs histoires respectives qui les arriment au modèle du travail industriel.

Le travail au noir, par exemple, est une sphère d'activités souvent occultée dans les recherches sur le travail ou sur l'insertion. Le monde de l'économie souterraine et informelle ne se donne pas à voir aisément. Non pas seulement parce qu'il échappe aux lois qui règlent le travail et aux prélèvements de la puissance publique mais aussi parce qu'il contrevient aux standards, aux représentations dominantes du travail arrimées au secteur conventionnel de l'emploi.

Le déclin de l'emploi stable, de l'emploi salarié à temps plein et à durée indéterminée conduit à un éclatement des cadres sociaux dits « intégrateurs », et dans les espaces interstitiels des sociétés salariales effritées (Castel, 1995), se déploient d'autres formes de travail. Celui-ci ne peut plus être pensé dans son principe unifiant : ses variations de formes et de contenus doivent être reconnues non pas comme du « sans-travail » mais comme un autre travail, structuré par d'autres normes.

Ces formes inédites de travail dévoilent les savoir-faire qui s'y construisent, qui orientent aussi des voies d'entrée dans des emplois salariés comme les projets professionnels. Pourtant, ces compétences sont le plus souvent rendues invisibles car « elles ne s'inscrivent pas dans les catégories communes du jugement sur ce qui qualifie une compétence, un savoir-faire, une habileté. Cette qualification commune repose aussi sur la conception scientifique du concept de travail. La démarche qui consiste à rechercher une mesure universelle caractéristique du travail conduit presque immanquablement à disqualifier ou à faire une discrimination parmi les compétences, au détriment de celles qui sont inventées ailleurs que dans le monde ordinaire... » (Rouleau-Berger, 1999).

La vision misérabiliste et moraliste qui imprègne les termes en usage à propos de la place faite dans notre société salariale à tous ceux qui se trouvent inclus dans le champ de l'exclusion (déficit, défaut, déficience, démobilisation, décrochage, désocialisation), masque les stratégies mobilisées et comment les « défauts », les limitations peuvent être source de force vitale. Reconnaître ces activités « clandestines », c'est aussi se dégager d'une représentation clivant, opposant les inclus salariés et les exclus du travail pour repérer la diversité et la complexité des processus : coexistence d'activités salariées et de pratiques de « débrouille », résistance à la paupérisation, construction de voies alternatives de socialisation permettant la reconquête d'une place sociale où trouver le sentiment d'utilité et la reconnaissance attendus, occasion d'opérer une transmutation des affects négatifs associés aux expériences antérieures du travail (humiliation de la discrimination, de l'exploitation) en affects positifs : revanche et sentiments de fierté trouvés dans ces activités alternatives ou parallèles, valorisation du travail « illicite » à proportion de la dévalorisation des emplois qui leur sont proposés, résistance dans le refus des places assignées, y compris quand celles-ci s'accompagnent d'un interdit de travailler... Il n'y pas d'homogénéité de situations et de sens donné au travail au noir ; il s'agit plutôt d'un ensemble de situations hétérogènes entre le chômage et l'emploi. Ce sont là des formes intermédiaires de travail qui sont certes orientées par les contraintes socio-économiques mais non réductibles à celles-ci : elles expriment aussi des formes d'arbitrages individuels dans des histoires de vie.

Le travail au noir peut exprimer une suite de petits refus, de recentrements, légers ou plus radicaux, par rapport à l'emploi salarié. Il est une forme de mise à distance de l'emploi fixe, ou plus exactement des contraintes du salariat. Celles d'un temps, d'un rythme de travail imposé, de l'ennui et de la répétitivité d'activités peu qualifiées, du contrôle tatillon du chef, de l'anonymat des relations professionnelles. Il permet la mise en mouvement de capacités individuelles, leur découverte, leur développement. Il privilégie la mobilisation de ressources, manière de mesurer ses limites mais aussi de les dépasser en expérimentant.

Le nomadisme qu'il autorise aussi, comme la diversité d'activités ou les marges créatives qu'il permet peuvent être séduisants. Mais « la force et la faiblesse du travail au noir sont de donner une place prépondérante à l'histoire personnelle » (Laé, 1989). Vécu comme un illégalisme honorable ou contraint, il s'appuie sur des engagements interindividuels non médiatisés et d'une certaine manière dépersonnalisés par le tiers que représentent le contrat salarial, les normes d'emploi, le droit du travail, l'État et ses prélèvements... Le collectif de travail est aussi souvent absent et la professionnalité peine à s'accrocher à la référence au métier. Derrière la figure d'un entrepreneur libre de ses choix peuvent se masquer des dépendances affectives, à la fois sources d'une production inestimable, l'estime de soi, mais aussi de vulnérabilités.

Reste que le sens psychosocial de l'activité du travail n'est pas réductible à ses dimensions instituées, ni même d'ailleurs à la référence au métier. Quand les valeurs et les règles de métier s'élaborent à distance des enjeux politiques qu'il comporte nécessairement, quand les jugements d'utilité et de beauté suspendent la question des finalités du travail tant du côté de la production de la société que du côté de celle du sujet humain, les risques d'un corporatisme arc-bouté à la défense du métier et de son exercice ne sont pas loin. Ou, pour le dire autrement, la reconnaissance du travail ne peut être traitée sans interroger les limites d'une référence aux jugements des pairs ou au genre, instance transpersonnelle du métier (Clot, 1999*b*). Le bel ouvrage dans l'industrie de l'armement, les expulsions des « sans-papiers », les performances des traders, ou la métis déployée pour maintenir l'ordre dans des prisons surpeuplées... supposent de se mesurer à d'autres arènes que celle du collectif de travail, de la communauté professionnelle ou de l'histoire du collectif en chaque travailleur.

Le sens du travail comme activité sociale renvoie plus globalement aux différentes institutions de l'humain, au champ de la culture au sens du *Kulturarbeit* de Freud (1929/2002).

Ici, il nous faut rappeler que le social et le culturel ne sont pas synonymes, pas interchangeables. Ils sont même antagonistes si l'on en juge par la place centrale de la violence, de la destructivité dans l'histoire des sociétés. L'œuvre culturelle, la *Kulturarbeit*, n'est pas du côté des formes institutionnalisées du lien social, mais elle est ce « mouvement exploratoire en quête de création d'une référence commune identifiante de l'universel humain... un garant transcendant, référent psychiquement vital de la condition humaine » (Zaltzman, 1999). Cette référence tierce médiatrice peut seule dégager du face-à-face potentiellement aliénant, voire mortifère, entre le(s) sujet(s) et l'organisation, entre le(s) sujet(s) et le métier replié sur lui-même. D'où la nécessité, de notre point de vue, de relier la question des valeurs dans le travail, le métier, à celles des activités relevant d'autres sphères mais qui renvoient aussi à la construction humaine de l'humanité. Ce qui donne pour le sujet valeur à l'acte n'est pas réductible ni à la satisfaction de besoins personnels ni à la conformité à des modèles sociaux lui préexistant mais sa liaison avec des controverses axiologiques qui dépassent chacun des segments des activités.

L'impossible autoréférence, ou existence solipsiste du psychisme individuel (quoi qu'en disent les discours contemporains sur l'ingénierie du soi, un soi objet de gestion, renvoyant chacun à lui-même dans une injonction à la réflexivité narcissique et à l'autofondation, Ehrenberg, 1998), nous conduit sur la voie des formations trans-individuelles, ces formations psychiques intermédiaires entre le sujet singulier et les autres, formations qui contribuent au fondement psychique à la fois du sujet et des ensembles sociaux. Pour le meilleur et pour le pire. Ces formations bifaces, points de nouage des subjectivités singulières avec des processus et des productions collectives et sociales, ouvrent sur une conception du social non seulement comme environnement du sujet mais comme constitutif du sujet. Ces formations trans-individuelles comme l'Idéal du moi (Freud, 1914/1969), l'illusion, la croyance (Freud, 1927/2004), le contrat narcissique (Aulagnier, 1975), le pacte dénégatif (Kaës, 1989), les stratégies et les idéologies défensives (Dejours, 1993), le genre du métier (Clot, 1999)... témoignent de la « double existence du sujet en tant qu'il poursuit sa propre fin et qu'il est membre d'une chaîne » (Freud, 1914/1969), mais ne préjugent pas d'une référence identifiante virtuellement commune à tout homme, à l'universel humain. Ce peut être d'ailleurs sur la base de ces « alliances inconscientes » (Kaës, 2009) que se construisent les conservatismes, les conformismes, les liaisons, mais aussi les évictions, les discriminations, le rejet de l'altérité.

Reconnaître théoriquement les relations entre les activités de travail et les autres champs de la culture au sens du *Kulturarbeit* de Freud, c'est mettre en cause les clivages idéologiques qui empêchent de situer les différentes sphères d'activités dans la construction du sujet et de la société. Mais cette reconnaissance a nécessairement des incidences méthodologiques qui doivent se traduire dans nos dispositifs d'intervention et d'accompagnement. J'y reviendrai.

Dans le prolongement de ces réflexions sur les modalités du lien psychosocial et l'horizon de l'activité tendue vers le travail de culture, je voudrais revenir encore sur la place accordée au groupe, à l'organisation et à l'institution dans les différentes analyses en clinique du travail. Et ce pour interroger des possibles signes de déni du rôle contradictoire de leur dynamique respective dans la construction du sujet. La déliaison qui prévaut aujourd'hui dans le monde du travail et qui produit des individus solitaires, voire rivaux, est délétère, profondément. Au programme donc, la restauration des collectifs de travail, des espaces de délibération du travail et du métier, d'un travail de réorganisation du travail et de redéfinition de la tâche. Mais cette perspective mérite quelques questions complémentaires : n'est-elle pas empreinte d'une sorte d'idéalisation du collectif ? Le sujet social ne peut se construire hors du rapport à l'autre. Mais les conceptions du social semblent bien souvent clivées : entre aliénation et subjectivation. Pourtant, on ne peut méconnaître ni l'impérieuse nécessité des collectifs de travail, ni les collectifs pathogènes et la violence sourde qui s'y déploie.

De plus, l'organisation n'est pas soluble dans l'organisation du travail et on ne peut, au motif que nous travaillons sur le travail, tourner le dos aux travaux en psychologie ou en sociologie par exemple, sur l'organisation. Elle n'est pas réductible à la tension entre efficacité productive et résistance à la réification des êtres humains et des groupes sociaux, ni à la contradiction entre rationalité gestionnaire et affrontement au réel. Nombre de signes en témoignent dont la mise au placard croissante de salariés (Lhuilier, 2002), payés à ne rien faire en somme, alors même que sont martelés les exigences de réduction des coûts, d'optimisation des procédures et des systèmes organisationnels. Si toute organisation vise à contrôler pour produire, elle n'est pas seulement un système opératoire au service de la compétitivité économique ; elle est aussi une réalité vivante où se déploient fantasmes, passions, violence, affects (Enriquez, 1972). Derrière la scène du manifeste, toujours légitimée par raison, d'autres processus se déploient, dont massivement des processus d'exclusion. Ceux-ci ne sont pas seulement les produits d'une rationalité économique dévastatrice qui éjecte les plus faibles, les moins productifs. Même si la pensée libérale tente de légitimer ces évictions comme nécessaires à la construction d'un monde meilleur, les sacrifiés étant présentés comme ceux qui ne peuvent soutenir la mutation salvatrice.

Enfin, qu'en est-il de l'institution dans nos analyses ? Souvent absente ou synonyme d'établissement, auquel cas il s'agit d'organisation, l'institution est une formation de la société et de la culture. Ensemble de normes qui s'appliquent dans un système social et qui définissent ce qui est légitime et n'est pas dans ce système, elle a certes une visée de contrôle social par l'intériorisation de ces normes. Mais elle est aussi une production humaine et pas seulement ce qui s'impose aux hommes. Autrement dit, l'institution n'est pas réductible à l'institué, sorte de superstructure s'imposant à tous ; elle est plutôt le rapport dialectique entre règle instituée et instituante et l'acteur institué et instituant. Dialectique entre ordre établi et ensemble des capacités de résistance et d'innovation, de normativité en somme (au sens de Canguilhem, 1966), c'est-à-dire de capacités d'instituer de nouvelles règles dans le jeu fixé par des règles sociales existantes. Le travail est une des institutions majeures de l'humain. Une institution souvent en rapport conflictuel avec l'organisation qui, elle, a un caractère contingent et concret, centrée sur les moyens et la disposition hiérarchique des fonctions. L'institution de soin nous en fournit un exemple aujourd'hui de plus en plus patent : la finalité thérapeutique de l'institution de soin est massivement subordonnée à l'autonomisation du fonctionnement organisationnel privilégiant productivité et rentabilité. Quand l'hôpital se prend pour une entreprise, il y a retournement de la finalité institutionnelle et attaque du processus thérapeutique et de ses visées.

La clinique est une praxis

Le développement de la clinique du travail passe encore par une mise en discussion de ses dispositifs et de ses pratiques. Les controverses scientifiques sont aussi des controverses de métier où instruire une analyse critique et comparée du lien entre procédure de découpage du dispositif et segment de réalité ainsi désenclavé, auquel il donne accès. Tout dispositif est une loupe : il grossit certaines dimensions et processus dans un champ restreint, à l'intérieur duquel certaines déformations se produisent du fait de la soustraction d'une vue d'ensemble.

Autrement dit, comme le souligne G. Mendel (1996), « tout dispositif se paie d'un coût élevé : il risque de devenir intimement lié à l'identité de son utilisateur qui risque alors de ne plus voir la réalité qu'à travers ce que son dispositif en révèle ». Il montre encore comment le dispositif psychanalytique majore certains processus (tels que le transfert, la régression, les fantasmes inconscients révélés par l'affaiblissement de la censure) et comment il en réduit d'autres (tels que l'acte et les processus psychiques associés au rapport à la réalité). Ce type de dispositif, importé dans le monde du travail et plaqué, alimente le psychofamilisme dénoncé par Mendel qui rappelle que « la société n'est pas une famille » (1992), que le chef n'est pas la figure du père et que les collègues ne sont pas des frères ennemis, en quête d'exclusivité de l'amour du chef.

Il nous faut poursuivre l'analyse et nous demander ce que nous suspendons hors champ quand nous travaillons en consultation individuelle, tout entiers orientés vers une investigation et un accompagnement d'un sujet singulier. Comment éviter les pièges du psychologisme galopant qui pousse le sujet à expliquer sa situation sous les auspices d'une appropriation subjective (je suis la cause de ce qui m'arrive), version intériorisée de l'idéologie libérale développant l'idée que c'est dans l'individu que se trouve la clef de ses réussites comme de ses échecs ? Comment penser ces consultations et entretiens comme des espaces transitionnels qui permettent, au-delà de l'individualisation et de l'isolation, voire la victimisation, de ceux qui sont « objets » de traitement et de discours (chômeurs, inaptes, handicapés, RMIstes, salariés en souffrance, malades chroniques...), de se réapproprier leurs expériences et activités tout en opérant leur déprivatisation ? Comment construire un cadre qui résiste à la transformation du problème social de l'inaptitude ou du chômage en problème personnel, à l'individualisation caractéristique des logiques de l'exclusion et ses dispositifs de gestion ?

Inversement, quelle méconnaissance accompagne les dispositifs collectifs, comme l'enquête en psychodynamique du travail, le dispositif institutionnel (DI) de la sociopsychanalyse, le groupe des pairs en autoconfrontation croisée pour la clinique de l'activité ? Ces modalités d'intervention s'inscrivent toutes dans une visée de développement des collectifs de travail, voire des métiers, et on peut comprendre ces options méthodologiques au regard des dégâts de la désolation (Arendt, 1961) dans le monde du travail. Mais comment y préserver une attention et une écoute sensible tout à la fois au travail collectif et au travail imprégné d'investissements singuliers qui tiennent autant à l'histoire du sujet qu'à ses autres domaines de vie ? Comment, par exemple, interpréter et traiter les échanges dans les collectifs sur ce qui est défini usuellement comme relevant de la sphère de la vie privée ? Et donc hors du travail. Est-ce là une manifestation défensive, le signe d'une dérive vers le champ de l'intersubjectif hors médiation et régulation par l'activité, ou la poursuite d'un travail sur le travail à travers ses résonances symboliques d'une sphère d'activités à une autre ? Par exemple, quand des soignants à l'hôpital discutent de leur vie familiale, de leurs préoccupations à l'égard de leurs enfants, conjoints, parents, n'est-il pas question encore de délibérer autour du « prendre soin » ? Et de mesurer le sens et l'efficience de leurs activités professionnelles à un « genre » qui dépasse largement celui du métier de soignant ? On peut encore considérer qu'il s'agit là « d'histoires de femmes », voire de « bonnes femmes ». Et on n'aura pas tort si on entend par là la division sexuelle du travail de production et de reproduction, la percolation du genre sexué avec le genre du métier.

Pour poursuivre la discussion, on peut encore souligner les dangers de la fétichisation du dispositif indéfiniment reproduit indépendamment des demandes et des situations : la clinique est rétive à la standardisation, au-delà de celle que constituent la construction et l'entretien d'un cadre, et on doit penser la nécessité de la plasticité des dispositifs en fonction des objets et des visées. Sans pour autant perdre de vue le but poursuivi : la restauration ou le développement du pouvoir d'agir du/des sujets, c'est-à-dire des ressources créatives et instituantes.

Winnicott (1971) et ses travaux sur la créativité et l'espace potentiel me semblent essentiels pour approfondir cette perspective : la créativité, écrit-il, « donne à l'individu le sentiment que la vie vaut d'être vécue ». Par opposition à « une relation de complaisance soumise envers la réalité extérieure ; le monde et tous ses éléments étant alors ce à quoi il faut s'ajuster et s'adapter ». La créativité n'est pas réductible à la création réussie et reconnue. Il s'agit plutôt d'une créativité au quotidien, manière de voir et de faire dans le monde qui « témoigne d'une bonne santé », alors que la soumission ou la vie non créative peut être tenue comme une maladie.

La créativité winnicottienne a quelque chose d'universel et est inhérente au fait de vivre. Et l'empêchement de la capacité de création est source de souffrance. Jusqu'à sa destruction. Alors, dans les cas graves, nous dit Winnicott, « il n'importe pas véritablement à l'individu d'être vivant ou mort. Le suicide n'a que peu d'importance quand un tel état est puissamment organisé. L'individu alors est incapable de percevoir ce qui aurait pu être, ce qui a peut-être été perdu ou ce qui fait défaut ».

La faille dans la sécurité de l'environnement provoque toujours une diminution de la capacité créatrice. Et c'est notamment le cas dans les situations de ruptures : licenciement, placardisation, mais aussi accident du travail, arrêt longue maladie et retour au travail, reconversion professionnelle ou mutation imposée... Il est bien question alors de perte de l'objet et des parties du self déposées en lui. Mais l'objet en question est aussi l'héritage culturel qui permet d'assurer la continuité de l'existence et qui est une extension de l'espace potentiel entre l'individu et son environnement. C'est par la culture que s'articule le code psychique personnel (structures des identifications, des fantasmes personnels et des relations d'objets, des systèmes défensifs) et le code social (systèmes de pensées, de valeurs, de règles). La culture, au sens de Winnicott, renvoie « à la tradition dont on hérite. À quelque chose qui est le lot commun de l'humanité auquel des individus et des groupes peuvent contribuer et d'où chacun pourra tirer quelque chose, si nous avons un lieu où mettre ce que nous trouvons ». Ce lieu où mettre ce que nous trouvons est un lieu « trouvé-créé », espace potentiel entre le sujet et son environnement où contribuer à l'expérience culturelle transcendant l'expérience personnelle. Dans la rupture, l'usage de l'espace potentiel est barré, l'entre-deux entre le moi et le groupe d'appartenance, entre le passé et l'avenir est rompu. Cette perte peut susciter ou reflux narcissique, repli sur soi, ou allégeance au code social au profit du faux-self, entendu comme pur ajustement, adaptation. Ces deux polarités extrêmes ne sont pas dissociables des ressources de l'environnement. Et on voit dans nombre de situations que le recours à un groupe peut permettre le dégagement de ces deux tendances par la restauration de la capacité à faire confiance et la redécouverte de la capacité à vivre et faire créativement.

Ces groupes peuvent être constitués par des dispositifs transitionnels construits par des cliniciens du travail (Kaës, 1979). Ils peuvent être aussi des groupes « naturels » tels que les associations de malades, les collectifs de chômeurs ou de harcelés-placardisés par exemple. Ces groupes permettent de rompre avec l'isolement, de se réapproprier son expérience par sa déprivatisation : celle-ci ne peut reprendre sens que si elle trouve à être partagée, socialisée. Sortir du silence, de la culpabilité, voire de la honte, d'être devenu une anomalie : un malade au travail, un chômeur ou un placardisé ou un handicapé, improductifs dans le monde de la performance et de l'excellence. Ces collectifs ouvrent une alternative à la passivité de l'assistance et au repli sur soi qui accompagnent la souffrance. Si celle-ci est d'abord une diminution de la capacité d'agir, du pouvoir-faire, ressentie comme atteinte à l'intégrité de soi, la restauration du pouvoir d'agir passe par son étayage sur un cadre contenant et légitimant. Un cadre d'expériences partagées où il peut être vérifié que l'assignation disqualifiante (inemployable, handicapé, malade chronique, inapte...) n'implique pas son intériorisation.

Ces collectifs vont au-delà des simples groupes de parole : c'est l'action collective, à laquelle chacun peut contribuer, qui fonctionne comme « travail », en assurant les mêmes fonctions psychosociales que ce dernier. Agir, au sens de prendre une initiative, entreprendre, mettre en mouvement, n'est pas possible dans l'isolement. Comme le travail qui comprend toujours une référence à l'autre comme destinataire, coauteur, prescripteur. Agir ensemble permet de s'engager dans des formes de coopération et d'échange, de retrouver une répartition des places et des tâches, de se dégager de son histoire propre pour assurer des activités qui rattachent aux autres et qui concernent le monde commun. Loin de l'intra ou de l'intersubjectivité – cf. cette vision du monde réduite à des relations interpersonnelles et la généralisation de la norme d'internalité – ce sont bien l'activité collective et son organisation qui ouvrent, potentiellement, à la sphère publique, réarticulant le cadre social du travail à ses fonctions instituantes.

Pour conclure, je voudrais revenir sur une question déjà abordée : il n'y a pas de travail scientifique, particulièrement dans les sciences humaines, sans options de valeurs ni sans dimension politique. Toute activité de recherche est une pratique sociale. Les normes de la science traditionnelle posent le principe de la nécessaire distance entre le chercheur et son « objet », entre la science et le politique. Pourtant, il s'agit bien de reconnaître que le savoir est indissociable de ses conditions de production, c'est-à-dire des conditions de sa mobilisation par des sujets situés et animés d'intentions.

Ici, postuler l'extériorité du chercheur, sa neutralité axiologique, sa coupure du monde de l'action et des valeurs permet seulement de mieux masquer la façon dont le savoir scientifique est mis au service de l'action mais aussi de ses empêchements. La mise en scène de l'expertise critique est tout autant discutable. Elle contribue à alimenter un sentiment d'irréversibilité et d'impuissance. La perspective critique, souvent privilégiée, y compris en clinique du travail, s'attache à démontrer la force des processus de précarisation, domination, exclusion, aliénation... Elle me semble profondément contreproductive : à démontrer la puissance de ces mécanismes, des forces qui concourent à la déliaison, la soumission, l'anesthésie de la pensée et l'effacement des solidarités, on risque de renvoyer soit à la révolution (patience !), soit au Prozac. La posture messianique, scientifique ou militante, de ceux qui savent ce qui est bon pour l'autre est celle de l'expertise ; coopérer au développement des individus ou des groupes n'est pas les conduire ou les rectifier (Enriquez, 1981).

La critique ne peut se réduire à la dénonciation : pour qu'une connaissance, aussi « scientifique » qu'elle se présente, ait un pouvoir émancipateur, elle doit être liée à une praxis. Il est donc question plutôt d'un développement de la critique des sujets eux-mêmes afin que leurs analyses renouvellent leurs moyens d'agir. Non pas rendre par la critique dite scientifique leur légitimité aux souffrances exprimées, mais construire les conditions pouvant permettre aux sujets de transformer leurs interprétations propres de la situation. Non pas leur offrir une interprétation des modalités de l'emprise et de la domination en situation mais chercher, avec eux, comment leurs actions peuvent se développer contre les idées reçues, y compris les leurs.

Ce qui déplace l'objet de l'investigation sur les conditions et les processus du développement de la pensée et de l'action. Au-delà de la répétition des analyses sur les processus de domination-aliénation, les dégâts du travail..., il me semble que nous avons à prendre en compte aussi les ressources transformatives que recèlent les résistances. On ne niera pas l'intérêt des travaux sur les nouvelles formes d'exploitation et d'aliénation. Mais ces processus ne sont jamais aboutis, achevés, parce que toujours en tension avec des forces opposées. On ne niera pas non plus l'importance des travaux sur le couple souffrance-défense. Mais ils doivent intégrer d'autres issues possibles comme les processus de dégagement, riposte, création, subversion (Lhuilier, Roche, 2009). On ne peut se passer de l'exploration des différentes formes de résistances si l'on veut se placer du côté d'une science du vivant et de l'action, si l'on veut préserver la place centrale du conflit dans la pensée dialectique.

Analyse du travail et revitalisation du collectif

Maryse Bournel-Bosson

Notre assise théorique sur les questions reliant « travail, collectif, métier » se situe dans le cadre et dans la filiation d'une discipline, celle de *la psychologie du travail.* Cette inscription a ses exigences : tout d'abord, elle n'offre pas un prêt-à-penser car elle est traversée de nombreuses bifurcations qui interrogent tout autant sur les pistes suivies que sur celles abandonnées [1]. Ensuite, elle est mise à l'épreuve des questions nouvelles que ne manquent pas de poser les transformations dans les milieux de vie au travail (citons notamment, la précarisation massive des emplois, la montée en puissance des logiques gestionnaires et des pratiques d'évaluation, le raz de marée des NTIC).

De cet ancrage disciplinaire, nous retiendrons ici que *les questions d'analyse du travail sont fondamentales,* et qu'en la matière méthode et théorie s'interpénètrent. Au fond qu'est-ce qui est premier ? Sur quoi nos efforts doivent-ils porter ? La connaissance et la difficile question de la généralisation ? L'ac-

1. L'ouvrage, *Les histoires de la psychologie du travail* (Clot, 1996), offre un riche aperçu de ces interprétations du passé pour penser et agir dans le présent.

tion et la problématique de l'intervention ? Ou plutôt comme la clinique de l'activité nous y invite (Clot, 2004, 2008*a*), la production de connaissances sur *le fonctionnement du développement de l'activité ?* Plus précisément, l'enjeu est de penser l'articulation d'une visée de transformation des situations de travail et la compréhension, sur le plan théorique, des processus développementaux qui sous-tendent ou entravent ces transformations. Il s'agit de se nourrir de cette tension féconde entre production de connaissances et développement de l'activité, mieux encore, de participer à son devenir. En effet, les méthodes d'analyse du travail mais aussi par ailleurs tout le courant de la recherche-action (Liu, 1997) sont très éloignés de la posture du chercheur dans sa tour d'ivoire. Celui-ci se confronte en permanence à « la recherche d'une implication bien tempérée où se trouvent mêlées la vie et la connaissance [...] » (Amado, 2002).

Travail collectif et collectif de travail

L'objet précis qui retiendra notre attention dans l'espace de cette contribution porte sur *la fonction que le collectif occupe – ou devrait occuper – dans le développement de l'activité.* Mais avant de poursuivre, une précision importante s'impose sur le choix des mots. Situer son activité de recherche en psychologie et ne pas choisir comme porte d'entrée « le sujet » mais l'« activité », cela ne doit pas manquer de surprendre. C'est qu'il s'agit de penser le lien entre sujet et activité sous un angle bien spécifique : on peut, comme cela est usuel, appréhender le sujet dans son rapport subjectif à l'activité, mais il est possible aussi d'appréhender *l'activité dont chacun est plus ou moins le sujet.* Le travail est une épreuve dans laquelle l'individu peut donner sa pleine mesure par l'activité dont il est, avec d'autres, partie prenante. Il cherche, sans pour autant systématiquement aboutir, à devenir le sujet singulier d'une histoire sociale dans une activité à la fois orientée vers son objet et vers l'activité des autres portant sur cet objet. En se basant sur le triangle de l'activité dirigée (Clot, 1999*b*), il apparaît qu'il n'y a pas de confrontation directe d'un sujet à une tâche. Ce rapport est toujours médiatisé par les autres qui donnent à la tâche une certaine allure mais aussi qui lui donnent son sens, qui l'orientent. Tout comme le rapport aux autres est toujours médiatisé par l'objet, ce qui est à faire. Il est bien ici question massivement de subjectivité que le travail humain convoque, subjectivité qui se décrypte tout particulièrement lorsque l'analyse de l'activité rapatrie le réel. Plus exactement, c'est sur le rapport entre le réalisé et le réel que la clinique de l'activité oriente l'étude, c'est-à-dire non seulement ce qui est fait mais aussi les autres possibles, ce que les sujets ne font pas, ce qu'ils pourraient ou voudraient faire d'autre, ce qu'ils font ailleurs, etc. Le sujet, par des choix subjectifs, répond aux exigences de l'action. Ce faisant, il tranche entre des conflits de buts.

Citons ici l'une des situations de travail exposée dans le livre sous la direction de Théry (2006), celle de Mme H, opératrice dans un centre d'appel téléphonique spécialisé dans les services bancaires. Celle-ci fait le choix de dépasser le temps de communication autorisé, mais aussi celui de ne pas suivre l'argumentaire standardisé lorsqu'au bout du fil, Mme S, en pleurs, appelle à propos du livret de son mari qui est décédé récemment. Et comment pourrait-elle, comble du comble, lui proposer un produit financier ? Mais simultanément, ce qui aurait dû être fait emplit complètement ses pensées, d'autant que son chef lui envoie en pleine face qu'elle s'écarte de la prescription : une injonction à réaliser ses objectifs s'affiche sur son écran. Comment ensuite va-t-elle parvenir à trouver une issue favorable ? Elle ne peut ignorer les attendus qui sont précis, mais elle ne peut tout autant dérouler un argumentaire, pour le moins déplacé, dans la situation réelle où elle se trouve engagée. Comment agir ? Quels choix ses collègues auraient opérés ? Comment expliquer à son chef que les situations standardisées sont plus l'exception que la règle ? À qui va-t-elle adresser son questionnement ? Faute d'être arbitrés par un collectif, ces dilemmes colonisent ses pensées jusque dans son sommeil.

Le donné de l'organisation du travail doit pouvoir devenir objet de transformations. Le travail « est au moins autant projet que donné », écrit à ce sujet Lallement dans la perspective d'une sociologie contemporaine s'attachant à comprendre objectivement les conditions collectives de travail et de vie (2007, p. 369). Entre l'organisation du travail et le sujet, un niveau est à intercaler, celui du travail de réorganisation de la tâche par les collectifs professionnels eux-mêmes. Cette réorganisation est une construction collective qui suppose délibérations et décisions pour régler les activités individuelles, les inscrire dans un ensemble de règles partagées et un cadre (signifiant) commun. Le collectif de travail, à la différence du groupe ou de l'équipe tels que formellement constitués, est l'espace de ce travail de réorganisation. C'est parce qu'ils ont à résoudre en commun des problèmes d'organisation de leur travail dont les différents aspects s'interpénètrent que les salariés forment un collectif (qui n'est pas mentionné dans l'organisation officielle et qui est autre chose que le travail collectif). Le collectif n'est jamais donné d'emblée, il est toujours à créer et à maintenir vivant.

Hanique (2008) a décrit avec précision comment les transformations du métier de guichetier dans différents bureaux de postes révèlent les appuis essentiels pour faire face aux situations de travail, y compris, et surtout, cruel paradoxe, lorsque ceux-ci font défaut : les guichetiers, « pour surmonter les tensions de la précipitation, faire face aux injonctions managériales et répondre aux demandes », s'appuient non seulement sur les règles et les procédures mais aussi sur le collectif de travail. Aux procédures exogènes est associée « une renormalisation endogène et collective » (p. 167). Pouvoir parler entre collègues en situation permet de s'« entendre » sur « un certain nombre de pratiques que l'on pourrait qualifier de "hors cadre", et d'une manière plus générale, organise le rapport des guichetiers entre eux, mais aussi entre eux et la société, dont ils accueillent à chaque instant un représentant singulier. » Cette entente est ressource non pas tant parce qu'elle instaurerait de la convivialité ou parce qu'elle répondrait à des prédispositions personnelles favorables au travail en équipe, mais en raison des réponses qu'elle offre en prise directe avec les situations concrètes et leur variabilité. Entre soi et la situation, se loge une accumulation de manières d'agir socialement tissées qui habillent le travailleur et le protègent de l'errance.

Se confronter aux autres possibles

Du point de vue de *l'analyse du travail*, il s'agit de penser et d'organiser des dispositifs qui favorisent la vivacité de ces débats de métiers. Pour être plus précis, le but est de créer les conditions pour que le travail réalisé soit au cœur de l'activité d'analyse et que les traces constituées permettent de convoquer le « réel » tel qu'il a été défini précédemment. S'interroger, comparer, évaluer, se différencier sur ce qu'il convient de faire dans telle ou telle situation, y compris dans la façon dont on va négocier avec son chef l'organisation de son activité sont fondamentaux d'une part pour que l'efficacité soit au rendez-vous et d'autre part pour éviter l'errance, le doute, voire la disqualification. Le risque est grand en effet, pour les travailleurs, de reprendre à leur propre compte les impensés de l'organisation du travail et d'enclencher un processus d'autodisqualification. « L'insuffisance du travail d'organisation produit des organisations dans lesquelles les contradictions sociales sont endossées, physiquement et subjectivement, par des individus isolés », écrit Dujarier à propos notamment des activités de service (2006*b*, p. 134). Notre expérience propre de conduite de bilans de compétences pour des salariés nous a donné à maintes reprises l'occasion d'observer les effets délétères sur la santé de ce vécu d'impuissance face aux obstacles du réel. Dans un même mouvement, soi-même, les autres, l'activité font l'objet d'un rejet, et ainsi dépouillé des ressources de l'expérience, le futur apparaît bien incertain.

C'est pour cela que dans l'analyse du travail, il s'agit de concevoir des *méthodes* qui font de l'analyse non pas un temps à part, un temps où on « prend du recul » comme il est d'usage de le dire, mais un temps pour favoriser « une transformation de l'expérience vécue et sédimentée en instrument pour vivre de nouvelles expériences » (Clot, 2008*a*, p. 148). C'est une expérience où le sujet, grâce au changement de contexte, se confronte à travers le regard des autres, aux autres possibles. L'analyse de l'activité est une ressource si on la pense ainsi : une expérience à vivre qui deviendra une ressource pour en vivre d'autres, et favorisera les liens entre les débats de métier et l'organisation du travail elle-même. Lorsque le travail de reconception, que les sujets font de toute façon au quotidien pour adapter la prescription et faire ce que la situation exige, devient objet de discours entre eux, ils entrevoient d'autres façons de penser leur travail, et les débats de métier peuvent être au rendez-vous. Ce qui est discuté entre pairs devient discutable avec d'autres, la hiérarchie, les commanditaires, les partenaires… Soyons précis, il ne s'agit pas de rendre vivable l'inacceptable en créant des espaces pour évacuer les tensions ; il s'agit de s'entendre et de se faire entendre sur les conditions à réunir pour développer un « pouvoir d'agir » (Clot, 2008*a*, p. 29) sur les situations. Il ne s'agit pas non plus, pour le collectif, de prendre à sa charge le travail qui est celui spécifique des dirigeants ou des concepteurs, tout comme il ne vise pas non plus « un idéal d'organisation » (Lallement, 2007, p. 230) ou la performance organisationnelle. Entre l'individu isolé et la logique organisationnelle se posent – et même parfois s'opposent – les exigences du métier que le collectif institue en étant producteur de normes.

Faire vivre les dialogues sur le métier

Situons maintenant notre propos sur le collectif dans le cadre précis d'un domaine d'activité, celui de l'insertion professionnelle. Toute une constellation d'emplois existe et se multiplie dans ce domaine : en dehors du métier de conseiller à l'emploi de l'ANPE et de travailleur social œuvrant dans le cadre du RMI, il existe des conseillers emploi-formation-insertion exerçant dans les espaces-jeunes/missions locales, des chargés d'insertion de l'IAE[2], des acteurs du PLIE[3] mais aussi des formateurs travaillant dans des organismes souvent privés, spécialisés dans l'insertion. Une impression d'empilement des compétences et de succession des dispositifs domine. La lettre de l'ODAS[4], de décembre 2007, souligne « la complexité et le manque de visibilité du paysage de l'insertion » et la nécessité d'un « développement de partenariats politiques et techniques affirmés, qui seuls peuvent garantir la cohérence et l'efficacité de la réponse publique. » Dans ces emplois, l'activité se loge dans « une histoire d'un milieu professionnel » (Litim, 2006) relativement récente, ce qui donne à la mémoire collective une faible épaisseur. On a le sentiment, dans ces univers de travail, que la fragilisation effective des collectifs est par contraste aussi forte que le sont les appels incantatoires à la coopération, à l'engagement de tous et au développement de l'esprit d'équipe. Par ailleurs, les formes traditionnelles de représentation des intérêts collectifs notamment par l'action syndicale sont peu présentes. La fai-

---

2. IAE : insertion par l'activité économique (structures : chantiers d'insertion, entreprises d'insertion, entreprises de travail temporaire d'insertion, associations intermédiaires).
3. Plan local d'insertion vers l'emploi.
4. Étude disponible sur le site de l'ODAS (Observatoire national de l'action sociale décentralisée). www.odas.net : « RMI et insertion professionnelle : forces et faiblesses des partenariats », décembre 2007.

blesse des régulations collectives laisse souvent les individus dans le doute entre une prescription déclinée sous une forme quantitative (exemple, nombre de sorties vers l'emploi « durable »), des « gestes de métiers » à construire, et l'urgence des situations humainement sensibles. Si une convention collective existe, comme cela est le cas pour les espaces-jeunes[5], elle tendrait plutôt, de façon paradoxale, à favoriser une individualisation de l'évaluation de l'activité par la mise en œuvre notamment des entretiens professionnels.

Attachons-nous à présent à une situation de travail singulière : dans un espace-jeunes, une conseillère, Mme V, s'interroge sur les modalités d'action face à un jeune qui, à chacun de ses passages dans la structure, l'agresse verbalement ainsi que d'autres salariés. La direction, face à ce questionnement, répond par deux actions : elle convoque le jeune en entretien dans l'intention certainement de lui rappeler les règles de fonctionnement et ce qu'il en coûte de les transgresser, entretien qui se déroule en l'absence de la conseillère. Par ailleurs, elle incite fortement les salariés, et notamment le personnel se trouvant à l'accueil, à s'inscrire dans une formation sur la « gestion de l'agressivité ». Nul doute n'est ici formulé sur les intentions réelles de la direction de trouver des réponses à la situation préoccupante. Cependant, l'efficacité en est questionnée sur plusieurs points. Face au problème posé, une solution est mise en œuvre dans deux espaces précis : soit « entre quatre yeux » dans le face-à-face de l'interaction du jeune avec le directeur, soit externalisée par la

5. Les espaces jeunes/missions locales sont des structures qui ont vu le jour au début des années 1980, à la suite du rapport Schwartz. Elles sont engagées dans la mise en œuvre des politiques au service de l'insertion des jeunes. Chaque année, un million de jeunes bénéficient des services de ces structures présentes sur tout le territoire national, y compris en milieu rural.

formation. Dans ces actions, il apparaît que le répondant, la ressource que le professionnel peut intercaler entre lui et la situation, se décline tout autrement que dans l'élaboration collective de manières de faire. Ce qui est certain, c'est que les réponses se trouvent évacuées du niveau de l'équipe. Il y a dépossession de la capacité d'agir collectivement sur la situation. Pour partie, le conseiller est disqualifié dans sa capacité à agir avec le jeune ; d'autres et notamment la direction, le font à sa place. De plus, par la proposition de stages de formation sur la gestion des situations difficiles, on fait passer le message selon lequel il y aurait une vulnérabilité personnelle à l'origine du problème, vulnérabilité qui disparaîtrait ou serait fortement atténuée par l'apprentissage de comportements adaptés. Les dimensions sociales et collectives de l'activité sont complètement évacuées par le cloisonnement et l'individualisation.

Dans le cadre d'un dispositif d'analyse de l'activité avec des professionnels de ce domaine, dispositif organisé à partir de la méthode d'instruction au sosie (Scheller, 2003), la conseillère, Mme V, opère un retour sur cette situation. Quelques précisions sur la méthode : avant d'être reprise et transformée en clinique de l'activité, elle prend sa source dans une expérience turinoise conduite dans les années 1970 avec des ouvriers de la construction automobile par Oddone, Rey et Briante (1981). Psychologue du travail, Oddone a mis au point un dispositif dans lequel, à l'intérieur de groupes de pairs, les travailleurs transmettent leurs modalités d'action sur différents registres à un interlocuteur qui dit vouloir les remplacer. Au départ, est formulée cette consigne qui va déclencher une transmission de l'activité : « Suppose que je sois ton sosie et que demain je te remplace sur ton lieu de travail. Dis-moi précisément ce que je dois faire pour que personne ne s'aperçoive de la substitution. » Le questionnement du sosie investigue non seulement le rapport aux différentes tâches du sujet dans leur dimension singulière, mais aussi le rapport aux autres, les collègues et la hiérarchie. De façon délibérée, les questions du sosie se centrent sur le « comment » des modalités opératoires retenues par le sujet dans le quotidien de son activité, et non sur le « pourquoi ». La transmission est enregistrée sur le mode audio et devient la propriété de la personne qui a instruit son sosie. Il lui est demandé de transcrire l'entretien et d'en produire un commentaire Contraint de procéder à des arbitrages dans l'énonciation, le sujet, dans la phase postérieure d'écoute de son propre discours, peut potentiellement réévaluer ses choix énonciatifs et introduire ainsi différents angles de vue sur ses modalités d'engagement dans l'action. Les commentaires sont repris dans la séance suivante, dans le cadre du collectif de pairs associé à l'analyse. Le retour sur l'expérience n'est pas d'abord réalisé sur l'activité de travail elle-même mais sur l'expérience de sa transmission. C'est en cela que cette méthode est qualifiée d'indirecte.

En s'écoutant instruire celle qui allait la remplacer dans son activité, la conseillère, Mme V, s'interroge sur la rapidité avec laquelle elle semble se satisfaire de la réponse qui lui est apportée par la direction alors qu'elle lui soumet ses difficultés. Le sosie l'a questionnée sur la façon d'agir dans cette situation, il a besoin de consignes précises pour savoir comment s'y prendre. La réponse de la direction qui s'imposait avec un caractère d'évidence est réévaluée dans l'exercice de la transmission. La conseillère a ensuite adressé son étonnement à ses pairs dans le collectif associé à l'analyse. Des controverses se sont alors engagées sur leurs modalités aux uns et aux autres d'interpeller la direction lorsqu'ils cherchaient des réponses pour faire face aux imprévus, aux impensés, aux aléas dans le quotidien de l'activité. Ces comparaisons les ont entraînés à préciser, entre eux, ce qu'il était nécessaire de mettre en œuvre du point de vue de l'organisation du travail (coordination plus fine entre personnel de l'accueil et conseillers, meilleure anticipation des variations de la charge de travail, prise en compte des tâches à réaliser en dehors des rendez-vous avec les jeunes). Ils ont conclu la séquence d'analyse de leur activité ainsi : *on a du pain sur la planche.*

On peut, en prenant appui sur cette situation, proposer *une conceptualisation du « collectif » dans les milieux de travail à partir du point de vue de « l'adresse des discours ».* À l'écoute des questions du sosie lors de la transmission, Mme V est devenue son propre interlocuteur. Une collusion s'est produite entre ce qu'elle a fait et ce qu'elle aurait pu faire, et un enchaînement s'observe entre le dialogue avec autrui et le dialogue avec soi-même. Bakhtine utilise le mot « exotopie » pour expliquer ce processus où l'autre est le moteur de la compréhension parce qu'il est et reste différent du sujet. Il précise « qu'il n'y a pas de miroir, pas de photographie qui puissent permettre à l'homme de se voir de l'extérieur, seul un *autre* peut le capter et le comprendre, en vertu de son exotopie et du fait qu'il est *autre* » (1984, p. 348). Mme V se tourne ensuite vers ses pairs dans un mouvement dialogique où le dialogue externe vient relayer le dialogue interne (Bournel-Bosson, 2006). Eux seuls sont en mesure d'entendre le questionnement, d'en évaluer la pertinence, la justesse. La parole peut alors circuler, elle tourne autour d'autres manières de dire et de penser l'activité.

Les impensés, les « trous noirs » de l'organisation du travail, si le sujet a la possibilité de les mettre en débat avec ses pairs, peuvent devenir la source de développements futurs. Mais ces développements de l'activité ont aussi d'autres destinataires que ceux directs du dialogue entre pairs et avec la hiérarchie : ils interpellent un « surdestinataire » ou encore un « destinataire de secours » (Bakhtine, 1984) en s'adressant au métier. C'est le troisième participant au dialogue dans la théorie du dialogisme. Tout comme le mot ne se satisfait pas d'une compréhension qui se réduirait « à la seule volonté absolue et définitive de destinataires actuels ou proches » (p. 336), les impensés de l'activité s'adressent aussi à une communauté plus étendue historiquement et socialement ; ils s'adressent à tous ceux qui, confrontés aux mêmes situations, ont cherché à en découdre. Moins l'activité est installée socialement, historiquement, et plus les cadres dialogiques permettant de construire du surdestinaire sont vitaux ; ils favorisent le « dénouement développemental » des histoires du quotidien de l'activité (Litim, 2006, p. 153).

*

* *

Le collectif de travail remplit sa fonction lorsque des rapports dialogiques dans le quotidien de l'activité existent entre les questions que les sujets se posent à eux-mêmes, les questions qu'ils peuvent adresser à leurs pairs et qui, dans le meilleur des cas, contribuent à nourrir des débats de métiers, et celles qui viennent interroger les choix au niveau de l'organisation du travail ainsi que les possibilités d'action sur celle-ci. L'organisation du travail redevient ce qu'elle n'aurait jamais dû cesser d'être : une ressource pour l'action quotidienne. Mais le collectif de travail n'est pas, loin s'en faut, de tout repos. Il impose de remettre en permanence « l'ouvrage sur le métier ».

Bruner (1996), revenant sur les voies dans lesquelles la psychologie contemporaine aurait pu s'engager si elle avait été davantage attentive aux orientations de Meyerson, écrit : « Nous aurions [...] étudié comment les êtres humains en viennent à s'investir dans des projets collectifs qui guident leurs actions les uns envers les autres et leurs actions dans le monde » (p. 199). Attachons-nous, sans naïveté mais avec obstination, à donner une suite possible à un tel projet. Nous prendrons ainsi nos distances avec une conception du travail qui ne serait qu'« une arme à écorcher le soi » (Lallement, 2007, p. 236).

Équipes pluridisciplinaires, groupalité et conflits d'appartenance

Emmanuel Diet

Dans le contexte de la mondialisation libérale et de la crise structurale du capitalisme, la généralisation de la marchandisation et le développement tératologique des mécanismes gestionnaires, des pratiques procédurales et des frénésies évaluatives, produisent dans les entreprises et les institutions un désétayage du lien social et professionnel à l'origine d'une souffrance au travail repérable aussi bien dans l'espace thérapeutique que dans la formation, les interventions, les supervisions ou l'analyse de pratique. La déshérence des métacadres sociaux, l'attaque des différenciations symboliques et la volonté de désinstitutionnalisation se traduisent au quotidien par une désubjectivation douloureusement éprouvée, souvent jusqu'à l'acédie ou au *burn-out*. Le heurt des logiques bureaucratiques et technocratiques, la mise en place du fonctionnement en réseau constituent autant d'attaques sur les conteneurs et les liens, d'effraction des enveloppes psychiques et de mise en cause des incorporats professionnels identifiants. Les sujets et les équipes se trouvent en souffrance dans la pratique sans toujours pouvoir donner sens à leur malaise ni identifier l'origine de leurs difficultés, et ce d'autant moins que l'idéologie dominante les enferme dans la fausse et très aliénante alternative entre individualisme libéral et soumission agentique.

Dans la rencontre clinique avec les groupes professionnels en difficulté, l'intervenant psychiste, attentif à son contre-transfert et à la problématique des mondes superposés, se trouve dans l'obligation éthique et technique de mettre en travail la multidimensionnalité de la situation : les logiques et les processus subjectifs, groupaux et organisationnels, mais aussi les valeurs institutionnelles et les caractéristiques de la tâche primaire appellent une analyse attentive. Cette dernière ne peut par ailleurs prétendre faire l'économie d'un examen de la contextualité sociale-historique. Les malaises ressentis et les impasses de la pratique doivent en effet être rapportés à la généralisation des logiques perverses véhiculées notamment par le paradigme sectaire importé des États-Unis avec le plan Marshall : violence managériale, audits destructeurs, évaluations disqualifiantes, mise sous terreur et harcèlement, idéologie de la transparence et séduction narcissique mettent radicalement en question les fonctionnements et les valeurs fondatrices des organisations de soin, d'éducation, de formation ou d'accompagnement social ,en les soumettant sauvagement aux logiques entrepreneuriales, tandis que les entreprises sont désormais le champ d'une violence sociale et économique sans retenue.

L'effondrement généralisé des étayages axiologiques et plus généralement des métacadres symboliques sous l'emprise de l'horreur économique et du cynisme libéral, libère l'archaïque jusque-là déposé et contenu dans et par le cadre institutionnel. Les valeurs humanistes et rationnelles fondatrices des institutions et des pratiques d'aide, de soin et d'éducation, sont déclarées obsolètes, discréditées ou passées sous silence au nom des logiques de l'hypermodernité. Les professionnels doivent faire face aux angoisses produites par la confusion des logiques et des registres, l'effraction des enveloppes, la mutation imposée des finalités et des modalités de leur pratique, l'abolition de leur expérience et l'effacement de l'histoire institutionnelle sous prétexte de technicité ou de modernité. Dans les situations de crise, l'usage pervers de la très ambiguë notion de « résistance au changement », invoquée par les chefs ou de très problématiques intervenants issus d'obscures et très curieuses officines, permet de condamner toute critique, de récuser toute analyse réflexive, d'accuser de misonéisme ou de ringardise tout opposant, de faire du passé table rase, et de promouvoir en idéal la bêtise opératoire en asservissant l'accomplissement de la tâche primaire aux exigences de rentabilité, dans la confusion agie entre les choses qui ont un prix et les sujets dont il conviendrait de respecter la dignité...

Dans ces conditions, les sujets de la pratique se trouvent radicalement disqualifiés par les procédures et les programmes qui les déqualifient en les soumettant à des logiques et à des principes destructeurs de leurs compétences et de leur légitimité au nom d'une rationalité instrumentale formatée par la logique du rendement. Cautionnées ou initiées par l'état libéral et les gouvernements de droite avec la silencieuse complicité de ce qui fut autrefois « la gauche », les logiques sécuritaires, préventives et policières, de plus en plus totalitaires et destructrices du lien social, de la citoyenneté républicaine, de la laïcité et des libertés professionnelles, s'imposent dans la réalité sociale par des mécanismes de désubjectivation, de mise sous terreur, de doubles contraintes et d'appel à une soumission prétendument réaliste à la destructivité de l'ordre capitaliste. L'imposition généralisée des novlangues destructrices de la pensée réflexive et du sens commun – à commencer par la platitude opératoire du Wall Street English –, vise surtout et d'abord, en redoublement de la décérébration médiatique et de la destruction programmée de l'acculturation scolaire, à empêcher – ce qui est beaucoup plus efficace qu'une interdiction, fût-elle assurée par les services d'une police secrète, – la subsistance d'une pensée critique, la poursuite des échanges intersubjectifs sur les lieux de travail et à propos de la tâche primaire, l'interrogation du sens et des finalités des transformations imposées.

Les pratiques institutionnelles de la relation d'aide dans ses différentes dimensions et la pluralité de ses registres se trouvent désormais asservies à des logiques de normalisation sociale sous contrôle policier, l'emprise totalitaire de ces logiques perverses s'imposant aux acteurs institutionnels dans le quotidien de leurs pratiques, dont ils ont de plus en plus de peine à se sentir les sujets, notamment du fait de l'emprise des logiques évaluatives et gestionnaires. La disqualification meurtrière des professionnels se pare des plumes de la modernité et de la fétichisation idéalisée de la barbarie hypermoderne – singulièrement dans sa version états-unienne – dans la méconnaissance, le déni et la fécalisation des souffrances et des injustices vécues par les plus démunis, l'effacement de la domination de classe, la banalisation de l'emprise perverse et de l'arrogance cynique des puissants. La violence sociale, économique et idéologique à l'œuvre à ce moment de l'histoire du capitalisme et du social-historique occidental se traduit et se redouble dans une mise en crise radicale des organisateurs psychiques et culturels structurant la subjectivation, l'acculturation et la socialisation. L'abandon, la destruction ou la disqualification des organisateurs psychiques et culturels étayant la symbolisation du lien social, la légitimation des pratiques et la consistance de l'identité professionnelle s'avèrent radicalement destructeurs de l'investissement de la tâche primaire et du compagnonnage professionnel dans les équipes de travail. En effet, l'effacement des différenciations symboliques entre le vivant et le non-vivant, l'humain et le non-humain, les individus, l'homme et la femme, les générations et les cultures, abolit l'histoire et le sens, détruit la notion même de métier, d'expérience et de compétence. Les procédures et les programmes érigent en normes leur absence d'états d'âme ; l'état agentique et le fonctionnement opératoire s'imposent comme idéal ; l'individualisme autistique ou la désubjectivation adaptative valent comme modèles de fonctionnement psychique ; la banalisation du mal et la barbarie douce normalisent le crime de bureau ; la psychologisation élude la contextualité institutionnelle et idéologique…

La communauté de déni qui, entre politiques et psychistes, institue depuis plus de vingt ans l'omerta sur la marchandisation généralisée des soins et des services déjà programmée et en cours de réalisation en fonction des accords internationaux aujourd'hui validés (OMC, OMS, OCDE, Maastricht, etc.), ne supprime pas magiquement les maltraitances, ethnocides et déculturations létales mises en œuvre dans les institutions et la société hypermoderne au nom d'un progrès prétendument démocratique. Tout praticien de terrain, quel que soit le registre de sa clinique, sait d'expérience ce que recouvrent en réalité les logiques comptables, le cynisme pervers et l'arrogance de la classe dominante lorsqu'elle invoque la démocratie, fait appel au sens des responsabilités ou invite au réalisme. Soupçon d'intention, surveillance policière et évaluation totalitaire mobilisent la rationalité instrumentale et les logiques quantitatives au service d'une normalisation d'autant plus difficilement questionnable qu'elle prétend trouver dans la science sa légitimation. Bien entendu, le délire scientiste s'accommode parfaitement d'étranges, paradoxales mais en fait très naturelles alliances avec les idéologies les plus obscurantistes… et les plus réactionnaires. D'où de surprenantes mais très efficaces alliances entre l'utilitarisme le plus mécanique et les plus délirantes pratiques obscurantistes véhiculées par les nouvelles sectes et le New Age jusqu'au cœur des plus paradigmatiques entreprises hypermodernes. La formation continue, notamment des professionnels de la relation, est ainsi le lieu de diffusion de très problématiques « théories », croyances et pratiques, sous prétexte de communication, de gestion du stress, de développement personnel, etc. La régression théorique et éthique à l'œuvre est particulièrement destructrice pour et dans les institutions vouées à la transmission culturelle, au soin et à la socialisation à un moment où la marchandisation et l'idéologie libérale tendent, dans tous les secteurs et tous les registres, à supprimer toute différence entre privé et public.

Le plus étonnant est que cette contextualité à proprement parler catastrophique n'engendre de la part des professionnels ni les critiques radicales ni les réactions défensives que l'on pourrait attendre. Bien plutôt, une morne résignation, une banalisation partagée, une soumission dépressive semblent les réactions qui dominent chez les sujets ayant à subir cette trahison dramatique du contrat narcissique social, et ce même chez ceux dont la situation matérielle et symbolique ou les appartenances idéologiques sembleraient leur permettre une prise de parole sans trop de risques. Certes, les vécus persécutifs sont omniprésents, et la désignation d'un persécuteur est souvent investie comme organisateur transitionnel groupal, mais tout se passe comme si la difficulté à se représenter les logiques à l'œuvre et le sentiment d'impuissance amenaient les équipes à se soumettre à la situation de casse comme à un destin naturel, inéluctable et nécessaire. Cette passivité face à de très objectives persécutions pose la question des raisons et du sens de la soumission et de l'identification à l'agresseur mises en œuvre par les sujets et les équipes en souffrance dans l'anomie et la mise sous terreur libérales. L'investissement des procédures et des protocoles désubjectivants par les professionnels, alors même qu'ils en perçoivent plus ou moins clairement la destructivité et s'en plaignent, pose la question de leur possible fonctionnalité psychique pour les sujets et les équipes. Quel sens prennent, dans le contexte du libéral-totalitarisme, la conjonction paradoxale de la fétichisation d'un individualisme forcené et l'exigence d'une désubjectivation nécessaire à la généralisation de l'état agentique ? Quels bénéfices secondaires peut bien procurer l'abandon de la lutte pour les valeurs instituantes et la défense des pratiques ? Quels sont les enjeux, le sens et le prix des nouvelles normes d'excellence ? Où les injonctions à la soumission et à l'adaptation trouvent-elles, au-delà des mises sous terreur et des menaces réelles (disqualification et déqualification, harcèlement, licenciement, placardisation...), une résonance et un crédit chez les sujets de la pratique ?

L'émergence de l'acédie comme syndrome ethnique jusque dans la fraction dominée de la classe dominante, à laquelle soignants, éducateurs, travailleurs sociaux, formateurs et enseignants appartiennent en majorité, fait symptôme comme signe et conséquence de la régression opératoire et de la répression pulsionnelle directement produites par la perversion structurale du contrat narcissique néolibéral ; elle avère, comme arrière-fond des dominations de classe, la destructivité des logiques à l'œuvre dans le social-historique et la violence anthropologique de la marchandisation hypermoderne. Dans la relation à la tâche primaire, les professionnels de la relation d'aide sont désormais, entre procédures et évaluations, simultanément soumis à une régression au registre opératoire et à une répression pulsionnelle « scientifiquement » légitimées par l'invocation de la rationalité et les exigences de la rentabilité.

Entre psychologisation et projections, la perception, l'analyse et l'interprétation des pratiques tombent en déshérence dans un contexte voué à l'évaluation comptable, à la maîtrise des risques et à la formalisation-normalisation des actes. Dans l'anomie généralisée, aucun doute ni incertitude ne sont supportables ni supportés, et dans la confusion des logiques et des registres, il semble n'y avoir d'autre salut que l'adhésion sans réserve aux plates certitudes des tableaux statistiques et des grilles procédurales. L'évitement de tout conflit, de tout manque, de toute interrogation du sens, de toute histoire et de toute relation à l'inconnu, est évidemment structurellement paradoxal dans le soin, l'éducation ou l'accompagnement social. Aussi bien est-ce là la raison première des souffrances et des dysfonctionnements à l'origine des demandes d'intervention dans les établissements publics et associatifs.

La généralité du vécu persécutif permet de le désigner comme un « organisateur transitionnel groupal » (Diet, 2006) assurant de multiples fonctions défensives, mais aussi de lien et de médiation au sein des équipes et dans la relation à la tâche primaire, notamment dans un contexte où la procédurisation met en tension paradoxale individualisation des pratiques et désubjectivation des réalisations. L'acédie comme vécu de faillite narcissique et désinvestissement dépressif de l'activité dans un contexte de disqualification professionnelle et de trahison du contrat narcissique social, se trouve être désormais un symptôme largement répandu chez les professionnels de la relation, souvent pris dans une logique de fantasmatisation obligée qui pourrait se formuler comme « Un professionnel est battu ». La réalité des maltraitances institutionnelles organisées par les nouvelles formes de « gouvernance », souvent directement inspirées de méthodologies sectaires d'origine américaine, produit chez les sujets et dans les groupes de très massives régressions dans le registre opératoire en réaction à la violence de la répression pulsionnelle imposée. La psychologisation des difficultés et la projection sont les réponses les plus fréquentes à l'anomie généralisée, à la confusion des registres et des logiques produite par la procédurisation des pratiques et l'emprise des évaluations gestionnaires. Mais ces défenses, dans leur effort de mise en figuration des malaises ressentis, ne donnent guère de prise sur la réalité ; elles contribuent le plus souvent à une massification des difficultés et à un déplacement des problèmes vouant les acteurs à l'impuissance dans une mélancolisation de leur pratique, passée, présente et à venir.

Dans ce contexte, la première tâche de l'intervenant clinicien, qu'il s'inscrive dans un dispositif d'analyse institutionnelle, de régulation d'équipe, d'analyse de pratique ou de supervision, consiste en un travail d'analyse se donnant pour finalité la différenciation, l'identification et l'articulation des logiques, des registres et des positions que la violence symbolique et réelle a confondus, écrasés, mélangés ou clivés. Singulièrement, l'écoute et l'analyse des paroles singulières et groupales dans leur relation paradoxale ou problématique au discours institutionnel visent à mettre en perspective les éprouvés et les représentations des professionnels en souffrance dans l'effectuation de la tâche primaire…

Il convient d'abord d'accorder aux plaintes et aux positions régressives l'attention qu'elles méritent, et, singulièrement, non seulement de ne pas soupçonner a priori leur bien-fondé, mais surtout, de travailler à faire émerger leur fonctionnalité psychique, notamment défensive, de saisir en quoi et pourquoi le vécu d'impuissance et le statut de victime, éventuellement mobilisés dans une illusion groupale paradoxale, prennent sens dans le contexte.

Pour effectuer ce travail d'élaboration, il est nécessaire d'instituer un dispositif à la fois, clair, ferme et étanche par rapport aux enjeux de pouvoir et à la quotidienneté. La nécessaire différenciation du temps, de l'espace et de la finalité du groupe de travail clairement identifié dans la contextualité institutionnelle, est la condition de l'émergence, de la mise en travail et de la transformation des investissements et des représentations investis dans la tâche primaire et l'éprouvé de la souffrance au travail. La qualité du cadre, sa contenance et sa fiabilité sont ici garantes de la sécurité de base nécessaire au travail psychique individuel et groupal, et déterminent l'opérativité de la fonction tierce. Mais l'indépendance de l'espace analytique n'implique évidemment nullement le déni ou le clivage dans la relation à la réalité institutionnelle en cause, bien au contraire, l'interrogation des possibles effractions, redoublements, résonances à l'œuvre dans la contextualité constitue une part essentielle du travail de mise en figuration, en pensées et en mots, à conduire dans le groupe. C'est pourquoi la définition du cadre et la construction du dispositif d'analyse impliquent une attentive analyse initiale de la situation permettant d'accorder la perspective et les modalités de l'intervention aux problématiques en cause.

Une fois établi le cadre de travail et explicitée sa finalité, la libre discussion, étayée sur des situations et des cas, mais aussi des récits anecdotiques, des positions idéologiques, des réactions émotionnelles et le surgissement de représentations fantasmatiques, permettra progressivement, au fil des séances de travail, l'émergence, l'identification et la mise en travail des différences que la régression partagée occultait dans l'impuissance de la victimisation soutenant l'identité de l'équipe dans une illusion groupale négative. Après un temps de psychologisation individualisante, marqué par la violence des projections, l'omniprésence de la honte et de la culpabilité et la sauvagerie des revendications narcissiques, des rivalités et des envies – qu'il appartient à l'intervenant de contenir et de réguler sans les dénier ni les condamner –, il devient possible de remettre en place les différenciations nécessaires à la pensée et à l'action. Mais aussi de penser les conflits non comme des oppositions caractérielles d'individus, mais d'abord comme la confrontation de perspectives professionnelles différenciées sur et dans l'effectuation de la tâche primaire.

Pour sortir des confusions réifiées et des dérives anomiques, origines de la souffrance au travail et du découragement professionnel, le travail de mise en histoire et en perspective mettant en sens les paroles des participants dans leur relation aux différentes versions du discours institutionnel, visera à lutter contre la désinstitutionnalisation véhiculée par les logiques de l'hypermodernité en s'attachant à distinguer les niveaux, les registres et les logiques inscrits dans l'effectuation et l'évaluation de la tâche primaire. L'identification et l'articulation des places, des fonctions, des statuts et des postures au sein des équipes de travail, remettent en perspective les différences d'appréciation et permettent de redynamiser les conflictualités dans une collaboration créative rendant à chacun la responsabilité de sa mission, et restituant au collectif l'initiative dans l'effectuation de la tâche primaire resituée dans son histoire et ses valeurs instituantes.

Cette élaboration passe par les moments de résistance et d'angoisse suscités par l'abandon des rôles et des scénarios fixés dans et par le mouvement régressif engendré par l'anomie et les attaques sur les liens et l'idéal institutionnels. Elle implique une dialectisation des expériences et des points de vue dont la diversité demeurait occultée par l'unanimité régressive et victimaire. La levée des dénis structurant dans le groupe la relation à la tâche primaire confronte les sujets à la nécessité de réinterroger leur histoire personnelle et professionnelle et d'assumer la spécificité de leur métier dans le travail commun. De fait, la réinstitution des différences de place et de fonction permet à la fois le retour à une subjectivation individuelle du travail et la reconstruction d'une groupalité professionnelle différenciée et articulée. Dans la relation à la tâche primaire, surgit l'intériorisation des valeurs, normes et fonctionnements institutionnels, mais aussi la confrontation des incorporats culturels investis dans le travail. Ainsi se donne à élaborer dans la dynamique groupale, l'enracinement pour chacun de sa pratique et de son investissement dans la référence méconnue aux discours et aux valeurs de son groupe d'appartenance primaire, mais aussi de ce qui a été intériorisé dans les groupes d'appartenance secondaire, au cours de la formation, au fil de l'expérience professionnelle et de la participation à différentes organisations. Se refigurent ainsi les différences symboliques organisatrices entre individus, sexes, générations et cultures, et leur articulation. À partir de là, la multiplicité et la diversité des parcours et des expériences peuvent commencer à apparaître comme une chance et non comme une malédiction vouant l'équipe à la casse ou à l'impuissance.

L'explicitation de ces différences, souvent douloureuse et conflictuelle, ouvre néanmoins la possibilité d'une confrontation susceptible de permettre la construction d'une coopération et le dépassement des affrontements narcissiques destructeurs et producteurs d'acédie. L'analyse des investissements et des modalités d'accomplissement de la tâche primaire permet aux acteurs de s'individualiser dans l'intersubjectivité du collectif de travail. La mise en histoire des difficultés, des conflits et des différences permet la sortie progressive de la soumission agentique. Il devient possible de penser les différentes places et fonctions dans leur légitimité et leur complémentarité dans l'effectuation de la tâche primaire, et de redonner sens à celle-ci dans sa spécificité au-delà des inévitables désaccords et rivalités qui font aussi la vie des équipes. Chacun peut alors, dans l'échange et l'interaction avec ses collègues d'origine, de pratique et de fonction différentes, retrouver le pouvoir de son acte et réétayer la légitimité de sa pratique sur la reconnaissance du et par le collectif assurant à nouveau un contrat narcissique satisfaisant et rassurant. De cette reconstruction symbolique peut ensuite émerger une créativité groupale assumant le travail du négatif et la confrontation des différences sur le fond d'une sécurité de base retrouvée permettant d'assurer des positions plus réalistes, éventuellement plus critiques mais toujours plus pertinentes pour transformer les situations à l'origine des déliaisons constatées et des souffrances éprouvées, dont il faut rappeler que les premières victimes sont toujours les « clients » (!) des institutions de soin, d'accompagnement social, d'éducation, d'enseignement ou de formation.

Même dans le contexte actuel de destruction des institutions par les logiques sécuritaires et gestionnaires, il apparaît donc qu'il est quelquefois possible de lutter contre les forces de déliaison en mettant en place des dispositifs cohérents permettant de tisser des liens entre les professionnels en réexaminant les pratiques, les représentations et les investissements de la tâche primaire. La situation de crise peut même être l'occasion d'une redéfinition des valeurs, projets et pratiques, à partir de l'exploration de la souffrance des professionnels. La construction et l'institution d'un dispositif de travail contenant et fiable peuvent permettre la relance de la pensée et le retissage des liens dans les équipes à partir de la reconnaissance des différences. L'examen de la clinique des pratiques réelles censées contribuer à la réalisation de la tâche primaire, la confrontation des différences de place et de perspectives dans l'effectuation de la mission commune, et leur ancrage dans l'expérience personnelle et professionnelle de chacun et de tous peuvent ouvrir un espace potentiel où l'examen critique et la créativité ont la possibilité de se joindre pour donner une chance à la transformation de la réalité.

Cette expérience n'est rendue possible que par l'attention portée à l'emprise du non-figurable, de l'impensé et du non-dit que la psychologisation occulte par sa dramatisation. Le dispositif d'intervention et d'analyse doit donc, par sa contenance et sa consistance, assurer la sécurité nécessaire à la mise en travail des enjeux narcissiques et létaux activés par les déliaisons et les attaques à l'œuvre dans la vie institutionnelle et le contexte social. Et c'est souvent l'analyse précise des logiques organisationnelles qui permettra la mise en sens des vécus catastrophiques. Mais il est un moment où la plus pertinente des interventions cliniques, les plus fines et les plus courageuses élaborations des configurations de l'inconscient, des conflictualités d'appartenance, de la dynamique et de la psychopathologie des liens dans l'institution, rencontrent, comme leur limite, la brutalité aveugle de la violence économique et politique. Il convient alors de prendre la mesure de cette autre réalité et de trouver les moyens d'y faire face dans le social-historique.

L'usage de soi pour les autres

Cécile Briec

Jacques Duraffourg a été sollicité pour apporter sa contribution au débat sur la clinique du travail. Comme à son habitude, Jacques a voulu associer des collègues à sa réflexion, en l'occurrence une personne du cabinet de consultant auquel il appartenait. Il n'a pu malheureusement aller au bout de ce projet[1]. Ce texte essaiera de rendre compte des débats que nous avons eus pour préparer cette communication. Elle a nous donné l'occasion de confronter à partir de notre discipline, l'ergonomie, « nos déformations », l'un par sa rencontre avec l'ergologie, l'autre avec la clinique de l'activité. Si cela était facile à faire par la discussion, l'exercice se révèle aujourd'hui particulièrement difficile dans la mesure où il demande d'expliciter nos constructions singulières, entre formation et déformation. J'espère qu'il permettra néanmoins d'éclairer les questions que nous posons à notre discipline.

1. Jacques Duraffourg est décédé soudainement le 23 septembre 2008. Dans la suite du texte, je le nommerai par son prénom, comme nous avions l'habitude de le faire au travail.

De la construction de l'ergonomie de l'activité...

Jacques a rejoint, dans les années 1970, le laboratoire d'ergonomie dirigé par Alain Wisner « sur la base d'un projet sociopolitique : apporter une contribution la plus efficace possible à la transformation des situations de travail », écrivait-il à l'occasion des *Tâches du présent* consacrées à A. Wisner (2004, p. 13). Il était alors militant à la JOC (Jeunesse ouvrière chrétienne) et A. Wisner l'avait convaincu que l'ergonomie, par ses outils et ses méthodes, cherchait à adapter le travail à l'homme.

Il participe aux premières études en ergonomie, notamment celles réalisées sur « les conséquences du travail répétitif sous cadence sur la santé des travailleurs et les accidents dans l'industrie électronique » (en collaboration avec Laville et Teiger). Lors d'une intervention dans une de ces entreprises, l'équipe va y rester pendant près de deux ans à essayer de comprendre ce qui se passait sur ces chaînes d'insertion. Elle va notamment découvrir et mettre au jour que « malgré la rationalisation poussée de la production et son caractère dit répétitif, le travail à faire ne se présente pas toujours de façon identique [...], l'activité réelle ne correspond que très partiellement aux modes opératoires définis a priori par le service des méthodes selon le principe des temps et mouvements [...] » (Teiger et coll., 2006, p. 12).

Nous pouvons dire aujourd'hui que ces études ont été fondamentales pour la discipline de par leurs apports aussi bien théoriques (l'écart entre le travail prescrit et le travail réel, abandon de la posture d'expert...) que pratiques (co-analyse de l'activité, méthodes utilisées...).

Mais elles étaient de véritables aventures pour ceux qui les menaient et ne se sont probablement pas déroulées sans doutes, interrogations, inquiétudes... Jacques disait que, pour sa part, ses difficultés étaient liées à l'apprentissage de son métier (formule qui témoigne de la sous-estimation d'une part de l'inconfort probable de ses collègues engagés dans l'intervention et d'autre part de l'importance des découvertes qu'ils étaient en train de faire : il n'apprenait pas le métier, ils étaient en train de le construire). Mais elles étaient bien plus que cela : à l'occasion de l'hommage à Wisner, il avait alors formulé : « Nous y sommes entrés avec une poignée de questions et nous en sommes sortis avec un sac d'interrogations sur lesquelles je vis toujours ! » (Duraffourg, Vuillon, 2004, p. 53). Toutes ces énigmes n'ont pas eu le même destin, certaines ont été comprises, ce qui a permis de développer l'ergonomie (par exemple, « les bons incidents[2] »), mais d'autres sont restées suspendues, sans réponses, durant plusieurs années (d'autres sont venues s'y ajouter au fil des interventions menées par Jacques). Sa rencontre avec Schwartz va être déterminante, elle va donner un autre statut, un autre sens aux difficultés énigmatiques du « terrain ». Nous soulignerons sans nous y attarder ici que Jacques va utiliser fréquemment, lors de ses enseignements ou de ses communications, des « histoires de terrain » qui, peut-être, essayaient de maintenir vivaces ses énigmes, des « histoires suspendues » (Litim, 2006).

… au développement d'une perspective ergologique

Je relaterai une de ses énigmes « suspendues ». Lors de cette étude sur le travail parcellaire et répétitif des femmes, l'équipe va mener une série d'entretiens collectifs et individuels avec les ouvrières. Jacques va être profondément marqué par ces

2. Jacques évoque dans de nombreux textes cette histoire d'une intervention menée avec Antoine Laville : ils avaient compté les incidents qui survenaient sur une machine, et une opératrice les avait interpellés pour leur dire qu'il ne fallait surtout pas les supprimer car ils permettaient de souffler.

entretiens. Ceux au cours desquels les femmes craquent mais aussi ceux où elles vont expliquer comment le travail à la chaîne ravage leur vie : « difficultés avec leurs enfants – "je ne supporte plus le bruit que fait mon fils adolescent", "je suis dure avec ma petite qui ne comprend pas" –, avec leur conjoint – "nous avons des problèmes relationnels mais je suis si fatiguée le soir", "j'ai des problèmes sexuels dans mon couple" –, difficultés dans leurs relations sociales – "je ne supporte plus de faire la queue au magasin" –, difficultés culturelles – "avant je lisais, maintenant j'en suis réduite uniquement aux bandes dessinées" – bref, le développement de relations pathologiques à la réalité, au temps, à la culture, aux autres, aux siens, à soi-même[3] ».

Il est préoccupé par ce qu'il a entendu, il écrit « qu'il n'était pas préparé comme ses collègues médecin ou psychologue à entendre la souffrance de ces femmes[4] ». Il va, à l'occasion d'une réunion au laboratoire, poser la question notamment à Wisner : les difficultés sexuelles des femmes du fait du travail à la chaîne font-elles partie de l'ergonomie, et si oui que fallait-il faire ? Wisner va lui répondre que ce qu'il a entendu est très important, qu'il faut le noter, l'écrire dans le rapport, mais que ça ne fait pas partie du champ de l'ergonomie. Pour lui, c'est à la psychopathologie du travail de traiter ces questions.

La réponse qui lui a été faite l'a toujours mécontenté et suffisamment préoccupé pour qu'il cherche d'autres réponses. Il va « trimballer » ses histoires « à hauteur d'hommes » et les énigmes qu'elles contiennent. Quand il va rencontrer Schwartz, il va trouver des réponses à nombre de ses énigmes, il disait souvent que Schwartz avait créé les mots et les concepts qui lui manquaient.

---

3. Extrait d'un manuscrit que Jacques avait entamé avant son décès.
4. *Idem.*

Parmi les concepts ergologiques qui « parlaient » à Jacques, citons le doublet conceptuel « usage de soi par soi, usage de soi par les autres ». Pour lui, le lien entre ce doublet et l'écart entre le travail prescrit et le travail réel était de l'ordre de l'évidence. Mais cette évidence a peu diffusé en ergonomie, peut-être pourrions-nous y voir un manque de « retravail » des concepts propres à l'ergonomie à partir de cet éclairage ergologique.

J'essaierai ici, à titre d'hypothèse, d'expliciter cette évidence. Au moment où l'équipe du laboratoire d'ergonomie a déployé les premières analyses de l'activité, l'écart prescrit-réel était tout autre chose qu'un artéfact technique de l'organisation du travail[5]. Nous évoquions l'interrogation de Jacques sur le lien possible entre les problèmes sexuels des femmes et le travail à la chaîne, mais nous pourrions y ajouter ses nombreuses énigmes qui l'ont habité toute sa vie. Au-delà du mot « écart » entre travail prescrit et travail réel, existait une épaisseur que révèlent ses interrogations (épaisseur qui, faute d'explicitation, avec le temps a pu se perdre[6]). Il cherchait non seulement comment les opératrices font usage d'elles-mêmes mais aussi pourquoi. Aussi cet écart signifiait-il davantage qu'il était un lieu de gestion d'un certain usage de soi par soi et par les autres dans un système de division – technique et, indissociablement, sociale – du travail.

---

5. Aujourd'hui, les entreprises se sont appropriées cette notion pour la détourner et la réduire à la seule dimension technique de l'organisation du travail.

6. Peut-être pouvons-nous y voir ici les raisons pour lesquelles Jacques a résisté à l'idée de conceptualiser son expérience. Il trouvait que les concepts étaient trop « étroits » pour rendre compte de la réalité des situations de vie des hommes et des femmes.

L'USAGE DE SOI PAR SOI : LES CONSÉQUENCES D'UNE IMPOSSIBLE RÉDUCTION DU TRAVAIL À L'EXÉCUTION

Les années d'analyse du travail (dont on pourrait situer le commencement aux travaux de Suzanne Pacaud comme le souligne Yves Clot) n'ont cessé de montrer que, même dans des organisations extrêmement tayloriennes, les sujets ne sont pas de simples exécutants dans la mesure où « le milieu est infidèle ». Cette infidélité du milieu requiert l'usage de soi pour arriver à faire son travail. Mais elle n'est pas la seule source d'un écart entre le travail prescrit et le travail réel. Chaque sujet va faire usage de soi d'une manière très singulière. Les premières analyses ergonomiques du travail ont largement contribué à éclairer cette diversité dans les manières de faire usage de soi (entre les personnes et pour une même personne en fonction des différents moments de la journée, d'une semaine...).

L'USAGE DE SOI PAR LES AUTRES : LES CONSÉQUENCES D'UN IMPOSSIBLE ISOLEMENT

L'usage de soi par soi n'est pas dissociable de l'usage de soi par les autres. Schwartz insiste sur la dialectique entre ces deux termes. Dans l'ouvrage *Travail et ergologie*, il définit ainsi « les autres » : ils « peuvent être des collègues de travail proches, ou ceux que l'on s'est choisis, ou que l'on a cherchés en dehors de la proximité immédiate, mais aussi ceux qui évaluent votre travail, ceux qui en attendent un travail de qualité, ceux qui vous jugent ou vous payent » (Schwartz, Durrive, 2003, p. 188). Il développe l'idée selon laquelle les autres utilisent chacun pour atteindre les objectifs fixés dans un système donné de division technique du travail. Jacques y voyait la dimension sociale de tout acte de travail, « la société, c'est-à-dire les autres font usage de vous [...] » (p. 54).

Jacques apportait dans la pratique de son métier une perspective philosophique qui donnait une profondeur particulière, que nous partagions, aux notions de travail, « d'opérateur » engagé dans l'activité des autres, de santé, et à notre propre pratique que nous pourrions qualifier, avec les mots de Schwartz, « d'intervention dans la vie des autres ».

Le collectif : objet récent de l'ergonomie

Sur la base de ce patrimoine en partage, la thématique nous a « naturellement » amenés à discuter ici le lien entre usage de soi par les autres et la manière dont l'ergonomie s'intéresse au collectif.

Comme nous l'avons déjà souligné, les ergonomes ont commencé par mettre en lumière la diversité des manières de faire de chaque sujet engagé dans la même tâche. Ils ont mis du temps avant de se préoccuper de la dimension collective ; c'est seulement en 1992 qu'un congrès de la SELF a été consacré aux aspects collectifs du travail.

Lors de ce congrès, les différents communicants ont souligné la difficulté pour l'ergonome d'approcher la dimension collective de l'activité de travail. Ils l'abordent avec les termes suivants : collaboration, coopération, communication, interaction. Une définition est donnée par Desnoyers : « L'activité collective est menée par un ensemble d'opérateurs travaillant dans un même but, qui se sont concertés à cet effet, qui coordonnent leur activité et qui coopèrent » (1993, p. 56). Dans le même temps, ils soulignent tous le nécessaire développement de la discipline dans ce sens, et Leplat (1993) en ouvre des voies possibles :
– le développement de techniques facilitant le travail collectif (comme les systèmes informatiques) ;
– le développement d'une organisation du travail laissant des marges de manœuvre au groupe pour qu'il définisse les solutions adaptées ;
– le développement de formations qui intègrent cette préoccupation ;

– le développement d'une pratique ergonomique en équipe pour la recherche et la mise en œuvre de solutions : il cite une intervention de Jacques dans laquelle, pour concevoir un aménagement de salle de presse, une maquette avait permis aux futurs intéressés de suggérer et de discuter les solutions.

Depuis l'ergonomie n'a cessé de développer une pratique intégrant cette dimension (au congrès de la SELF de 2007, de nombreuses communications ont été consacrées à l'usage des nouvelles technologies pour simuler des situations de coactivités). Pour Jacques, l'ergonomie abordait ainsi à sa manière cette dimension d'usage de soi par les autres, pour le dire autrement le collectif. Or notre débat a commencé sur ce point précis : de mon point de vue, le collectif ne peut se réduire à la coactivité ni à la relation dialectique entre l'usage de soi par soi et l'usage de soi par les autres. Reste dans l'ombre une dimension : *l'usage de soi pour les autres.*

Dans les approches de l'activité collective, les ergonomes cherchent « *comment* les opérateurs travaillent ensemble, comment ils coopèrent, quels instruments ils utilisent... » Ils n'abordent pas la question : « *Pourquoi* arrivent-ils à coopérer malgré toutes les contraintes qui pèsent sur leur activité ? » On passe de l'activité individuelle à une activité collective sans se demander ce qui garantit l'efficacité de ce passage.

Dans *Travail et ergologie*, on trouve dans les propos de Schwartz des traces de cette dimension d'usage de soi pour les autres : « ils [les autres] sont présents en vous, ils sont présents dans l'intimité de vos choix et par conséquent il y a une dialectique très profonde non pas constitutive de vous, mais qui vous travaille profondément vous-mêmes, dans cette façon dont, en choisissant telle ou telle procédure ou modalité d'action, vous choisissez d'une certaine manière le rapport aux autres, ou le monde dans lequel vous voulez vivre, d'une certaine manière. Donc c'est vrai que par ce rapport à l'autre, tout cela renvoie très profondément à une forme de construction de soi-même qui porte toutes sortes d'enjeux et de dimensions » (2003, p. 188). Mais elle me paraît finalement peu exploitée dans le concept d'usage de soi par les autres, notamment du fait de l'intrication dans celui-ci des prescripteurs et des collègues.

Le collectif : une perspective pour renouveler l'ergonomie ?

La clinique de l'activité apporte un éclairage essentiel à la dimension collective de l'activité, notamment par le concept de genre défini ainsi : « [...] on peut donc retenir ici l'idée qu'un corps symbolique s'interpose entre les hommes, en même temps qu'entre eux et l'objet de leurs actions. Il leur sert de moyen pour se mesurer au réel en s'assurant d'un rapport contrôlé avec lui. Cet intercalaire social n'est pas seulement une contrainte, même s'il organise des obligations qui s'imposent à tous. C'est tout autant un trait d'union et un ensemble de ressources grâce auxquelles l'action individuelle s'éprouve et s'évalue, et qui forment donc autant de ressorts disponibles pour son développement. [...] Ce sont des règles de vie et de métier pour réussir à faire ce qui est à faire, des façons de faire avec les autres, de sentir et de dire, des gestes possibles et impossibles dirigés à la fois vers les autres et sur l'objet » (Clot, 1999*b*, p. 43-44).

Nous présenterons quelques résultats d'une intervention qui nous paraît de nature à éclairer cette manière d'aborder la dimension collective. Nous avons eu plusieurs fois l'occasion de mener des interventions dans des secteurs d'activité qui nécessitent un travail en continu. Là plus qu'ailleurs, la dimension collective de l'activité est présente : le travail est organisé autour d'équipes qui assurent par roulement des quarts. Nous avons à plusieurs reprises entendu des responsables exprimer leurs difficultés à manager ces équipes (certains décidant d'organiser périodiquement des changements d'affectation des personnes pour ne pas installer trop durablement des relations interpersonnelles au sein des équipes) ; les postés utilisaient souvent l'expression « on est solidaires », comme s'il allait de soi que l'atypicité des horaires instaurait du collectif.

La récurrence de ces propos nous intriguait. Une intervention menée avec une psychologue du travail, clinicienne de l'activité, et une analyste du travail nous a donné l'occasion d'explorer la dimension collective de l'activité d'une équipe de travailleurs postés.

Une entreprise de la biochimie s'engageait dans un projet de réorganisation de ses services et souhaitait être assistée. Le projet portait notamment sur les équipes de fabrication ; il s'agissait de mettre en place une équipe de conduite [7] unique alors que, jusque-là, trois équipes de conduite pilotaient les installations dans trois salles de conduite (une par bâtiment).

Au cours de cette intervention, nous avons constitué un groupe de travail avec des agents des différentes équipes qui représentaient la future équipe telle que prévue dans le projet. Il avait pour objectif, à partir d'une mise en mots de l'épaisseur de l'activité de chacun, d'élaborer et d'anticiper les changements produits par la nouvelle organisation dans l'activité individuelle et collective. La méthode des instructions au sosie a été utilisée [8].

Nous présenterons quelques éléments produits par les participants. Quelques précisions sur l'organisation du travail avant transformation sont nécessaires : chaque équipe se compose de plusieurs agents de niveaux hiérarchiques différents (opérateur,

---

7. Une équipe de conduite se compose en fait de plusieurs équipes successives pour pouvoir assurer le fonctionnement des installations 24 heures/24, 7jours /7, 365 jours par an.

8. Méthode qui s'appuie sur les travaux d'Ivar Oddone et qui a été développée en clinique de l'activité (Scheller, 2003).

technicien, superviseur, chef de quart). Chaque agent a en charge, sur la durée de son quart, une partie de l'installation pour laquelle il doit assurer à la fois la conduite à partir de vues informatiques (du système de conduite) et la surveillance visuelle (rondes à effectuer). Le travail de l'équipe permet d'assurer le fonctionnement global de l'installation et la production.

Le collectif comme instrument de régulation de la charge de travail

Les participants expliquent comment, au cours des quarts, ils se répartissent la charge de travail :
– entre agents du même métier mais d'équipes différentes pour éviter par exemple d'avoir des quarts de nuit où s'accumulent des tâches très pénibles physiquement ;
– entre agents de métiers différents au sein d'une même équipe : un agent laissera à la charge de ses collègues la surveillance de certaines installations, tandis qu'il effectuera une tâche qui demande du temps et de la concentration.

Le collectif comme facteur de fiabilité

Un agent doit surveiller de près, sur ses vues informatiques, une installation sensible qui peut « mettre par terre » toute la production. Il doit aussi, au cours de son quart, effectuer des rondes. En passant du temps avec les équipes, on remarque que quand l'agent part faire sa ronde, il ne dit rien. De manière très « automatisée », un de ses collègues se déplace dans la salle et s'installe devant la vue informatique qu'il vient de quitter. Il assure ainsi la continuité de la surveillance sans que cela se discute, se demande.

Ainsi, le collectif est une ressource pour assurer la fiabilité du fonctionnement du process.

Ces premiers éléments sont classiquement décrits dans les études ergonomiques qui s'intéressent à l'activité collective. Ils éclairent l'idée souvent avancée d'un collectif énigmatique, à géométrie variable en fonction de la situation (les collègues du même métier, d'autres métiers, d'une même équipe, d'autres équipes, d'autres personnes n'appartenant pas aux équipes...). Ils éclairent aussi l'incorporation de l'activité, celle dont on n'a plus conscience, qui fait partie des évidences.

Mais nous voudrions nous arrêter sur un élément abordé par ce groupe.

LE COLLECTIF COMME FACTEUR DE CONSTRUCTION DE SOLIDARITÉS

Dans ce contexte de transformation de l'organisation, les agents sont mobilisés par des formations relatives à leurs nouvelles attributions. À l'occasion d'une séquence d'instruction au sosie, un agent choisit un moment de son activité où il a remplacé un collègue et a annulé sa formation.

> Instructeur (I)[9] : la veille [...], l'Agent de maîtrise est venu te voir pour te demander si tu voulais bien remplacer cette personne pour lui accorder son congé. Donc t'as accepté.
> Sosie (S) : du coup j'ai mis en stand-by ma formation pour pouvoir rependre mon poste/
> I : /voilà
> S : et ça c'est une pratique euh.../ enfin c'est quand même important pour moi d'être formé ?
> I : oui, mais bon quelque part si c'est pour arranger aussi ton collègue pour qu'il ait sa journée, bon quelque part, tu dois faire des choix et puis voilà. Un choix, si tu te dis qu'aujourd'hui c'est lui, demain c'est peut-être moi donc il n'y a pas de raison que je remplace pas, et puis...

Cet extrait insiste sur la réciprocité d'un usage de soi par mais aussi pour les autres. On ne déploie pas une activité seu-

9. L'instructeur est un salarié, le sosie est le psychologue du travail.

lement en réponse à l'activité d'autrui qui vous utilise, on y répond aussi par « solidarité », comme le disent les postés. L'activité des sujets n'existe que « prise » dans un collectif. On s'utilise soi-même pour le collectif auquel on appartient, le collectif est dans l'individu pour reprendre la formule de Clot. On fait aussi usage des autres pour soi.

À partir de cet exemple, on peut aussi s'interroger sur les raisons qui motivent ce choix. « Avoir sa journée », c'est permettre de se rendre chez le médecin, de participer à des fêtes familiales, de faire partie d'une association (propos rapportés des discussions que nous avons eu avec les opérateurs)... Ce travail en horaire atypique fait probablement éprouver plus qu'ailleurs que nous sommes des êtres sociaux engagés dans de multiples tranches de vie (vie au travail, vie hors travail) qui sont en interaction. Il permet peut-être de rendre plus vivace ce sentiment que nous avons tous quelque chose de commun, d'être humain.

Questions pour ne pas conclure

Les réponses que Jacques avait trouvées du côté de l'ergologie et le débat que nous avons entamé ouvrent, me semble-t-il, une voie de développement des concepts de l'ergonomie. Je n'apporterai pas de réponses mais ouvrirai des questions.

Le concept d'activité et d'écart entre prescrit et réel ne pourrait-il pas s'enrichir de cette relation triadique entre usage de soi par soi, par les autres et pour les autres ? Pourrions-nous en conséquence avancer que l'activité ne s'arrête pas au réalisé mais contient en creux le non-réalisé (en référence au réel de l'activité défini en clinique de l'activité) ?

En conséquence, n'aurions-nous pas à préciser ce que nous entendons par transformation des situations de travail ?

Aurions-nous intérêt à nous interroger différemment sur les relations entre vie au travail et vie hors travail ? Le modèle de l'homme au travail ne pourrait-il pas s'enrichir d'une vision qui tiendrait compte de la cohabitation entre les différentes sphères d'activité dans lesquelles il est engagé ?

Pour être plus encore ancrés dans l'activité de travail, ne devrions-nous pas regarder et écouter autrement les histoires qui ne posent pas directement un problème de travail mais un problème « hors travail » ?

Autant de questions qui permettraient peut-être de faire vivre l'attachement qu'avait Alain Wisner à développer une ergonomie qui réponde aux problématiques de la société.

La reconnaissance, un impensé organisationnel

Florence Osty

Le recueil d'une plainte de reconnaissance adressée au sociologue, au détour de nombreuses enquêtes de terrain, est à manier avec précaution. La plainte recouvre des réalités variées et traduit une situation en demi-teinte, où le sentiment de ne pas être reconnu se conjugue avec un engagement subjectif au travail continuant de faire sens pour les individus. Se distinguant de la lutte par une retenue au niveau de l'individu et une difficulté à rendre visible l'enjeu identitaire de la reconnaissance, la plainte émerge d'un rapport au travail, où la méconnaissance de l'engagement subjectif nourrit une quête de confirmation de la valeur de cet engagement. Adressée à l'institution et à ses relais hiérarchiques, elle exprime davantage une reconnaissance incomplète que l'expression d'un mépris.

Phénomène d'époque, elle peut être appréhendée comme le symptôme d'une crise des modes de reconnaissance au travail, et plus largement des modes d'intégration sociale.

L'émergence d'une plainte de reconnaissance

Les manifestations de non-reconnaissance sont perceptibles à travers l'expression d'une plainte croissante qui alimente, dans certains cas, un malaise.

La frustration

Une première forme concerne un sentiment de frustration prenant sa source dans la représentation d'un décalage entre l'engagement de l'individu au travail et les modes de rétribution. Tout se passe comme si la rétribution était jugée non seulement insuffisante, mais inadaptée au regard des exigences de l'activité de travail.

Plusieurs situations permettent de saisir l'émergence de la frustration. Le changement permanent produit des effets de perturbation et d'adaptation aux nouvelles situations de travail. L'inflation de l'activité organisatrice génère des dyschronies (Alter, 2003) venant perturber les apprentissages liés au contexte de mouvement. Le renouvellement des pratiques de travail, le développement d'une ingéniosité pour faire face à l'aléa, ou la fluidité organisationnelle ne sont pas compensés par des formes identifiées de rétribution, correspondant au surplus d'efforts demandé. Ce décalage s'accentue avec le processus de banalisation des changements, et la production d'une norme sociale d'adaptation incessante des individus.

Un exemple peut être apporté par une PME de distribution de matériel électrique, où la « morosité ambiante » est interprétée par le dirigeant comme la recherche d'un second souffle après plusieurs années de soubresauts et d'intégration dans un nouveau groupe. Or, les entretiens avec les salariés révèlent une autre facette de cette ambiance, non réductible à l'apathie sociale, ou à un malaise : la morosité traduit l'inefficacité des pratiques de débrouille surinvesties par les salariés pour pallier les insuffisances organisationnelles concernant la gestion des stocks de produits. L'offre s'étant considérablement étoffée, la concurrence s'est accrue et les clients sont devenus plus volatiles ; la possibilité de satisfaire les exigences du client quant à la disponibilité des produits demandés s'est amenuisée. Les dépannages inter-magasins ne sont plus suffisants pour fidéliser la clientèle, et les résultats commerciaux dépendent désormais davantage de l'emplacement dans une zone de chalandise attractive que de la relation personnalisée avec le client, garante par le passé d'une fidélité pérenne. Les salariés activent leur réseau interpersonnel et bi-passent l'outil informatique de gestion des stocks pour tenter de répondre à leur conception du service rendu au client. La débrouille se révèle désormais un faible opérateur d'efficacité et par là même de reconnaissance dans les relations avec les clients car les efforts ne « paient plus » !

Le sentiment de frustration se déploie aussi dans des situations plus tragiques, lorsque l'avenir est menacé par des orientations stratégiques ayant peu à voir avec la performance économique des centres de profit ; la fermeture d'un site obéit à des considérations qui produisent des effets de sidération ou un dernier sursaut collectif, exprimant la colère qui sourd dans cette frustration portée à son paroxysme. La menace sur l'emploi et le deuil d'un avenir commun ne sont pas sans lien avec la question de l'identité (Linhart, 2002).

Le sentiment de frustration est repérable également lors de réorientations stratégiques où les métiers historiquement valorisés se retrouvent dans des situations de blocage (Dubar, 1991). Il renvoie à un marché de dupes entre l'individu et un système de gestion médiatisé par un relais hiérarchique, où le compromis salarial ne véhicule plus la promesse d'un échange équilibré.

Le besoin de légitimation des pratiques professionnelles

Tout autre est le besoin de légitimation qui concerne la sphère des pratiques professionnelles. L'expression d'un besoin de légitimation souligne l'écart entre pratiques autonomes et dispositifs de contrôle. La transgression de certaines prescriptions est justifiée au nom d'une certaine conception de l'efficacité. De fait, deux sources de légitimité s'affrontent et dévoilent la dimension paradoxale du travail : le renforcement de l'autonomie sous la forme d'injonctions à l'initiative se conjugue avec une pression des sources de contrôle, où la traçabilité des gestes est associée au risque de sanction. Le déni des pratiques inventives participe du manque de reconnaissance, d'autant plus que celles-ci exposent les salariés à la responsabilité d'une non-conformité pouvant être perçue comme déviante.

L'exemple des chefs avion dans le domaine de l'aérien illustre ce propos. Ils préparent les vols (centrage et chargement de l'avion) et coordonnent le ballet des intervenants au pied de l'avion (ravitaillement en carburant, bagages, repas, ménage, équipe navigante, équipe du passage). Le métier vient se nicher dans leur capacité à devenir un réducteur d'incertitudes, là où les répercussions en chaîne d'un dépassement de temps, ou l'irruption de situations fortuites sont génératrices de stress. La gestion des aléas constitue le cœur de l'activité du chef avion et s'évalue en fonction des dérives potentielles des intervenants, des glissements de l'exploitation et des événements imprévus. La gestion des dilemmes (sécurité, ponctualité, qualité de service) relève d'un véritable défi pour assurer la continuité de l'exploitation, et suppose des arbitrages intermédiaires en temps réel. La responsabilité des chefs avion repose précisément sur les choix nécessaires à effectuer et toujours contestables a posteriori.

Ces situations de travail génèrent un besoin de réassurance sur le bien-fondé des gestes professionnels, et la plainte traduit l'importance du déni des pratiques inventives par les différents relais hiérarchiques.

À travers la quête de légitimation, se dévoile en creux une critique des outils de gestion, réduisant le travail à l'exécution de sa dimension prescriptive. Or, l'activité de travail déborde largement la sphère du travail prescrit pour mettre à l'épreuve du réel les capacités des individus à y faire face. L'ingéniosité, les ficelles, l'intelligence rusée constituent les enjeux de cette demande de légitimation.

LE DOUTE ÉTHIQUE

Le doute éthique exprime une défiance à l'égard de l'institution productive, dans la mesure où ce n'est pas la déviance par rapport à une norme qui est en jeu, mais bien les fondements de la mission ou de la stratégie. Dans le cas précédent, les individus s'inscrivent dans une préoccupation de régulation où régulation autonome et régulation de contrôle s'affrontent dans la recherche d'un compromis local et transitoire (de Terssac, 1990).

Un degré supplémentaire est franchi avec le doute éthique qui concerne les fondements même de l'action productive. Une plainte d'un nouveau type émerge avec une demande d'« équipement » en matière de jugement sur les actions fondées en valeurs. Elle traduit la dilution du programme institutionnel (Dubet, 2002) au sens où des valeurs universelles, relayées par l'institution, venaient nourrir le travail sur autrui. L'interpellation de l'institution sur sa capacité à donner du sens et des repères à l'action professionnelle est au cœur de la plainte de nature éthique. Elle souligne les vacillements identitaires et les conflits intrapsychiques dans les modes de délibération, où la responsabilité des arbitrages pèse de tout son poids lorsque l'institution s'efface d'un rôle de médiation entre le professionnel et l'activité de travail. Ce doute traverse l'individu sur les valeurs qu'il défend dans son activité professionnelle, sur leur pertinence et sur leur concordance avec celles qui sont prônées par l'institution d'appartenance. Pour les professionnels, l'écart entre l'idéal de métier, les messages institutionnels et la réalité du travail les plonge dans un vertige solitaire quant à la conduite à adopter. La cohérence identitaire est l'enjeu du conflit dans les représentations de soi.

Dans une unité de gériatrie, le personnel soignant manifeste un état de détresse concernant les conditions de prise en charge des patients. Les aides-soignantes font part d'une qualité de sommeil dégradée et de cauchemars qu'elles relient au fait de ne pas pouvoir s'occuper correctement des personnes âgées. Absorbées par un nombre important de tâches à accomplir durant leur poste, elles avouent de plus pouvoir assurer le lavage des cheveux qu'une fois toutes les trois semaines, de ne pas répondre positivement aux appels des patients tant leur travail est minuté. Dans cette plainte douloureuse, l'impossibilité de « bien faire » leur travail en cohérence avec leur idéal de métier se retourne contre l'institution hospitalière qu'elles jugent peu sensible à leurs difficultés, et focalisée sur l'allocation des ressources au plus juste. Les infirmières se joignent à cette plainte les acculant à renoncer à ce qui donne sens au travail, à savoir la relation au patient. La question de l'accompagnement de la fin de vie, celle du respect de la dignité des personnes accueillies en long séjour restent en suspens, ne trouvant pas d'espace pour y être socialisées.

Ces trois modalités de la plainte traduisent un degré croissant d'interrogations sur les ressorts symboliques du pacte salarial, les modes de régulation conjointe (les possibilités de compromis) et le socle de valeurs fondant l'intégration dans l'institution. Elles rabattent la question de la reconnaissance à un rapport entre individu et institution, là où le métier vient s'interposer comme espace de régulation et de reconnaissance complémentaire, compensatoire ou concurrent.

Pour autant, elles soulignent à quel point l'activité de travail constitue un point de convergence de toutes les demandes de reconnaissance, car de la connaissance de ce qui est engagé dans les situations concrètes de travail dépendent les possibilités d'accès à des formes de reconnaissance institutionnelle et symbolique.

La manifestation d'une construction identitaire plus critique que par le passé

La primauté de l'appartenance catégorielle comme mode de reconnaissance

L'émergence d'une plainte de non-reconnaissance dans les organisations productives contraste avec la représentation commune de ce qui se joue au travail. Si pour Axel Honneth, la reconnaissance est au cœur des luttes sociales et du développement des sociétés, il n'en reste pas moins vrai que le registre de l'intérêt a prévalu jusque-là dans les travaux sociologiques, mettant l'accent sur l'acteur au détriment du sujet.

Durant les trente glorieuses, l'importance des revendications portant sur les conditions de travail, les rémunérations ou les conditions d'emploi avait donné un contenu au compromis fordien, et fait de l'action collective le moteur de la transformation des modes de régulation sociale. L'identité catégorielle constituait un mode d'intégration qui valait comme reconnaissance par ceux auxquels il était possible de s'identifier. La primauté du respect de soi comme registre de la reconnaissance (Honneth, 2002) a fait de la sphère juridique le support privilégié de l'intégration sociale. Les droits étaient attachés à une catégorie sociale, à un collectif d'appartenance valant comme identité et comme mode d'accès à une reconnaissance sociale.

Le modèle fusionnel (Sainsaulieu, 1977) comme modèle dominant de sociabilités au travail agissait comme la possibilité d'une existence sociale, non comme sujet mais comme acteur collectif, engagé dans la lutte sociale. De fait, peu de recherches mentionnent la reconnaissance comme une question sociale. G. Friedmann (Friedmann, Naville, 1962) fait référence à la « tristesse ouvrière » pour qualifier les effets aliénants du taylorisme, et les travaux de l'époque mettent l'accent sur les conditions de la contestation sociale comme mode d'affirmation identitaire. La société industrielle véhiculait la revendication non pas d'une meilleure reconnaissance, mais d'un compromis social plus favorable aux salariés.

Certes, le travail était déjà apparu comme un espace de subjectivation et de construction d'identités collectives (Sainsaulieu, 1977). L'appartenance représentait une des facettes de la dimension socialisatrice des institutions productives, tandis que l'expérience des relations de pouvoir mettait en scène le sujet dans l'épreuve de la reconnaissance de sa singularité.

À partir d'une relecture de la dialectique du maître et de l'esclave de Hegel, la théorie du sujet émergeant en filigrane de l'œuvre de Sainsaulieu a adossé la plénitude du sujet à l'expérience conflictuelle des relations. L'individualité résultait d'un jeu de relations socialement inscrites dans l'expérience de la lutte. La scène des interactions de travail jouait comme une mise à l'épreuve de soi, une exposition risquée où l'inégalité des ressources conditionnait l'accès à la subjectivation.

On retrouve alors un lien entre cette approche du sujet et les modèles de sociabilités, en montrant la suprématie de l'identité de métier dans cet accès à l'identité. L'acteur expert de la croissance sortait victorieux de ce conflit à la fois collectivement (corps professionnel) et individuellement. Il disposait d'un capital d'identité considérable, dans la mesure où il pouvait supporter le choc des différences dans l'épreuve de l'altérité.

En d'autres termes, la reconnaissance comme question sociale est restée périphérique dans les travaux sociologiques de la société industrielle triomphante. L'appartenance à la société salariale constituait un vecteur d'intégration sociale puissant au cœur du compromis social, tandis que la possibilité d'une relation positive à soi *via* l'intersubjectivité (Ricœur, 2004) était réservée à une élite professionnelle et de cadres, acteurs influents dans l'organisation, comme un supplément d'identité.

L'AFFAISSEMENT DES MARQUEURS DE RECONNAISSANCE

L'irruption de la question de la reconnaissance vient à point nommé dévoiler une autre facette de la vie au travail, où la subjectivité est engagée et en quête d'être reconnue. Elle se donne à voir en creux, par son absence ou par le déni. La plainte renvoie au manque et souligne l'incapacité des institutions productives contemporaines à offrir des formes de reconnaissance attractives.

Elle peut alors être reliée à l'affaissement des marqueurs institutionnels de reconnaissance. Mais elle souligne également la compression de l'espace des relations intersubjectives productrices de reconnaissance symbolique. Pour reprendre la jolie formule de P. Ricœur, l'expérience de travail serait moins propice à des « clairières » de reconnaissance, c'est-à-dire à des expériences effectives de reconnaissance. Plusieurs raisons peuvent être avancées pour saisir les modalités d'une reconnaissance plus critique et la faible socialisation de la plainte.

En premier lieu, le rapport au travail butte sur la faible visibilité du travail accompli. La dimension de l'œuvre (Arendt, 1961/2002), constitutive de l'*homo faber*, transcende le travail comme production dans une visée de survivance de l'œuvre à son auteur. Or, l'œuvre se dématérialise au regard des nouvelles formes productives de métier, et perd aussi sa capacité de concentration et d'identification de ses auteurs.

Les activités de service représentent un exemple d'œuvre éphémère, ne prenant forme et existence que dans la relation à l'usager ou client. Si sa fonction d'identification reste intacte, la reconnaissance de l'œuvre suppose de la saisir dans la même temporalité où elle s'élabore. Elle s'évanouit avec l'interruption de la relation avec le destinataire du service et se réitère à chaque nouvelle interaction. C'est en ce sens que l'on peut comprendre l'importance de l'usager/client comme figure de reconnaissance légitime pour les professionnels, dans la mesure où il est le plus à même d'apprécier ce qui se construit, tout en étant également coproducteur du service (Hanique, 2003, Weller, 1999).

Toutefois, le caractère virtuel de l'œuvre se déploie davantage dans des métiers techniques enchassés dans les logiques de projet, où chaque métier ne contribue que pour partie à la réalisation d'un projet pouvant véhiculer un imaginaire de l'œuvre (Osty, Minguet, 2008). Celle-ci n'est réductible à aucun auteur en particulier et relève d'une construction collective où l'agencement de chaque contribution permet la réalisation du projet. La forme finale du produit ne contient les habiletés de chaque métier que pour partie, et d'ailleurs, la difficulté de rapporter une contribution à un projet final traduit l'impossible identification à une œuvre. L'œuvre échappe alors à la représentation humaine et à la maîtrise du processus par lequel elle a été produite.

Une autre instance de reconnaissance se dérobe et concerne le collectif de métier. S'identifier à un métier renvoie en effet à une figure sociale de la vie au travail, où le collectif sert de ressource dans le développement d'un référentiel partagé de compétences et de valeurs, mais également comme acteur. Or, c'est bien cette dimension collective d'acteur qui semble se défausser. Le métier, comme communauté pertinente de l'action collective (Segrestin, 1985), semble s'être volatisé dans bien des cas, laissant plutôt place à des jeux plus individuels sur des scènes rétrécies. Tout se passe comme si la communauté était investie d'une simple fonction instrumentale, rivée à l'activité de travail et perdant par là même sa dimension sociétale, aux avant-postes des nouvelles formes d'action collective (Sewell, 1983). Si les gens de métier ont incarné un idéal de mobilisation ayant irrigué le mouvement social de la classe ouvrière, ils semblent avoir abandonné la scène de l'action collective pour se replier sur la sphère de la production. L'exemple des chefs avion témoigne de leur résignation à une réforme d'envergure, portant pourtant atteinte à leur cœur de métier. Le mouvement de mobilisation collective s'est arrêté au bout de trois semaines, et l'enjeu individuel de sauvegarde de ses marges d'autonomie et de repositionnement dans le nouveau contexte organisationnel du trafic s'est substitué à l'enjeu collectif de défense du métier. Malgré la scission du métier en deux fonctions différenciées, les chefs avion parient sur une recomposition de leurs ressources de pouvoir dans l'activité ordinaire de travail.

En réalité, la construction de métier se vit sous une forme plus individuée que par le passé. Si des solidarités professionnelles continuent de jouer dans les groupes professionnels déjà constitués en corps, elles restent faibles au regard des réelles ressources que leur confère leur position dans l'organisation. La conscience de l'acteur est rabattue sur la capacité de chaque individu de préserver sa marge d'autonomie. Par ailleurs, il semble que l'idéal de métier, au travers des valeurs réaffirmées comme justification de leur engagement au travail, agisse comme un frein à l'action collective, là où il était brandi comme l'étendard d'une résistance corporative. La préservation d'un espace suffisant de subjectivation dans la réalité quotidienne du travail signe la réduction de la portée de l'action collective.

Enfin, à un niveau institutionnel, soulignons que les modes d'intégration deviennent plus incertains et contribuent à alimenter la plainte d'un manque de reconnaissance. La diffusion de la gestion par les compétences a contenu la promesse implicite d'une reconnaissance plus complète des compétences mobilisées par les individus au travail. Or, la substitution de critères plus qualitatifs attachés à l'individu aux critères objectifs d'ancienneté et de diplôme a répondu à un changement de convention entre partenaires sociaux, et ne reflète pas plus que par leur passé, la réalité des savoirs pratiques engagés dans l'activité de travail. Elle ne fait que déporter sur la scène des relations hiérarchiques le soin d'évaluer les compétences requises par l'organisation et de modifier le contenu de l'offre identitaire

(Dubar, 1991). De fait, la crise des identités ne fait que refléter celle des identifications collectives de type communautaire (Dubar, 2000), renvoyant l'individu à des formes réflexives ou narratives, plus incertaines du point de vue de leur capacité à être reconnues par l'institution.

L'effritement des collectifs d'identification et l'individualisation des modes de reconnaissance institutionnels fragilisent l'intégration des individus, d'autant plus que le brouillage des horizons de projection fait du métier une sphère parfois peu légitime d'identification. En effet, les métiers historiquement valorisés (métiers à forte composante technique ou de savoir-faire professionnel) et inscrits dans une quête de règles dérogatoires de gestion par rapport aux autres segments professionnels, se trouvent confrontés à l'émergence de nouveaux groupes professionnels revendiquant une légitimité supérieure du point de vue de leur utilité pour l'institution. C'est ainsi que les fonctions commerciales ou de gestion, ou les structures projets, viennent désormais concurrencer les métiers historiques en termes d'influence dans l'organisation. Certains métiers sont menacés par un déficit de reconnaissance institutionnelle, celle-ci se déplaçant sur d'autres segments professionnels.

Socialiser la plainte comme mode d'action

La faible socialisation de la plainte constitue une des conditions de son maintien en l'état et d'un dépassement difficile sous forme de lutte collective pour la reconnaissance (Honneth, 2002), ou de déport sous de nouvelles formes sociales. E. Renault apporte un éclairage à cette question en proposant un panorama plus gradué des modes de déni de reconnaissance, en lien avec le sentiment d'injustice, plus adapté à la compréhension de la plainte. En insistant sur les formes carencées de reconnaissance (reconnaissance dépréciative, invisibilisée ou fragmentée), il éclaire la double face de cette plainte :

l'insuffisance nourrit la plainte, et c'est dans cet écart entre ce qui assure une reconnaissance positive et une reconnaissance déficiente que se déplie le sentiment d'une incertitude identitaire.

Mais la centralité de l'individu agit comme un frein à la socialisation de la plainte. Si l'individu s'érige désormais comme l'atome du social, façonné par l'expérience (Dubet, 1995) et par différentes épreuves (Martucelli, 2006), alors le passage au registre collectif de l'action devient plus problématique dans un contexte où les organisations elles-mêmes favorisent une instabilité des relations de travail et des modes de coopération. Le vertige et l'affolement organisationnel induit par les flux de changements, conjugués à une mobilité accélérée de l'encadrement et la pression temporelle rabattant l'expérience du travail sur le temps présent sont autant de facteurs de raréfaction des espaces et des occasions de régulation. Dans un tel contexte, la construction des modes de coopération au travail est fragilisée, alors que l'individu, saisi comme trajectoire, se trouve pris dans les filets d'inégalités peu favorables au terreau de règles du jeu collectives et légitimes. La déliaison du social agit ainsi comme un facteur d'entretien d'une plainte contenue au niveau de l'individu.

Pour autant, il reste que la reconnaissance constitue un impensé de l'organisation au sens où elle appelle l'élaboration de deux formes de compromis sociaux comme formes compensatoires et complémentaires. Il s'agit tout d'abord de préserver la dynamique sociale de métier en prenant soin du travail, comme nous y invite Y. Clot (2008*a*). Pour que le métier soit un espace de relations de reconnaissance, il doit être traversé par le débat et la controverse comme vecteur de revitalisation du métier mais aussi de reconnaissance de soi dans le collectif. Prendre soin du métier suppose de prendre à bras-le-corps la question de la qualité du travail et celle de son évaluation comme centrales et objets d'un compromis productif à restaurer. Quitter la scène de l'arbitrage solitaire des dilemmes pour un espace social de régulation du métier, tel est l'enjeu premier qui discrimine aujourd'hui les collectifs en crise de ceux qui parviennent à s'accorder sur le sens de leur action.

Enfin, l'arrière-scène du travail concerne l'institution et ses modes d'intégration. Repenser l'offre identitaire sous l'angle des modes d'identification et de projection passe par l'explicitation et la mise en débat pour aboutir à un horizon normatif légitime. La question de la légitimité devient désormais centrale pour saisir le contentieux entre les salariés et leur institution d'appartenance. L'élaboration de nouvelles règles du jeu suppose là encore l'activation d'espaces de régulation dédiés à l'avènement d'un nouveau compromis social.

Par conséquent, la sortie de la plainte invite à construire des espaces d'expression et de transformation de la plainte en compromis sociaux légitimes, favorisant par la même le développement des relations de reconnaissance. La plainte comme symptôme de modes de régulation grippés interpelle le sociologue sur ses conditions de socialisation et le clinicien sur celle de sa perlaboration. Autant de champs à la frontière de plusieurs disciplines ouvrant la voie à de stimulantes opportunités d'échanges et de débats.

Le collectif dans le geste professionnel : un cadre d'analyse pour une clinique du travail

Jean-Luc Tomás

Les situations de travail qui nous permettront de discuter des rapports entre le collectif, le métier et la transmission des gestes professionnels se rapportent à une étude réalisée dans un service de chirurgie cardiaque [1] d'un CHU (centre hospitalier universitaire [2]). Nous souhaitons traiter dans ce texte des conditions de transmission des gestes chirurgicaux, et cela principalement lorsque cette transmission se réalise en situation concrète d'opération du patient, c'est-à-dire lorsque les chirurgiens – l'opérateur principal, le premier aide et le second aide – sont sur le

1. La chirurgie cardiaque est spécifique à plus d'un titre : elle nécessite, lorsque le cœur est arrêté, la présence d'un perfusionniste, c'est-à-dire d'un professionnel dont la fonction est de s'occuper de la machine prenant en charge les fonctions de circulation et de respiration du patient ; par ailleurs, lors de la plupart des interventions, un(e) instrumentiste est présent(e) sur le champ, ce qui n'est pas le cas pour d'autres chirurgies.
2. Il s'agit ici de conserver la confidentialité du service et des professionnels qui se sont engagés dans le travail d'analyse de leur activité lors de cette intervention.

champ opératoire. Nous tenterons ainsi de préciser comment les chirurgiens novices – les internes –, qui sont le plus souvent en position de premier ou de second aide, arrivent, ou n'arrivent pas, à « se glisser » dans les manières de faire stabilisées par le métier, dans les gestes professionnels en cours dans le service et dans les intentions des différents praticiens hospitaliers. Ce faisant, nous discuterons des ressorts d'une clinique du travail qui tente de réaliser un travail de liaison et de déliaison des rapports entre les automatismes – moyens organiques de régulation des gestes professionnels – et le milieu social – également moyen de régulation de ces gestes.

Par les confrontations entre professionnels que les méthodes en clinique de l'activité (Clot, 2008*a*) permettent, nous avons provoqué des conversations entre des praticiens hospitaliers d'un côté et des internes de l'autre. Ces professionnels, dans un premier temps seuls – autoconfrontation simple –, puis en binôme – autoconfrontation croisée (Clot et coll., 2001) –, se sont expliqués avec les dimensions personnelles et collectives de leurs gestes.

L'appropriation des gestes des chirurgiens[3] : un problème de métier ?

Le geste chirurgical efficace

Nous faisons l'hypothèse que le geste professionnel efficace des chirurgiens est le résultat de la coopération, le produit d'une condensation de l'activité collective. Autrement dit, le geste professionnel des chirurgiens, celui qui intègre des fonc-

3. Sous le terme générique « chirurgien », nous entendons : le praticien hospitalier professeur des universités (PUPH), le praticien hospitalier (PH), le chef de clinique et l'interne.

tions psychiques de niveaux inférieurs et supérieurs, est pris à la fois dans l'histoire du sujet et dans l'empreinte de l'histoire collective du métier. La collaboration, la coopération, les sous-entendus, les implicites, les routines de métier, qui imprègnent le geste professionnel, le régulent au moment de son effectuation, le bordent en lui procurant une contenance (Tomás et coll., à paraître). Plus encore, le geste incorpore des activités multiples, ce qui le conduit à être adressé à de nombreux interlocuteurs (par exemple, un geste du praticien hospitalier dans le bloc de chirurgie cardiaque peut être adressé simultanément à l'instrumentiste, à l'anesthésiste, au perfusionniste et aux internes).

Si les gestes s'appuient sur des routines fortement automatisées, sur des formalisations établies à l'avance, c'est parce qu'elles ont un rôle instrumental très puissant : il s'agit de parer les imprévus, de construire des marges de manœuvre, de pouvoir « voir venir », de « prendre les devants ». Pour reprendre les propos du chef de service de chirurgie cardiaque de ce CHU, « à technique égale, c'est l'équipe qui fait la différence ». Les gestes réussis et efficaces sont souvent machinaux, puisant leurs ressources dans les sous-entendus individuels et collectifs, dans les différentes manières de « faire la même chose », dans les interprétations partagées, dans les habitudes du travail quotidien.

L'ACTIVITÉ D'IMPRÉGNATION DES INTERNES

Les actions des internes sont jugées à l'aune des manières de faire et de dire inscrites dans les histoires de la chirurgie, de la chirurgie cardiaque et celle du service. Ainsi, lors des premiers jours après leur arrivée, les chefs de clinique (ou faisant fonction) et les praticiens hospitaliers observent comment les internes agissent – et cela en fonction de leur état d'avancement dans le cycle de leur internat – lors des phases qui doivent être acquises, voire routinisées.

Sans tenter l'exhaustivité, nous pouvons relever différentes situations de travail durant lesquelles les internes sont observés et évalués : le lavage des mains, la manière d'enfiler la casaque, l'aisance à mettre les gants, la position des mains sur le champ, la disposition du corps contre la table d'opération, la vigilance pour éviter les fautes septiques, l'écoute et la volonté de faire exactement ce qu'on leur demande de faire, l'intention de comprendre les différents temps opératoires caractéristiques de la chirurgie cardiaque – des temps très rapides et des temps d'attente –, la souplesse avec laquelle ils acceptent de se laisser guider lors de l'exécution d'un geste chirurgical, l'aptitude à démêler l'usage des différents instruments opératoires, la capacité à observer sans bouger, la volonté d'apprendre les gestes utilisés par les chirurgiens du service sans vouloir les renouveler grâce aux acquis des précédents stages, la faculté à prendre en compte les autres secteurs professionnels de l'intervention – infirmier, perfusionniste, anesthésiste, aide-soignant –, la disposition à respecter la hiérarchie, la propension à accepter des manières de faire hétérogènes selon les différents chefs de clinique et les différents praticiens hospitaliers, l'engagement et l'investissement au-delà des horaires légitimes de leur stage, la participation au développement du travail de l'équipe (par exemple par la collaboration à des travaux écrits).

Bref, une partie de l'activité des internes s'apparente à la résolution d'énigmes. Parallèlement aux occupations diverses en relation aux buts assignés par les tâches qu'on leur demande d'accomplir, les internes doivent déchiffrer un véritable rébus (Bruner, 1996, p. 188) où se mêlent le faire, des dires, des fonctions hiérarchiques, des civilités. L'organisation intrinsèquement fermée – sas d'entrée et de sortie, couloirs, alerte, pare-feu, vestiaires, salles de rangement, salles d'opération, salle de relax, appareils de climatisation, tuyauteries, matériels informatiques, matériaux chirurgicaux, autonomie électrique en cas de panne –

fait d'un bloc opératoire « un vrai sous-marin » (Binet, 1990, p. 47) avec ses codes, ses règlements, ses prescriptions, ses conventions, ses protocoles, ses « cérémonials », ses consignes, ses coutumes.

Par ailleurs, ce monde relativement clos est simultanément agité par des allers et venues régulières. Les professionnels des différents secteurs d'activité se déplacent entre des salles d'opération, entre deux interventions. De plus, pour assurer le bon fonctionnement du service, des professionnels occasionnels peuvent s'immiscer dans le bloc : des cardiologues, des physiologistes, des chirurgiens vasculaires, des professeurs invités.

Du coup, les internes doivent non seulement déchiffrer les habitudes des chefs de clinique et des praticiens hospitaliers dans leurs gestes professionnels, et cela pour devenir des aides efficaces, mais ils doivent aussi s'inscrire dans une organisation qui ne se laisse pas appréhender intuitivement.

Enfin, l'histoire de ce service est elle-même très riche et mouvementée. Depuis l'ancien service de chirurgie dirigé par un professeur prestigieux, l'histoire est chargée de mémoires que certains transmettent et maintiennent vivantes à travers des récits de la quotidienneté passée ou par des récits d'événements exceptionnels. C'est probablement le déchiffrage et le décryptage des nœuds de significations incorporés dans les activités des professionnels expérimentés du service, dans les instruments ordinaires des actes chirurgicaux (par exemple, la dimension des champs a été calculée au centimètre près), dans les locaux, dans les relations interservices, que l'on peut trouver des éléments structurants pour appréhender les manières de faire que les internes doivent s'approprier.

LES MÉMOIRES COLLECTIVES : DES INSTRUMENTS DE L'ACTIVITÉ

La possibilité ou non de partager ces manières de faire et de dire, insérées dans les activités des professionnels expérimentés et dans les choses, est essentielle pour accéder aux histoires du service et pour agir avec efficacité. En retour, l'appropriation du régime des significations, de l'atmosphère des lieux, de l'ambiance du milieu, est déterminante pour les internes. En accédant aux différentes manières de faire, de dire et d'être, les internes peuvent alors montrer et démontrer qu'ils s'imprègnent des lieux et qu'ils peuvent répondre à bon escient aux diverses sollicitations du milieu professionnel.

En somme, avant de développer des habiletés manuelles et des techniques opératoires, les internes doivent s'orienter dans un champ de contraintes et d'énigmes duquel certains arrivent à sortir et à s'en sortir. À l'inverse, d'autres internes peuvent avoir du mal à déchiffrer les histoires entrelacées du milieu professionnel et à orienter leurs activités et leurs actions. Or, il nous semble qu'une partie de la transmission des gestes professionnels n'est possible que lorsque l'interne s'approprie des manières de faire qui régulent des manières d'être au bloc opératoire. Les internes doivent intérioriser des formes psychomotrices – attitudes, postures, gestes, en fait des techniques du corps (Mauss, 1934/1950) – relevant de leur statut et de leur expertise. Mais paradoxalement, ces formes ne sont pas intrinsèquement « déjà là », elles s'acquièrent au cours de l'histoire personnelle des internes, principalement dans le cadre de leurs stages d'internat. Et ces formes psychomotrices sont essentielles pour savoir s'y retrouver dans la salle d'opération, voire se trouver et se retrouver. En effet, les manières de faire et de prendre les choses agissent comme des sous-entendus que tous les professionnels du bloc partagent et utilisent pour communiquer, coopérer, faire face à l'urgence.

C'est donc rapidement que les internes doivent sédimenter ces façons de faire – mais aussi de sentir et de penser – que le milieu professionnel réclame. Si ce n'est pas le cas, ils courent le risque de rester en dehors du mouvement de la transmission des gestes professionnels.

Prendre et se laisser prendre la main : des dispositions pour faire apprendre et pour s'engager à apprendre

La transmission des gestes chirurgicaux n'est pas planifiée à l'avance. Les situations de transmission ne sont pas conçues à des fins d'apprentissage. Pour le dire à la manière d'un praticien hospitalier, « la transmission ne se fait pas sur des cadavres ». Le personnel de la salle d'opération poursuit un seul but : réussir l'intervention afin que le patient puisse sortir de l'hôpital en meilleure santé. Ce sont pourtant dans ces conditions d'apprentissage que les chefs de clinique et les praticiens hospitaliers s'engagent à faire apprendre. Les précautions qu'ils prennent sont donc toujours à la hauteur des préoccupations concernant le pronostic vital du patient. Dans leur activité de transmission, ils s'entourent de garanties et ne laissent « la main » aux internes que dans certaines conditions : 1) des tâches simples à réaliser ; 2) des tâches plus complexes mais que le responsable de l'intervention peut récupérer à tout moment ; 3) des situations où l'interne peut prendre « la main » sur l'intervention, comme une anastomose ; dans ce cas, le senior devient l'aide et le tuteur du jeune chirurgien ; 4) des tâches sans surveillance particulière, comme le prélèvement d'une artère mammaire pour des internes en fin de cursus. Mais – ce qui nous semble très important – dans tous les cas, l'interne doit se laisser aller à être pris en main, à être repris en main, voire à se faire prendre la main.

Nombreuses sont les situations dans lesquelles l'interne accepte, dans le cadre de la transmission, de se laisser guider manuellement par les chirurgiens plus expérimentés. Les exemples sont nombreux, nous pouvons mentionner :

– lors de l'incision, l'apprentissage du tracé du bistouri passe par la palpation du sternum afin de sentir les marques anatomiques du patient ; le chef de clinique peut alors prendre directement la main du novice pour la conduire vers un endroit précis ;

– après l'incision et l'ouverture de la cavité cardiaque, le chirurgien peut demander au jeune interne de toucher le cœur ; pour cela, il peut saisir la main de l'interne pour l'accompagner dans ce geste ;
– pendant une anastomose, l'interne a souvent en main un récupérateur de sang ; le senior peut alors déplacer, en la saisissant, la main de l'interne pour récupérer du sang que le jeune chirurgien n'avait pas aspiré ;
– enfin, lors de la fermeture, l'apprentissage de la réalisation des points s'effectue avec des gestes économes et précis ; si les coudes de l'interne sont trop levés, le chef de clinique peut lui prendre le coude pour le repositionner correctement.

Prendre la main de l'interne

Pour illustrer cette activité – prendre la main de l'interne pour l'amener à réaliser un geste –, nous souhaitons nous arrêter sur la discussion réalisée, lors d'une autoconfrontation croisée, entre deux praticiens hospitaliers. Car prendre la main de l'interne, c'est aussi la possibilité de lui faire partager des pratiques courantes du milieu, de lui donner l'occasion de franchir des étapes dans sa formation, de l'encourager à faire.

Dans l'extrait que nous avons choisi, le chercheur stoppe les images après avoir remarqué les sourires de connivence entre les deux professionnels. De fait, les deux praticiens hospitaliers discutent d'une des manières de faire très courante dans le service : attraper la main de l'interne pour lui faire éprouver un geste chirurgical. Dans ce cas, les internes ne « volent[4] » pas le métier, par un travail d'observation assidu et attentif des gestes des seniors

4. « Voler » le métier est une expression formulée par l'un des deux praticiens hospitaliers durant l'autoconfrontation croisée. En fait, cette expression se réfère à l'une des manières jadis utilisées dans ce service par les professionnels novices, dont ce praticien hospitalier.

réalisé sans interaction directe avec eux. Ce sont les praticiens hospitaliers qui, dans une activité conjointe, le leur donnent.

1. Chercheur : Je vous ai regardé pendant le défilement des images, quand il *(Marc)* a pris la main de la jeune interne, il lui fait toucher le cœur, il y avait un moment un peu...
2. Éric : Non, ça m'a fait rigoler, parce que je fais la même chose.
3. Chercheur : C'est-à-dire.
4. Éric : Ben de temps en temps, plutôt que de parler, on attrape la main, puis on la pose sur le cœur, ou alors on lui dit : « Tiens, touche ici », et puis voilà, c'est tout.
5. Chercheur : Ça, ce n'est pas « voler » le métier, c'est...
6. Éric : Ah non, ça c'est pas « voler », c'est le « donner » *(rire).*
7. Marc : Ben, c'est-à-dire, le cœur c'est un organe qui est un peu magique, les internes n'osent pas le toucher, on croit qu'on ne peut pas le toucher, d'ailleurs c'est vrai qu'il ne faut pas trop le toucher, comme ce n'est pas plus utile de beaucoup toucher l'estomac ou le foie, c'est pas très utile de toucher les organes mais on peut quand même, et donc l'interne il ne sait jamais comment il faut faire pour toucher, et puis tous les gestes, par exemple écarter l'aorte, ce n'est pas un geste très complexe, d'un autre côté si on ne l'a jamais montré on ne sait pas, c'est comme une poule qui a trouvé un couteau, elle est avec la pince, qu'est-ce que je fais ? Est-ce que j'écarte avec la pince ? Elle ne sait pas comment faire, je vois pas comment on peut deviner.
8. Chercheur : Et là, on voit le geste, qui est très joli en même temps, on prend la main, et puis hop.
9. Marc : Oui.
10. Chercheur : Et puis, en même temps, on sent que c'est un peu le baptême du feu pour elle.
11. Marc : Je ne sais pas si c'est la première fois qu'elle touche un cœur, mais bon *(rire).*
12. Chercheur : On sent qu'il y a un peu d'appréhension.
13. Marc : C'est normal.
14. Éric : Oui, c'est normal.
15. Marc : Le contraire, c'est.
16. Éric : Le contraire, c'est le contraire qui est inquiétant.

Avant de poursuivre notre propos avec un extrait d'autoconfrontation croisée entre deux internes, revenons un instant sur la conversation entre les deux praticiens hospitaliers.

Dans un premier temps, le chercheur revient sur les sourires accordés des deux professionnels. Délestés des préoccupations de l'action – la transmission des gestes chirurgicaux –, les professionnels peuvent se retrouver dans les manières de faire de l'autre. Les rictus complices réalisent alors une activité où l'on se reconnaît dans le métier de son collègue, et peut-être aussi où l'on se rappelle des difficultés de son propre parcours de chirurgien. Ce faisant, au tour de parole 4, et en réponse à une demande d'explicitation du chercheur, Éric explique les buts et les moyens avec lesquels il tente de faire apprendre le métier aux internes. L'économie des mots dans l'activité du praticien hospitalier renvoie ici à l'efficience de ses gestes, mais sans interrogations particulières sur l'efficacité de ces gestes pour l'interne. La relance du chercheur (tour de parole 5) lui permet néanmoins de préciser son intention : il s'agit de « donner » le métier par l'épreuve du toucher, des contacts, du corps. Au tour de parole 7, Marc revient sur son geste et sur les commentaires de son collègue. Il se risque à cerner les mobiles de son activité de praticien hospitalier lorsqu'il est engagé à faire apprendre certains gestes aux internes. Il tente à la fois de démythifier la chirurgie cardiaque et de la rendre accessible par la démonstration. Plus encore, il pousse les internes à distinguer ce qui est du côté de l'objet du travail et ce qui est du côté du travail du sujet. Contrairement au syncrétisme de la pensée magique, l'activité chirurgicale impose un travail de dédoublement de la forme gestuelle et du fond intentionnel. Il s'agit non seulement d'apprendre à faire les gestes, mais aussi de parfaire son sens clinique.

Au demeurant, il est possible de saisir une partie du contour de la transmission des gestes professionnels en chirurgie cardiaque dans ce service et pour ces deux seniors. Dans cette première partie de l'extrait, on peut accéder à l'un des but de l'activité des praticiens hospitaliers lorsqu'ils transmettent leur métier : prendre les mains des internes pour leur faire réaliser des gestes. Quant aux mobiles qui influencent leurs actions, ils sont parfois à rechercher du côté de la démythification de la technique. Pour reprendre les mots d'un chirurgien, « la technique [chirurgicale] est accessible à tous et n'est que l'aboutissement d'un apprentissage qui ne demande rien d'autre que du temps et le goût de l'effort » (Cazeau, 2008, p. 325). Mais il nous semble qu'il y a plus encore. S'il est difficile pour les internes de deviner les gestes (tour de parole 7), c'est aussi parce qu'ils s'inscrivent non seulement dans une « expérience sociale » (Vygotski, 1925/2003) ici et maintenant, mais aussi dans des traditions sédimentées que le praticien hospitalier, contrairement aux internes, a à sa disposition pour agir, faire agir et aussi évaluer. Autrement dit, les gestes professionnels ne sont pas seulement des déplacements segmentaires précis et ajustés, ils s'inscrivent aussi dans une culture, mieux, dans un champ de possibles autorisés ou non par ceux qui cherchent à faire apprendre.

La suite de l'extrait est pour cela éclairante (tours de parole 8 à 16). Les praticiens hospitaliers évaluent les actions des internes. Avoir de l'appréhension, être prudent, redouter les fautes sont des attitudes chirurgicales qui doivent être associées à l'apprentissage des nouvelles techniques, des nouvelles manières de faire. Sans cette retenue, les gestes des internes peuvent alors inquiéter et être repris en main par les praticiens hospitaliers.

Être pris en main

Pour continuer et aller plus loin, nous souhaitons maintenant présenter un extrait d'une autoconfrontation croisée entre deux internes. Olivier observe sur le moniteur les images de son pair

(Pascal). Il s'agit d'un film enregistré lors d'un changement de valve aortique sur un patient. Le senior procède au remplacement de la valve malade et il est pour cela assisté par un chef de clinique. Pascal est en position de deuxième aide sur le champ. Sur les images, nous pouvons l'observer dans une forme de passivité gestuelle. C'est ce qu'il fait remarquer à son collègue. Les images, elles, continuent de défiler. Et c'est durant ce défilement qu'il constate que le praticien hospitalier lui écarte la main. Ce geste est d'autant plus discuté par ces deux internes, qu'ils sont tous les deux en fin d'internat et proches de leur nouvelle fonction de chef de clinique.

1. Pascal : Tu as vu un peu le mode veille là, superbe *(sourire).*
2. Olivier : Bel arrêt.
3. Pascal : Je suis en mode veille d'enfer là.
4. Olivier : Tu ne bouges pas, c'est vrai qu'avec Monsieur Gilbert *(praticien senior),* il n'aime pas trop qu'on prenne des initiatives, qu'on bouge, c'est normal, m'enfin.
5. Chercheur : Et du coup, qu'est-ce que tu fais quand tu ne bouges pas *(adressé à Pascal)* ?
6. Pascal : Je pense *(rire).*
7. Olivier : On regarde si le cœur est arrêté *(sourire).*
8. Pascal : Je me dis des choses dans la tête *(rire).*
9. Olivier : Là *(Olivier montre du doigt les images du moniteur),* en fait, il se fait violence [...].
10. Pascal : J'ai touché, et là, il m'a fait un petit mouvement, je ne sais pas si tu as vu *(adressé à Olivier),* je crois, je crois qu'il me dit « dégage » *(rire),* tu peux aller en arrière, ouais, attends, juste là, vas-y, voilà, regarde, je le prends, et voilà.
11. Olivier : Ah oui.
12. Pascal : Je l'approche *(sourire).*
13. Olivier : Il veut pas que *(rire).*
14. Pascal : Non.
15. Olivier : Non, c'est lui qui fait.
16. Pascal : Tiens regarde, il me dit : « Il faut que tu aspires comme ça », tu vois pas *(rire).*

17. Olivier : Là, c'est dur, parce qu'on a envie de.
18. Pascal : Ben, on a envie d'aider, on est là pour ça, on a envie de, non, mais bon.

Pendant que les images de Pascal défilent, celui-ci commente avec ironie son activité : il est en « mode veille » (tours de parole 1 et 3). Simultanément, Olivier participe aux commentaires de son collègue, une première fois sur le même ton, celui de l'humour, puis au tour de parole 4, il énonce certains des présupposés qui conduisent le praticien hospitalier à suspendre les actions des internes. Autrement dit, Olivier se met à la place du senior en justifiant (« c'est normal ») ces manières de faire, tout en imaginant, sans les signifier, les autres possibilités (« m'enfin »). Le chercheur (tour de parole 5), en interpellant directement Pascal, centre alors son questionnement sur l'activité de l'interne lors de cette position d'attente. Pascal répond par une boutade à la question du chercheur (tours de parole 6 et 8) et Olivier suit ce mouvement par une réplique du même ordre (tour de parole 7). Mais en 9, Olivier est plus radical : cette attente, ce « mode veille », cette activité empêchée par la situation correspond en fait à une « violence » retournée contre son collègue. Après s'être placé dans la position du senior, il recentre son analyse du point de vue de son collègue dans cette situation d'activité entravée.

Ces premiers tours de parole entrent en résonance avec les lignes écrites par Wallon au début des années 1930. Aussi bien dans son ouvrage *Principes de psychologie appliquée* que dans un article issu d'un congrès, Wallon décrit avec une acuité acérée l'amputation de l'initiative chez les ouvriers soumis aux normes taylorisées : « [...] priver l'homme de son initiative, l'amputer de son initiative pendant sa journée de travail, pendant ses huit ou dix heures de travail, aboutit à l'effort le plus dissociant, le plus fatigant, le plus épuisant qui se puisse trouver » (1932/1976, p. 209-210). Sans chercher à comparer la situation des ouvriers français entre les deux guerres et celle des internes dans ce service, nous pensons néanmoins important de considérer avec sérieux les effets, révélés dans la conversation entre les deux internes, de l'empêchement à agir. Du coup, on peut soutenir que les internes sont parfois en situation particulièrement paradoxale. Ils doivent – et nous l'avons vu plus haut – s'approprier les sous-entendus du métier en différenciant le geste professionnel des raisons de son effectuation, et dans d'autres circonstances, voire simultanément, ils doivent rester immobiles, au risque de se faire violence et être ainsi encombrés par des activités non réalisées qui peuvent ou non être rejouées ailleurs.

Revenons à la conversation. Le film continue de défiler, et sur les images, Pascal, aspirateur dans la main droite, voit son geste être écarté par la main du senior. Toujours sur le ton de la plaisanterie, dont on comprend mieux ici la valeur défensive, Pascal demande au chercheur (tour de parole 10) d'utiliser la fonction marche-arrière du magnétoscope pour revoir la séquence. Les deux internes, centrés sur les images, s'engagent dans une conversation à bâtons rompus (tours de parole 11 à 16), lors de laquelle ils vont s'apercevoir que le senior va en fait, d'un geste très rapide, prendre l'instrument des mains de l'interne. En 17, le commentaire d'Olivier réalise un point de vue qui est celui, maintenant plus générique, des internes (« on a envie »). Le « on » est la marque de ce déplacement et le support instrumental du rapport au collectif. Et en 18, Pascal utilise pour la première fois dans cet extrait ce « on » qui renvoie à une entité collective formée par les internes : « on a envie d'aider », « on est là pour ça ».

En fait, les déplacements d'Olivier, beaucoup moins affecté par les images qui ne le représentent pas en train de travailler, fournissent donc à Pascal l'occasion de distinguer son point de vue, de celui du senior et aussi de celui des internes. Mais cette ouverture dialogique se referme aussitôt, au tour de parole 18, par une formule qui la recouvre : « Non, mais bon. »

La transmission des gestes professionnels semble être associée à cette disposition : s'engager à supporter d'être un étai, c'est-à-dire un « soldat de plomb[5] » qu'on place ou déplace en fonction de la configuration de l'opération. Mieux, et nous le constatons dans l'extrait ci-dessus, les internes se retrouvent dans une activité empêchée : ne pas pouvoir faire, ne pas pouvoir aider à la mesure de ses compétences et de ses moyens difficilement acquis, faire ce qu'ailleurs on n'aurait pas fait, faire ce qu'on ne ferait pas, ne pas faire ce qu'on ferait ailleurs, faire pour signifier le désaccord tacite avec la manière canonique de faire et attendre le geste de sanction du senior.

*

* *

Ces deux extraits nous permettent d'entrevoir le travail des sous-entendus, ou plutôt d'approcher, à partir de détails de l'activité conjointe, la mise au travail des sous-entendus lors d'interactions professionnelles. Les règles de métier fonctionnent comme des organisateurs partagés et implicites. Dès lors, la coopération n'est pas seulement « une activité collective dans laquelle les opérateurs travaillent ensemble sur le même objet ou un objet proche visant au même but proximal » (de La Garza, Weill-Fassina, 2000), elle est une activité collective réglée par des sous-entendus, des attendus gestuels et mentaux. Avec les observations de l'activité chirurgicale, les commentaires en autoconfrontation simple et les conversations en autoconfrontation croisée nous pouvons constater l'existence de formes psychomotrices permettant, à la fois d'anticiper ce qui est à venir, d'entretenir l'action en cours, et de développer l'efficacité des gestes. Il ne s'agit pas seulement de règles partagées par des pairs,

5. C'est une expression utilisée par un praticien hospitalier.

mais bien d'habitudes, de normes, de principes, d'automatismes construits avec d'autres *corps* professionnels et à partir de l'expérience des interactions éprouvées. Si le corps conserve « les traces de l'histoire singulière des actions du sujet et leurs conflits » (Fernandez, 2001, p. 31), il existe alors un genre corporel (Fernandez, 2004) qui permet de retenir ces formes incorporées. Les professionnels produisent de l'histoire et la retiennent pour la transformer en ressource pour l'action. Cette histoire peut devenir une mémoire personnelle attentive aux fluctuations de la situation, aux éventuels incidents.

Mais si l'articulation et la coopération entre les professionnels semblent se réaliser sur la base de « nœuds de significations communes », certains de ces nœuds forment, pour certains internes par exemple, des espaces de grippement, des points de contestation des manières de faire, des arènes de discussions potentielles.

La clinique du travail que nous réalisons devient alors une ressource pour effectuer ce travail de liaison, déliaison et reliaison des rapports entre les gestes des professionnels et les règles partagées du milieu. Les confrontations entre pairs s'organisent dans un cadre qui leur permet de s'expliquer avec les dimensions personnelle et collective des gestes. Ils peuvent alors retrouver et décomposer à nouveaux frais ce qui borde et déborde leur activité. Pour aller plus loin, d'un point de vue clinique, ce cadre méthodologique permet d'« ouvrir » la subjectivité à autrui, et par une sorte de choc en retour, d'ouvrir l'organique au milieu professionnel.

En quelque sorte, nous réalisons alors, et dans le meilleur des cas, parce que les obstacles sont nombreux, un travail clinique d'intégration et de différenciation de l'organique et du social afin que les professionnels reprennent la main sur leurs gestes professionnels et qu'ils se mesurent au collectif qu'ils ont en eux, pour éventuellement lui redonner une autre vitalité.

Acte de travail et psychosocialité

Claire Rueff-Escoubès

Le point de vue choisi est celui de la sociopsychanalyse. Discipline relativement nouvelle, née au début des années 1970 avec les travaux de Gérard Mendel, psychanalyste et anthropologue, et la création corrélative de groupes de recherche et d'intervention dans le champ social [1], elle n'a cessé de se développer d'une part avec une trentaine d'ouvrages de Mendel [2], d'autre part grâce à plusieurs dizaines d'interventions de terrain (Rueff-Escoubès, 2008), dont de nombreuses sont toujours en cours.

Malgré un intitulé qui peut prêter à confusion, précisons d'entrée de jeu que la sociopsychanalyse n'est pas une application de la psychanalyse à la société, comme nous le développerons plus avant, mais plutôt son exact et subversif opposé, à savoir le dégagement de la part spécifique du *social* dans la construction de la personnalité humaine. Cette part du social s'articule et se

1. Les groupes de sociopsychanalyse, dont le premier fut le groupe Desgenettes (devenu AGASP) créé en 1971. Actuellement cinq groupes fonctionnent : deux en France (l'AGASP à Paris, l'ADRAP à Nice), un à Buenos-Aires (avec relais à San Luis et à Comodoro/Patagonie), un à Montréal, un à Bruxelles.
2. Voir Mendel, 1992, 1998, 2002, 2003, 2004.

conjugue avec celle, construite dans le cadre familial et créatrice de notre inconscient (tel que découvert par Freud), part qui relève, elle, de la psychanalyse. Complémentaires et articulées, ces deux dimensions de la psyché humaine ne se confondent ni dans leur nature ni dans les méthodes pour les aborder.

Les présupposés théoriques

Psychofamilial et psychosocial sont, pour Gérard Mendel, les deux modes de fonctionnement complémentaires du psychisme humain. Famille d'abord, société ensuite, ont l'une et l'autre participé à la formation de la personnalité : seule la part de la famille semble reconnue à son juste poids dans cette formation, en particulier depuis la création de la psychanalyse et son influence dans le monde des idées. Lui-même psychanalyste et exerçant comme tel pratiquement jusqu'à la fin de sa vie, Mendel ne diminue en rien l'importance de cette théorie et de sa clinique dans le cadre individuel ; mais il en reconnaît les limites comme outil conceptuel pour comprendre le fait social dans son ampleur et sa complexité comme dans sa dimension collective. L'aventure de la sociopsychanalyse part du constat que la part modélisante et modifiante de la personnalité par *la forme* des rapports sociaux, en particulier celle des rapports de travail, paraît actuellement sous-estimée et insuffisamment étudiée. C'est précisément à cette part que s'attache l'étude de la sociopsychanalyse, *via* une théorisation spécifique, inséparable d'un modèle méthodologique qui en soutient la clinique.

Développons brièvement : la subjectivité propre au psychofamilialisme, objet de la psychanalyse (dont *la logique interne* est donc celle de l'Inconscient), conduit « naturellement » l'être humain à percevoir et à penser les rapports sociaux à l'image des rapports familiaux. Par le mécanisme de la projection, les premières relations de la vie constituent la grille de lecture fondamentale de toutes les autres. Cette perception non consciente est d'autant plus prégnante que la place dans le processus du travail s'éloigne des niveaux de décision, et que les personnes sont isolées : par l'individualisme dominant comme par le fractionnement de l'acte de travail. Isolé, renvoyé à son socle personnel de construction et à la subjectivité qui en est la marque, l'individu se sent de ce fait « en phase » avec l'approche dominante des mentalités : la lecture fortement « psychologisante » de tout événement humain, qu'il soit de nature et d'origine d'abord psychique ou d'abord psychosociale. Une perception psychofamiliale des rapports de travail peut ainsi apparaître comme la seule envisageable, au détriment de la réalité psychosociale.

Précisons encore : lorsqu'à l'isolement se joint le vecteur de l'inégalité, inégalité structurelle des positions dans le travail, la référence intérieure se dirige « naturellement » là aussi, chez chacun, vers celle du rapport d'autorité. La force de ce rapport-là tient d'une part à son inscription précoce dans la relation parents-enfants – un individu, le « petit », seul face à ses parents, les « grands » dont il a vitalement besoin pour survivre –, d'autre part à une forme de culpabilité inconsciente à se donner le droit de faire face aux parents (aux « grands » inconsciemment relayés par les hiérarchies) dans une relation d'égalité. C'est aussi l'exercice de ce droit, dans le cadre de l'acte de travail, qui va être en jeu dans le développement de notre psychosocialité.

La psychosocialité (objet de la sociopsychanalyse) se forme et se développe au contact de la réalité sociale, dont l'acte de travail et sa nécessaire part de *collectif* sont les creusets formateurs. L'acte de travail est une des formes de *l'acte* tout court, acte sur lequel Gérard Mendel a construit une grande part de sa réflexion et de son œuvre : *L'acte est une aventure* (1998) en est la somme théorique.

L'attribut principal de l'acte est, pour Mendel, son pouvoir de transformer la réalité : après l'acte, ce n'est plus jamais comme avant l'acte, quoi qu'on en dise et quoi qu'on en pense. Poser un acte construit le monde tel qu'il est ; ce qu'on fait nous fait. Acte et pouvoir – ce considérable pouvoir-là – sont inséparables, ce qui donnera naissance au concept mendélien d'*actepouvoir. Le pouvoir sur ce qu'on fait* prend ainsi sa place aux côtés du pouvoir des uns sur les autres.

Comment articuler cette fonction majeure de l'acte et le développement de la personnalité sociale ? La question théorique devenait : comment créer des conditions méthodologiques qui permettent que notre perception psychofamiliale des rapports sociaux dans le travail laisse émerger et vivre l'autre face des choses, celle de la psychosocialité ?

Pour Gérard Mendel, *le besoin d'appropriation de pouvoir sur ses actes* répond à un mouvement anthropologique propre à l'être humain. Cette formulation un peu abstraite rend compte en fait d'un sentiment de plus en plus partagé, à la fois fort et familier : prendre sa vie en main, être (davantage) maître de son destin, devenir l'auteur de sa propre vie, avoir (plus de) prise sur son existence. S'y ajoute du côté des moyens pour répondre à ce mouvement : pouvoir dire son mot sur ce qui vous concerne, être consulté sur les décisions qui vous impliquent, être reconnu comme partenaire à part entière, etc. Ce véritable besoin propre à l'être humain [3] est de plus en plus ressenti dans nos sociétés où la force de l'autorité « officielle », qui tenait lieu de ciment social, s'est clairement affaiblie depuis quelques décennies ; besoin nouvellement ressenti par de plus de plus de personnes, mais besoin inégalement exprimé, quand il l'est.

À l'instar du dispositif de la cure psychanalytique divan-fauteuil, dispositif qui permet la régression propice à l'émergence des productions de l'inconscient, Mendel a construit un cadre

3. D'abord caractérisé par son auteur comme une véritable « pulsion d'exigence de pouvoir » du fait de sa force sous-jacente.

spécifique qui favorise l'émergence de cet autre mouvement anthropologique, le besoin d'appropriation de plus de pouvoir sur nos actes.

C'est à partir de cette structure que se développe chez les participants l'aspiration partagée à exercer leur « actepouvoir » dans le cadre de leur travail. En prenant le pas sur la perception psychofamiliale des enjeux et des rapports de travail – perception qui ne disparaît pas pour autant, bien entendu, nous y revenons plus loin, mais qui devient moins fortement prégnante –, l'actepouvoir des participants s'exerce de manière soutenue, confortant à la fois leur identité professionnelle et leur participation institutionnelle. La trace repérable de la permanence du psychofamilialisme se traduit, elle, précisément par une difficulté des participants à « assumer » (ou s'autoriser à) l'exercice d'un plus grand pouvoir sur leurs actes : oser se réunir seuls sans la présence de leur hiérarchie, obtenir des résultats à leurs demandes. D'une façon si régulière que nous avons pu la repérer, chaque « résultat » important – meilleure information sur les tenants et les aboutissants de leur pratique, changements dans l'organisation de leur travail, prise en compte de leurs propositions – est suivi dans un groupe en intervention par un « mouvement de recul » : « À quoi ça sert tout ça, on devrait arrêter ces réunions... » Sans interprétation psychologique, l'intervenant fait simplement part de son constat : ce qui se passe en ce moment est quelque chose que nous avons observé dans tous les groupes en intervention, quelle que soit l'institution... Et la dynamique repart, portée par *les procédures du cadre*. La difficulté psychologique de fond, toujours en lien à l'autorité intériorisée, est là celle de se positionner dans un rapport d'égalité avec la hiérarchie ; ce rapport est permis par le dispositif pendant toute l'application de celui-ci, sans pour autant que la réalité des différences des places institutionnelles soit masquée ou annulée.

Au final, c'est une plus grande « objectivation du réel », autre concept mendélien, qui s'inscrit progressivement dans les lieux et les rapports du travail pour leurs acteurs, objectivation qui diminue la part fantasmatique projetée dans tout regard sur la réalité.

Nous revenons sur cette méthode particulière, mise en place dans plusieurs dizaines de lieux sociaux depuis trente-cinq ans, en France et à l'étranger (Rueff-Escoubès, 2008).

Une méthodologie inséparable de la théorie

Le besoin d'une pratique et d'une méthodologie qui lui permettent de vérifier ses intuitions « dans la réalité » a été un des soucis majeurs de Mendel, souci quasi contemporain du développement de sa théorie. Cette préoccupation a donné lieu à la création de deux dispositif originaux : d'une part les *groupes de sociopsychanalyse*, groupes de recherche et d'intervention dans le champ social, outil d'analyse des groupes institutionnels en intervention : « Seul un groupe peut comprendre ce qui se passe dans un autre groupe » ; d'autre part *un dispositif d'intervention, le dispositif institutionnel intergroupes de concertation et de communication sur le travail,* ou *dispositif institutionnel Mendel*[4] (DIM). Appliqué à l'école, le DIM modifie certains de ses paramètres et devient *le dispositif d'expression collective des élèves sur leur vie scolaire* (DECE), en lien avec l'équipe enseignante ; il a pour finalité une meilleure socialisation des jeunes scolarisés, par l'apprentissage *in situ – entre eux* d'abord, puis avec leurs enseignants – de processus d'échanges à formes démocratiques.

Quatre paramètres caractérisent ces dispositifs au sein d'une même organisation-institution : 1) l'unité de base n'est pas

4. Le nom de Mendel fut associé à la méthode après sa disparition en 2004.

l'individu mais le collectif ; 2) ces collectifs sont des groupes homogènes quant à la division technique, hiérarchique et institutionnelle du travail ; 3) la communication qui s'opère entre ces groupes, après un temps de concertation interne approfondi, est indirecte et médiatisée par l'écrit ; 4) l'objet des échanges des participants des groupes est spécifiquement leur acte de travail (conditions, contenus, vécus) ; salaires ou promotions restent l'apanage des syndicats.

Chacun de ces points de procédure répond au travail théorique qui le précède : la dimension collective spécifique du fonctionnement et de la dynamique sociale, sans que l'individu disparaisse pour autant ; la parité entre les personnes, qui atténue le rapport intériorisé à l'autorité et donne à chacun une chance égale d'exercer plus de pouvoir en donnant son point de vue ; la non-confrontation directe de niveaux inégaux en pouvoir institutionnel, évitant le rapport de forces toujours favorable au niveau supérieur ; la centration sur *un des organisateurs majeurs de la psychosocialité, l'acte de travail.*

Autour de l'acte de travail : une intervention sociopsychanalytique

À la demande d'une personne d'un établissement (un formateur, un psychologue, un directeur), l'intervention[5] se met en place avec la participation d'intervenants d'un groupe de sociopsychanalyse. La présence de ceux-ci (un par groupe homogène institutionnel, plusieurs pour chaque intervention), indispensable au cours du temps d'apprentissage de la méthode

5. Deux expériences d'intervention ont fait l'objet de films réalisés par Patrick Lebel (Périphérie, Bobigny) : *Voir le bout de ses actes* (Le DIM dans un service semi-public de transports), 1993 ; *La démocratie dans l'école* (Le DECE dans une classe de 5e d'un collège rural), 2000.

par les participants, s'espace et disparaît lorsque le dispositif institutionnel a été approprié par les intéressés. Le dispositif (DIM) s'inscrit alors régulièrement dans la vie de l'institution – lieu de travail –, il a pour vocation d'en faire partie aussi longtemps que les participants en éprouveront le besoin, ce qui peut vouloir dire : indéfiniment[6].

L'intervention DIM se réalise par *cycles* successifs, environ une fois par trimestre, selon les procédures suivantes.

Les différents *groupes homogènes* ou groupes de pairs (de métier et hiérarchiques, direction comprise) d'une même institution *se réunissent séparément,* pour échanger à propos de leur acte de travail (conditions, organisation, contenu, vécus). La réunion dure environ deux heures. Secrétaire et régulateur sont désignés au sein du groupe, fonctions tournantes pour maintenir un statut d'égalité entre les participants. Le groupe fait son ordre du jour, la discussion s'ouvre et se développe, le régulateur veille à l'égale participation de tous, le secrétaire note les points importants. Au terme des deux heures, un compte rendu est écrit avec l'accord de tous les membres de chacun des groupes. Les différents comptes rendus sont remis au *coordinateur* du DIM[7].

Ce temps de la concertation est essentiel au développement de la psychosocialité des membres de chaque groupe, *via* l'exercice de procédures démocratiques d'échanges : partage des informations, mise en commun des expériences, des difficultés dans le travail, des propositions de changements, construction commune d'une synthèse et écriture du compte rendu.

La communication intercatégories institutionnelles suit le temps de la concertation intragroupes : l'ensemble des comptes

6. Voir les cas présentés dans Rueff-Escoubès, 2008.

7. Une personne de l'institution qui n'a pas de fonction hiérarchique, qui comprend l'esprit de la méthode et accepte cette fonction pour tout le temps du DIM.

rendus circulera ensuite dans l'institution, portés par le coordinateur, prioritairement auprès du comité de pilotage. Ce comité regroupe les responsables hiérarchiques et la direction ; il se réunira donc en dernier, pour pouvoir répondre aux comptes rendus des différents groupes. Il a ainsi une double tâche : parler de son propre fonctionnement *via* une concertation entre les responsables, répondre aux groupes et le faire de façon argumentée.

Enfin, chacun des groupes homogènes recevra, *via le coordinateur, les réponses écrites* du comité de pilotage dans un temps relativement bref, qui ne devrait pas dépasser deux semaines.

Un cycle est ainsi terminé. Au trimestre suivant, les groupes se réuniront à nouveau pour un temps de concertation. Ils peuvent revenir à ce moment-là sur les réponses faites au cycle précédent et les retravailler ensemble pour en faire un nouveau sujet d'échanges puis de communication, à moins que, satisfaits, ils n'en prennent simplement acte. La participation, d'abord obligatoire pendant le temps de faire connaissance avec la méthode, se fait ensuite sur la base du volontariat, à l'exception de la hiérarchie tenue de répondre aux groupes « de base ».

L'acte de travail, un organisateur du psychosocial

Revenons sur cette place particulière donnée ici à l'acte de travail : un organisateur psychique du psychosocial dans l'individu, organisateur qui n'est « activé » qu'au sein d'un cadre collectif.

L'acte de travail engage l'ensemble de la personne ; il implique l'articulation *en elle* du psychologique (le psychofamilial) et du social (le psychosocial), de l'individualité et du collectif, à la condition qu'un *certain cadre* permette que se réalise cette articulation : c'est ce cadre que construit l'intervention sociopsychanalytique. La dimension du collectif y est centrale, dans les intragroupes homogènes de métier (le temps de la concertation), comme dans les intergroupes institutionnels (le temps de la communication).

Ce cadre n'a rien de « naturel », c'est une construction théorique qui vise à répondre à des besoins réels, construction volontariste et nécessairement brève dans son application concrète, malgré une visée d'installation dans la continuité.

L'acte de travail est donc au centre de la méthode. Sa meilleure appropriation par ceux qui quotidiennement l'exercent, comme l'échange auquel il donne lieu d'avec les autres catégories, construisent peu à peu pour eux une réelle et plus grande maîtrise sur ce qu'ils font. L'acte propre à chacun des lieux de travail (sa finalité) se trouve « recomposé » pour chacune des personnes qui, dans sa catégorie professionnelle, le réalise, recomposition qui vient s'opposer au fractionnement apporté par la division du travail. Cette vision d'ensemble de l'organisation et de son fonctionnement enrichit la compréhension par chaque groupe de la place et de la finalité de sa propre « part » d'acte, en regard de l'acte global de l'institution.

Le développement psychosocial personnel est en réalité limité par plusieurs obstacles : le rapport intériorisé à l'autorité, l'individualisation, l'isolement, et l'absence de vue d'ensemble où situer l'acte professionnel de chacun, conséquences de l'actuelle organisation du travail. Quant au mode de répartition des « bénéfices » créés par les actes de travail, il privilégie, dans nos sociétés, les hiérarchies plus que les auteurs directs : c'est là un des éléments auquel touche, à sa manière, le dispositif institutionnel. Cette forme de privation est préoccupante par le fait que l'absence ou l'insuffisance de pouvoir sur l'acte de travail induisent des réactions d'appauvrissement de la personnalité, en termes qu'on pourrait qualifier de « retraits » : retrait du plaisir et donc de l'implication au travail, retrait du développement des capacités en cause (intelligence de l'acte, responsabilisation, autonomie), retrait du confortement identitaire que celui-ci devrait apporter, retrait enfin du travail comme valeur. Dans cette optique, la « valeur-travail » n'a de sens que si celui-ci contribue clairement au développement psychosocial des personnes qui le réalisent, développement qui ne se réduit pas aux seuls bénéfices financiers.

Ce développement en lien avec l'exercice de leur « acte pouvoir », nous l'observons chez toutes les personnes présentes dans l'intervention SP (sociopsychanalytique) : découverte de la complémentarité des points de vue et des informations, plaisir et enrichissement par le partage, satisfaction de la découverte des limites des catégories vécues comme très puissantes (hiérarchies et directions), sentiment d'être, ensemble, plus forts ou plus compétents qu'on ne le croyait, confirmation d'appartenir à un groupe professionnel indispensable au bon fonctionnement de l'organisation..., confirmation enfin du *pouvoir de l'acte de parole* de chacun au sein de son groupe institutionnel, par le fait qu'ont été produites des réponses précises et argumentées de la part de la hiérarchie.

Tous ces ressentis, souvent nouveaux, déplacent, atténuent, soulagent les attentes portées par chacun et le sentiment d'incomplétude qui peut les accompagner. Souvent habitués à retrouver et à renforcer dans leurs rencontres, y compris de travail, la composante psychologique (« psychofamiliale ») de leur personnalité, avec ses rivalités, ses compétitions et ses comparaisons entre personnes, les membres des groupes homogènes s'initient entre eux à un nouveau mode de fonctionnement, à l'origine d'une nouvelle manière d'être ensemble, de comprendre et d'aborder le travail. Une condition, osons le redire : c'est dans et par un cadre approprié que cette nouveauté peut advenir.

Bibliographie

ABIVEN, M. 1976. *Humaniser l'hôpital*, Paris, Fayard.

ADAM, J.-M. 2002. « Récit », dans P. Charaudeau, D. Maingueneau (sous la direction de), *Dictionnaire d'analyse du discours,* Paris, Le Seuil, p. 484-487.

ALTER, N. 2003. « Mouvement et dyschronies dans les organisations », *L'année sociologique*, 53, 2, p. 489-514.

AMADO, G. 2002. « Implication », dans J. Barus-Michel, E. Enriquez, A. Lévy. (sous la direction de), *Vocabulaire de psychosociologie*, Toulouse, érès, 2006, p. 367-374.

AMADO, G. ; MINARY, J.-P. (sous la direction de). 2008. « Les ambiguïtés de la relation d'aide », *Nouvelle revue de psychosociologie*, 6.

AMOSSY, R. 2006. *L'argumentation dans le discours,* Paris, Colin.

ANDRÉ, A. 1993. « Faut-il écrire pour penser ? », *Actes de l'université d'été du CRAP* (Cercle de recherche et d'action pédagogiques) – *Cahiers pédagogiques*, numéro spécial, *Écrire, un enjeu pour les enseignants,* p. 96-108.

ANSART, P. 1983. *La gestion des passions politiques*, Lausanne, L'Âge d'Homme.

ANSCOMBE, E. 1979. « Under the description », dans *The Collected Philosophical Papers*, 2, Metaphysics and the Philosophy of Mind, Oxford, Basil Blackwell.

ARAGON, L. 1969. *Je n'ai jamais appris à écrire ou les incipit*, Genève, Skira.

ARENDT, H. 1961. *La condition de l'homme moderne,* Paris, Pocket, 2002.

ASKENAZY, P. 2006. *Organisation et intensité du travail,* Toulouse, Octarès.

AUBERT, N. ; GAULEJAC, V. de. 1991. *Le coût de l'excellence*, Paris, Le Seuil, 2007.

AUBERT, N. 1993. « Du travail organisé à l'organisation instituante : frontières et limites de la sociologie clinique », dans V. de Gaulejac, S. Roy (sous la direction de), *Sociologies cliniques,* Marseille, Hommes et Perspectives, p. 69-83.

AULAGNIER, P. 1975. *La violence de l'interprétation*, Paris, PUF.

BAKHTINE, M. 1984. *Esthétique de la création verbale*, Paris, Gallimard.

BARUS-MICHEL, J. 1987. *Le sujet social. Étude de psychologie sociale clinique*, Paris, Dunod.

BÉGUIN, P. 2007. « Dialogisme et conception des systèmes de travail », *Psychologie de l'interaction*, 23/24, p. 169-198.

BÉGUIN P. 2008. « Conception et santé : quelques remarques sur le statut de l'activité de travail dans la conception des systèmes de production », *Psychologie du travail et des organisations,* 14, 4, p. 369-384.

BÉGUIN, P. ; CLOT, Y. 2004. « L'action située dans le développement de l'activité », *@ctivités,* 1, 2, p. 27-49. www.activites.org/v1n2/beguin.fr.pdf

BÉGUIN, P. ; RABARDEL P. 1997. « Les technologies de l'information : dématérialisation ou nouvelles formes de matérialité ? », dans J.M. Fouet (sous la direction de), *Connaissances et savoir-faire en entreprise. Intégration et capitalisation,* Paris, Hermès, p. 41-54.

BÉGUIN, P. ; RABARDEL, P. 2000. « Concevoir pour les activités instrumentées », *La revue d'Intelligence artificielle*, 14/2000, p. 35-54.

BERGER, G. 2004. « La recherche-action. Épistémologie historique », dans P.-M. Mesnier, P. Missotte (sous la direction de), *La recherche-action. Une autre manière de chercher, se former, transformer,* Paris, L'Harmattan.

BERTRAND, H. 2007. « Préface. Validation des acquis de l'expérience : constat du passé ou promesse d'avenir ? », *La revue de l'IRES,* 55, 3, p. 4-7. www.ires-fr.org

BILLIARD, I. 2001. *Santé mentale et travail. L'émergence de la psychopathologie du travail,* Paris, La Dispute.

BINET, J.-P. 1990. *L'acte chirurgical,* Paris, Odile Jacob.

BJERKNES, G. ; EHN, P. ; KYNG, M. (sous la direction de). 1987. *Computer and Democracy. A Scandinavian Challenge*, Aveburry, Aldershot.

BOLTANSKI, L. ; CHIAPELLO, E. 1999. *Le nouvel esprit du capitalisme*, Paris, Gallimard.

BOLTANSKI, L. ; THÉVENOT, L. 1991. *De la justification. Les économies de la grandeur*, Paris, Gallimard.

BOUILLET, A. (sous la direction de). 2001. « À la recherche d'une éducation esthésique : rudiments, affinités, enjeux », *Les Cahiers du CERFEE* (université Paul Valéry - Montpellier 3), 17.

BOURDIEU, P. (sous la direction de). 1993. *La misère du monde*, Paris, Le Seuil.

BOURMAUD, G. 2003. *Les systèmes d'instruments : méthodes d'analyse et perspectives de conception*. Thèse de doctorat, université de Paris 8.

BOURNEL-BOSSON, M. 2006. « Analyse de l'activité et mouvements dialogiques dans le cadre de l'instruction au sosie », *Pratiques psychologiques*, 12, p. 31- 43.

BRÈS, J. 1996. Aspects de l'interaction rapportée dans le récit oral conversationnel, *Cahiers du français contemporain*, 3, p. 45-59.

BRÈS, J. 1997. « De l'interaction rapportée dans le récit oral », *Modèles linguistiques*, 35, XVIII, 1, p. 129-140.

BRUNER, J. 1996. « Meyerson aujourd'hui : quelques réflexions sur la psychologie culturelle », dans F. Parot (sous la direction de), *Pour une psychologie historique. Écrits en hommage à Ignace Meyerson*, Paris, PUF, p. 193-207.

BRUNER, J. 1996. *L'éducation, entrée dans la culture*, Paris, Retz.

BRUNER, J. 2005. *Pourquoi nous racontons-nous des histoires ? Le récit au fondement de la culture et de l'identité individuelle*, traduction d'Y. Bonin, Paris, Pocket.

BRUNET, J.-M. 2004. « Le choc démographique et la politique RH des entreprises », *Gérontologie et société*, 111, p. 13-28.

BRUNET, R. ; PRESSELIN, J. ; VIEL, M. ; SEE, N. 2005. *Le risque et la parole, construire ensemble une prévention des risques du travail dans l'agriculture et l'industrie*, Toulouse, Octarès.

BUTLER, J. 2005. *Vie précaire*, Paris, Éditions Amsterdam.

CANGUILHEM, G. 1966. *Le normal et le pathologique*, Paris, PUF, 1996.

CANGUILHEM, G. 2002. *Écrits sur la médecine*, Paris, Le Seuil.

CARBALLEDA, G. 1997. *La contribution des ergonomes à l'analyse et à la transformation de l'organisation du travail : l'exemple d'une intervention relative à la maintenance dans une industrie de process continu*. Thèse de doctorat d'ergonomie, Paris, CNAM.

CARPENTIER-ROY, M.-C. ; VÉZINA, M. (sous la direction de). 2000. *Le travail et ses malentendus, Enquêtes en psychodynamique du travail au Québec*, Québec, Presses de l'université Laval, et *Psychodynamique du travail et gestion*, Toulouse, Octarès.

CASTEL, R. 1995. *Les métamorphoses de la question sociale*, Paris, Fayard.

CASTORIADIS, C. 1975. *L'institution imaginaire de la société*, Paris, Le Seuil, p. 211 et suivantes.

CASTORIADIS, C. 1978. « La découverte de l'imagination », *Libre*, 3, p. 151-189.

CASTORIADIS, C. 2002. *Sujet et vérité dans le monde social-historique*, Paris, Le Seuil.

CAZEAU, C. 2008. « Dissection d'un chirurgien. Entretien avec le docteur Cyrille Cazeau », *Geste*, 5, p. 322-339.

CERTEAU, M. de. 1990. *L'invention du quotidien 1. Arts de faire*, Paris, Gallimard.

CHAKRAVORTY SPIVAK, G. 1988/2009. *« Can the Subaltern Speak ? »*, dans C. Nelson, L. Grossberg (sous la direction de), *Marxism and the Interpretation of Culture*, Chicago, University of Illinois Press, p. 271-313, traduction française par Jérôme Vidal, *Les subalternes peuvent-elles parler ?* Paris, Édition Amsterdam.

CHATIGNY, C. 2001. « Les ressources de l'environnement : au cœur de la construction des savoirs professionnels en situation de travail et de protection de la santé », *Pistes, 3, 2.* www.pistes.uqam.ca/v3n2/articles/v3n2a7.htm

CHENU, A. 1991. « Les employés de bureau, une catégorie en cours de redéfinition », *Éducation permanente*, 106, p. 15-22.

CIFALI, M. 1999. « Métier "impossible" ? Une boutade inépuisable », *Le portique*, 4. http://leportique.revues.org/index271.html

CIFALI, M. ; ANDRÉ, A. 2007. *Écrire l'expérience professionnelle. Vers la reconnaissance des pratiques professionnelles*, Paris, PUF.

CLOT, Y. 1995. *Le travail sans l'homme ? Pour une psychologie des milieux de travail et de vie*, Paris, La Découverte, 2008 (1re éd. 1998).

Clot, Y. (sous la direction de). 1996. *Les histoires de la psychologie du travail. Approche pluridisciplinaire,* Toulouse, Octarès, 1999.

Clot, Y. (sous la direction de). 1999*a*. *Avec Vygotski*, Paris, La Dispute, 2009 (1re éd. 2002).

Clot, Y. 1999*b*. *La fonction psychologique du travail,* Paris, PUF, 2006.

Clot, Y. 2002*a*. « Cliniques du travail et psychopathologie du travail », *Cliniques méditerranéennes,* 66, p. 5-10.

Clot, Y. 2002*b*. « Clinique de l'activité et répétition », *Cliniques méditerranéennes, 66*, p. 23-47.

Clot, Y. 2004. « Le travail entre fonctionnement et développement », *Bulletin de psychologie,* 57, 1, 469, p. 5-12.

Clot, Y. 2005. « L'autoconfrontation croisée en analyse du travail : l'apport de la théorie bakhtinienne du dialogue », dans L. Filliettaz, J.-P. Bronckart (sous la direction de), *L'analyse des actions et des discours en situation de travail. Concepts, méthodes et applications,* Louvain-la-Neuve, Peeters, p. 37-55.

Clot, Y. 2006. « Clinique du travail et clinique de l'activité », *Nouvelle revue de psychosociologie,* 1, p. 165-177.

Clot, Y. 2008*a*. *Travail et pouvoir d'agir*, Paris, PUF.

Clot, Y. 2008*b*. « Le statut de la critique en psychologie du travail : une clinique de l'activité », *Psychologie française,* 53, 2, p. 173-193.

Clot, Y. ; Faïta, D. 2000. « Genres et styles en analyse du travail. Concepts et méthodes », *Travailler,* 4, p. 7-42.

Clot, Y. ; Faïta, D. ; Fernandez, G. ; Scheller, L. 2001. « Entretiens en autoconfrontation croisée : une méthode en clinique de l'activité », *Éducation permanente*, 146, p. 17-25.

Clot, Y. ; Fernandez, G. 2005. « Analyse psychologique du mouvement : apport à la compréhension des TMS », *@ctivités,* 2, 2. www.activites.org/v2n2/html/fernandez.html

Clot, Y. ; Kostulski, K. (sous la direction de). 2007. « Dialogue, activité, développement », *Psychologie de l'interaction*, 23-24.

Clot, Y. ; Kostulski, K. 2009. « Intervening for transforming : from activity to institution, an horizon of action in "clinic of activity" approach », dans A. Sannino, B. Sutter (sous la direction de), *Cultural-Historical Activity Theory and Interventionist Methodology : Classical Legacy and Contemporary Developments, Theory and Psychology*, Sage Publications.

CLOT, Y., LHUILIER D. (sous la direction de). 2006. « Perspectives en clinique du travail », *Nouvelle revue de psychosociologie*, 1.

COLLIÈRE, M.-F. 1982, *Promouvoir la vie*, Paris, Interéditions.

CROZIER, M. 1989. *L'entreprise à l'écoute. Apprendre le management post-industriel*, Paris, Le Seuil, 1994.

CRU, D. 1989. « Ils ne mouraient pas tous, mais tous étaient frappés », intervention aux XXIe Journées régionales de médecine du travail du BTP », *Revue de médecine du travail*, XVI, 4, p. 189-192.

CRU, D. 1992. « Sur la prise de risque dans le BTP. Changer les représentations des opérateurs ou celles des préventeurs ? », *Sécurité et médecine du travail*, 97, p. 17-22.

CRU, D. 1995. *Règles de métier, langue de métier : dimension symbolique au travail et démarche participative de prévention. Le cas du bâtiment et des travaux publics,* Mémoire pour l'obtention du diplôme de l'EPHE, Paris.

CURIE, J. 2000. *Travail, organisation, changements sociaux. Archives pour une histoire de la psychologie du travail,* Toulouse, Octarès.

CUSSET, F. 2006. *La décennie ; le grand cauchemar des années 1980.* Paris, La Découverte.

DANIELLOU, F. 2004. « L'ergonomie dans la conduite de projets de conception de système de travail », dans P. Falzon (sous la direction de.), *Ergonomie*, Paris, PUF, p. 359-374.

DANIELLOU, F. ; LAVILLE, A. ; TEIGER, C. 1983. « Fiction et réalité du travail ouvrier », *Cahiers français de la documentation pédagogique*, 209, janvier-février, p. 39-45.

DEJOURS, C. 1980. *Travail, usure mentale. Essai de psychopathologie du travail*, Paris, Bayard, 2008 (1re éd. 1993, 2e éd. 2000).

DEJOURS, C. 1995*a*. *Le facteur humain*, Paris, PUF.

DEJOURS, C. 1995*b*. « Évaluation ou validation en psychologie du travail ? », *Pratiques psychologiques*, 1, p. 51-61.

DEJOURS, C. 2003. *L'évaluation du travail à l'épreuve du réel. Critique des fondements de l'évaluation,* Paris, INRA Éditions.

DELION, P. 2007. « Entretien », dans P. Faugeras, *L'ombre portée de F. Tosquelles,* Toulouse, érès.

DELION, P. 2009. Préface à F. Tosquelles, *Le travail thérapeutique en psychiatrie,* Toulouse, érès.

DENOYEL, N. 1990. *Le biais du gars, travail manuel et culture de l'artisan,* Maurecourt, Éditions universitaires UNMFREO.

DESNOYERS, L. 1993. « Les indicateurs et les traces de l'activité collective. », dans F. Six, X. Vaxevanoglou (sous la direction de), *Les aspects collectifs du travail,* Actes du 27e congrès de la SELF (1992), Toulouse, Octarès, p. 53-66.

DETIENNE, M. ; VERNANT, J.-P. 1974. *Les ruses de l'intelligence. La Mètis des Grecs,* Paris, Flammarion, 1993.

DEVEREUX, G. 1980. *De l'angoisse à la méthode dans les sciences du comportement,* Paris, Flammarion.

DEWEY, J. 2005. « L'art comme expérience », dans *Œuvres philosophiques III,* Publications de l'université de Pau, Éditions Farrago.

DIET, E. 2006. « La figure du persécuteur comme organisateur dans les groupes d'enseignants », *Connexions,* 86, p. 121-148.

DIET, E. 2009. « Perspectives complémentaristes sur la souffrance au travail des enseignants », *Le journal des psychologues,* 268 (juin 2009), p. 47-53.

DUBAR, C. 1991. *La socialisation. Construction des identités sociales et professionnelles,* Paris, Armand Colin, 2002.

DUBAR, C. 2000. *La crise des identités. L'interprétation d'une mutation,* Paris, PUF.

DUBET, F. 1995. *Sociologie de l'expérience,* Paris, Le Seuil.

DUBET, F. 2002. *Le déclin de l'institution,* Paris, Le Seuil.

DUBOST, J. 1984. « Une analyse comparative des pratiques dites de recherche-action », Recherche-action et expérimentations sociales, *Connexions,* 43, p. 9-28.

DUBOST, J. ; LÉVY, A. 1984. « Éditorial », *Connexions, 43,* Recherche Action et expérimentations sociales, p 5-8.

DUBOST, J. ; LÉVY, A. 2002. « Recherche-action et intervention », dans J. Barrus-Michel, E. Enriquez, A. Lévy (sous la direction de), *Vocabulaire de psychosociologie. Positions et références,* Toulouse, érès, 2006, p. 391-416.

DUJARIER, M.-A. 2006*a*. *L'idéal au travail,* Préface de V. de Gaulejac, Paris, PUF.

DUJARIER, M.-A. 2006*b*. « La division sociale du travail d'organisation dans les services », *Nouvelle revue de psychosociologie*, 1, p. 129-136.

DUJARIER, M.-A. 2006*c*. « La soumission à prescription de toute-puissance », dans J.-P. Durand, M.-C. Le Floch (sous la direction de), *Le consentement au travail. De la soumission volontaire à l'implication contrainte*, Paris, L'Harmattan, p. 101-109.

DUJARIER, M.-A. 2008*a*. *Le travail du consommateur*, Paris, La Découverte.

DUJARIER, M.-A. 2008*b*. « Contribution et rétribution subjectives au travail », dans V. de Gaulejac, F. Hanique, L. Servel (sous la direction de), *Exister dans l'entreprise*, Paris, L'Harmattan.

DURAFFOURG, J. ; VUILLON, B. 2004. *Alain Wisner et les tâches du présent. La bataille du travail réel*, Toulouse, Octarès.

DURKHEIM, E. 1894. *Les règles de la méthode sociologique*, Paris, PUF, 2007 (1re éd. 1990).

EHRENBERG, A. 1998. *La fatigue d'être soi. Dépression et société*, Paris, Odile Jacob.

ENRIQUEZ, E. 1972. « Imaginaire social, refoulement et répression dans les organisations », *Connexions*, 3, p. 65-93.

ENRIQUEZ, E. 1981. « Petite galerie de portraits de formateurs en mal de modèle », *Connexions*, 33, p. 93-109.

ENRIQUEZ, E. ; HOULE, G. ; RHÉAUME, J. ; SÉVIGNY, R. (sous la direction de). 1993. *L'analyse clinique dans les sciences humaines*, Montréal, Éditions Saint-Martin.

FEENBERG, A. 1999. *Questioning Technology*, Londres, Routledge.

FERNANDEZ, G. 2001. « Le corps, le collectif et le développement du métier. Étude clinique d'un geste de métier à la SNCF », *Éducation permanente*, 146, 1, p. 27-34.

FERNANDEZ, G. 2004. *Histoire d'un geste : le cas du freinage d'un train en gare du Nord*. Thèse pour le doctorat de psychologie, Paris, CNAM.

FERNANDEZ, G. 2009. *Soigner le travail. Itinéraire d'un médecin du travail*, Toulouse, érès.

FERRERAS, I. 2007. *Critique politique du travail. Travailler à l'heure de la société des services*, Paris, Les presses de Sciences Po.

FLICHY, P. 2008. « Technique, usage et représentations », *Réseaux*, 148-149, p. 147-174.

FOESSEL, M. 2009. « Malaise dans l'identification. La mélancolie du genre », dans F. Brugère, G. Le Blanc (sous la direction de), *Judith Butler. Trouble dans le sujet, trouble dans les normes,* Paris, PUF.

FOUCAULT, M. 2004. *Sécurité, territoire, population, cours au Collège de France, 1977-1978,* édition sous la direction de F. Ewald, A. Fontana et M. Senellart, Hautes études, Paris, Gallimard, Le Seuil.

FREUD, S. 1901. *Psychopathologie de la vie quotidienne*, Paris, Payot, 2001.

FREUD, S. 1914. « Pour introduire le narcissisme », dans *La vie sexuelle*, Paris, PUF, 1999.

FREUD, S. 1927. *L'avenir d'une illusion*, Paris, PUF, 2004.

FREUD, S. 1929. « Malaise dans la culture », dans *Œuvres complètes XVIII*, Paris, PUF, 2002.

FREUD, S. 1937. « L'analyse avec fin et l'analyse sans fin », traduction de J. Altounian, A. Bourguignon, P. Cotet, A. Rauzy, dans *Résultats, idées, problèmes, 2*, Paris, PUF, 2002 (1re éd. 1985).

FRIEDMANN, G. ; NAVILLE, P. 1962. *Traité de sociologie du travail*, Paris, Armand Colin.

GARDEY, D. 2001. *La dactylographe et l'expéditionnaire. Histoire des employés de bureau 1890-1930,* Paris, Belin.

GAULEJAC V. de. 2001. « Abstraction et psychologisation du pouvoir dans l'entreprise hypermoderne », *Les cahiers du changement,* 6.

GAULEJAC, V. de. 2008, « Exister dans un modèle paradoxal », dans V. de Gaulejac, F. Hanique, L. Servel (sous la direction de), *Exister dans l'entreprise,* Paris, L'Harmattan.

GAULEJAC, V. de ; HANIQUE, F. ; ROCHE, P. 2007. *La sociologie clinique. Enjeu théoriques et méthodologiques,* Toulouse, érès.

GAULEJAC, V. de ; ROY, S. (sous la direction de). 1993. *Sociologies cliniques*, Paris, Desclée de Brouwer.

GILLIGAN, C. 1982/2008. *In a Different Voice*, Cambridge, Harvard University Press. Traduction française, *Une voie différente*, Paris, Flammarion.

GILLIGAN, C. 2009. « Entretien avec Sandra Laugier et Patricia Paperman », *Multitudes 37-38*, Politiques du *care.*

GIOVANNONI, V. 1995. *Les pêcheurs de l'étang de Thau. Écologie humaine et ethnologie des techniques*, Paris, L'Harmattan, 2003.

GREEN, A. 1973. *Le discours vivant. La conception psychanalytique de l'affect*, Paris, PUF, 2004.

GUILLAUMIN, C. 1978. « Pratiques du pouvoir et idée de nature : l'appropriation des femmes », *Questions féministes*, 2, p. 5-30.

HAKKARAINEN, K. ; PALONEN, T. ; PAAVOLA, S. ; LEHTINEN, E. 2007. *Communities of Networked Expertise. Professional and Educational Perspectives*, Emerald, Earli.

HANIQUE, F. 2004. *Le sens du travail. Chronique d'une modernisation au guichet*, Toulouse, érès.

HANIQUE, F. 2005. « Changement de cadre et (re)construction du sens. Une clinique de la modernisation dans une entreprise publique », *Revue internationale de psychosociologie*, Subjectivité et travail, 11, 1, p. 119-136.

HANIQUE, F. 2008. « Les guichetiers de La Poste sont-ils stressés ? Contribution à une acception sociologique et clinique de la notion de stress », dans M. Buscatto, M. Loriol, J-M Weller (sous la direction de), *Au-delà du stress au travail. Une sociologie des agents publics au contact des usagers*, Toulouse, érès, p. 155-176.

HANIQUE, F. 2009. « La formation dans l'entreprise publique modernisée : entre contradictions et paradoxes », *Éducation permanente*, Peut-on former à la fonction d'encadrement, 178.

HONNETH, A. 2000. *La lutte pour la reconnaissance*, Paris, Cerf, 2008 (1re éd. 2002).

IMBERT, F. 1994. *Médiations, institutions et loi dans la classe. Pratiques de pédagogie institutionnelle*, Paris, ESF.

IPDTQ (Institut de psychodynamique du travail de Québec). 2006. *Espace de réflexion, espace d'action en santé mentale au travail. Enquêtes en psychodynamique du travail au Québec*, Québec, Presses de l'université Laval.

KAËS, R. 1979. *Crise, rupture et dépassement*, Paris, Dunod.

KAËS, R. 1989. « Le pacte dénégatif dans les ensembles transsubjectifs », dans A. Missenard (sous la direction de), *Le négatif, figures et modalités*, Paris, Dunod, p. 101-137.

KAËS, R. 2009. *Les alliances inconscientes*, Paris, Dunod.

KERVASDOUÉ, J. 2003. « L'hôpital vu d'en bas », *Le Monde*, 28 novembre, p.16.

KERVASDOUÉ, J. 2004. *L'hôpital*, Paris, PUF.

KOSTULSKI, K. 2004. « Développement de la pensée et du rapport à l'autre dans une interlocution : "Est-ce que c'est un endroit pour poser un paquet de contre-rails ? " », *Cahiers de linguistique française*, 26, p. 113-131.

KOSTULSKI, K. 2009. « Le métier de procureur de la République au quotidien : de l'activité empêchée à la créativité », Rapport final de l'intervention réalisée à la demande de l'École nationale de la magistrature sur « l'analyse du métier de procureur de la République », février 2009.

KOSTULSKI, K. 2009. « Dialogical frames and development of professional activity », Actes du colloque ESREA (Société européenne pour la recherche en formation des adultes) Access, "Learning Careers and Identities Network", 10-12 décembre 2008, université de Séville, Espagne.

KOSTULSKI, K. ; CLOT, Y. 2007. « Interaction et migration fonctionnelle : un développement en autoconfrontation croisée », dans Y. Clot, K. Kostulski (sous la direction de), Dialogue, activité, développement, *Psychologie de l'interaction*, 23-24, p. 73-108.

KOSTULSKI, K. ; PROT, B. 2002. « Une intervention sur le rapport entre l'organisation du travail et la santé : la question de la demande », dans *Actes du 12e Congrès de psychologie du travail et des organisations de l'AIPTLF*, 3, Louvain, Presses universitaires de Louvain, p. 341.

LAÉ, J.F. 1989. *Travailler au noir*, Paris, Métailié.

LA GARZA, C. de ; Weill-Fassina, A. 2000. « Régulations horizontales et verticales du risque », dans T.H. Benchekroun, A. Weill-Fassina (sous la direction de), *Le travail collectif. Perspectives actuelles en ergonomie*, Paris, Octarès, p. 217-234.

LALLEMENT, M. 2007. *Le travail. Une sociologie contemporaine*, Paris, Gallimard.

LAUGIER, S. 2007. « Le *care* : enjeux politiques d'une éthique féministe », *Raison publique*, 6, p. 29-46.

LE BLANC, G. 2007. *Vies ordinaires, vies précaires*, Paris, Le Seuil.

LE BLANC, G. 2009. *L'invisibilité sociale*, Paris, PUF.

LEGENDRE, P. 1999. *Sur la question dogmatique en Occident. Aspects théoriques*, Paris, Fayard.

LE GUILLANT, L. 2006. *Le drame humain du travail. Essais de psychopathologie du travail*, Toulouse, érès.

LÉONTIEV, A. N. 1976. *Le développement du psychisme*, Paris, Éditions sociales.

LÉONTIEV, A. N. 1984. *Activité, conscience, personnalité*, Moscou, Édition du Progrès.

LÉPIDIS, C. 1993. *La vie en chantier*, Paris, Denoël.

LEPLAT, J. 1993. « Ergonomie et activités collectives », dans F. Six, X. Vaxevanoglou (sous la direction de), *Les aspects collectifs du travail*, Actes du 27e congrès de la SELF (1992), Toulouse, Octarès.

LÉVY, A. 1973. « Le changement comme travail », *Connexions*, 7, p. 97-114.

LHUILIER, D. 2002. *Placardisés. Des exclus dans l'entreprise*, Paris, Le Seuil.

LHUILIER, D. 2006. « Travail », dans J. Barrus-Michel, E. Enriquez, A. Lévy (sous la direction de), *Vocabulaire de psychosociologie. Positions et références*, Toulouse, éres, 2006, p. 275-287.

LHUILIER, D. 2006. *Cliniques du travail*, Toulouse, éres.

LHUILIER, D. ; COCHIN Y. 1999. *Des déchets et des hommes*, Paris, Desclée de Brouwer.

LHUILIER, D. ; ROCHE P. (sous la direction de). 2009. « La résistance créatrice », *Nouvelle revue de psychosociologie*, 7.

LIAROUTZOS, O. 1998. « La secrétaire et les autres : une identité professionnelle en question », *Formation emploi*, 61, p. 73-90.

LINHART, D. 1991. *Le torticolis de l'autruche*, Paris, Le Seuil.

LINHART, D. 1994. *La modernisation des entreprises*, Paris, La Découverte.

LINHART, D. (sous la direction de). 2002. *Perte d'emploi, perte de soi*, Toulouse, érès, 2005.

LITIM, M. 2006. *Les histoires de travail : un instrument du développement du métier et de l'activité professionnelle. Une analyse de l'activité soignante en gérontologie*, thèse pour le doctorat de psychologie, Paris, CNAM.

LITIM, M. ; KOSTULSKI, K. 2006. « Le diagnostic d'une activité complexe en gériatrie », *Nouvelle revue de psychosociologie*, 1, p. 45-54.

LIU, M. 1997. *Fondements et pratiques de la recherche action*, Paris, L'Harmattan.

LURIA, A. 1995. *L'homme dont le monde volait en éclats,* Paris, Le Seuil.

MAGGI, B. 2003. *De l'agir organisationnel - Un point de vue sur le travail, le bien-être, l'apprentissage*, Toulouse, Octarès.

MARKOVA, I. 2003. *Dialogicality and Social Representations, the Dynamics of Mind,* Cambridge, Cambridge University Press.

MARTUCELLI, D. 2006. *Forgé par l'épreuve. L'individu dans la France contemporaine*, Paris, Armand Colin.

MARX, K. 1867. *Le Capital, Livre I,* Paris, PUF, 2006 (1re éd. 1993).

MAUSS, M. 1934. « Les techniques du corps », dans M. Mauss, *Sociologie et anthropologie,* Paris, PUF, 2004 (1re éd. 1950).

MENDEL, G. 1992. *La société n'est pas une famille*, Paris, La Découverte.

MENDEL, G. 1996. « Itinéraire : sociopsychanalyse, intervention institutionnelle, psychosociologie du travail », dans Y. Clot (sous la direction de), *Les histoires de la psychologie du travail*, Toulouse, Octarès, p. 183-201.

MENDEL, G. 1998. *L'acte est une aventure*, Paris, La Découverte.

MENDEL, G. 2002. *Une histoire de l'autorité, permanences et variations*, Paris, La Découverte.

MENDEL, G. 2003. *Pourquoi la démocratie est en panne ? Développer la démocratie participative*, Paris, La Découverte.

MENDEL, G. 2004. *Construire le sens de sa vie, une anthropologie des valeurs*, Paris, La Découverte.

MEIRIEU, P. 1993. « Écritures et recherche », *Actes de l'université d'été du CRAP* (Cercle de recherche et d'action pédagogiques) – *Cahiers pédagogiques*, Numéro spécial, Écrire, un enjeu pour les enseignants.

MERLE, V. 2007. « Genèse de la loi de 2002 sur la validation des acquis de l'expérience », *La revue de l'IRES,* 55, 3. www.ires-fr.org

MICHELOT, C. 2002. « La demande », dans J. Barrus-Michel, E. Enriquez, A. Lévy (sous la direction de), *Vocabulaire de psychosociologie. Positions et références,* Toulouse, érès, 2006.

MINARY, J.-P. 2003. « L'analyse des pratiques professionnelles en relation d'aide dans le travail social : pour une clinique du sens et de l'action », dans C. Blanchard-Laville, D. Fablet, *Travail social et analyse des pratiques professionnelles,* Paris, L'Harmattan, p. 47-67.

MINARY, J.-P. 2006. « L'intervention psychosociologique et la recherche-action dans le travail social : science, subjectivité et transformation sociale », dans F. Crézé, Michel Liu (sous la direction de), *La recherche-action et les transformations sociales,* Paris, L'Harmattan.

MINARY, J.-P. ; PERRIN, P. 2004. « Elaboration d'un cadre de travail pour un groupe de parole avec des "personnes dites exclues" », *Connexions,* 82, p. 83-104.

MINC, A. 1984. *L'avenir en face,* Paris, Le Seuil.

MOLINIER, P. 2006. *Les enjeux psychiques du travail. Introduction à la psychodynamique du travail,* Paris, Payot.

MOLINIER, P. ; LAUGIER, S. ; PAPERMAN, P. 2009. *Qu'est-ce que le* care *? Souci des autres, sensibilité, responsabilité*, Paris, Payot.

MORGAN, G. 1997. *Images of Organization,* Newbury Park, CA : Sage Publications, 2nd edition.

MORIN, E. 1990. *Introduction à la pensée complexe,* Paris, ESF.

MOSCOVICI, S. 1972. *La société contre nature*, Paris, UGE.

MOSCOVICI, S. 1974. *Hommes domestiques et hommes sauvages,* Paris, UGE.

MOSCOVICI, S. 1979. *Psychologie des minorités actives,* Paris, PUF, 1996.

MOSCOVICI, S. 2002. *De la nature. Pour penser l'écologie,* Paris, Métailié.

NICOLAI, A. 1978. Séminaire sur la reproduction des agents sociaux (Dynamique des systèmes), UER d'Économie, Nanterre, 1979.

NOIREZ, R. 2003. « Dans un service de soins de longue durée. Témoignage », *Gérontologie et société,* 104, p. 91-95.

ODDONE, I. ; REY, A. ; BRIANTE, G. 1981. *Redécouvrir l'expérience ouvrière. Vers une autre psychologie du travail,* Paris, Éditions sociales.

OSTY, F. 2003. *Le désir de métier. Engagement, Identité et reconnaissance au travail,* Rennes, Presses universitaires de Rennes.

OSTY, F. ; MINGUET, G. 2008. *En quête d'innovation,* Paris, Hermès.

OURY, J. 1986. *Le collectif. Séminaire de Sainte-Anne*... Paris, Éditions du Scarabée.

OURY, J. 2008. « Le travail est-il thérapeutique ? », *Travailler*, 19.

OURY, J. ; DEPUSSÉ, M. 2003. *À quelle heure passe le train ?... Conversation sur la folie*, Paris, Calman-Lévy.

OUVRIER-BONNAZ, R. ; PROT, B. 2007. « Activité d'orientation et développement des métiers », *Éducation permanente,* 171.

PAPERMAN, P. ; LAUGIER, S. (sous la direction de). 2006. *Le souci des autres, Éthique et politique du* care, Paris, Éditions de l'EHESS.

PAUMELLE, P. 1951. *Essais de traitement collectif du quartier d'agités*, Rennes, Éditions ENSP, 1999.

PETER, T. ; WATERMANN, R. 1983. *Le prix de l'excellence,* Paris, Inter Éditions.

PEYRE, C. 1962. *Une société anonyme*, Paris, Julliard.

PHILLIPS, A. 2008. *Winnicott ou le choix de la solitude,* Paris, Éditions de l'Olivier.

POITOU, J.-P. 2007. « Des techniques de gestion des connaissances à l'anthropologie des connaissances », *Revue d'anthropologie des connaissances,* 1, p. 11-34.

PONI, C. 1978. « Ruses paysannes et stratégies des propriétaires terriens dans la campagne bolognèse », Communication au colloque de Gottingen sur le « procès de travail », juin 1978, Max-Planck-Institut for Geschichte. Parution en février 1980, School of Social Science, Institute for Advandced Study, Princeton Department of History, Faculty of Political Science, University of Bologna (Italy).

POUILLON, P. 1964. *Les pierres sauvages*, Paris, Le Seuil.

PROT, B. 2006. « La fonction du clinicien dans les méthodes de clinique de l'activité », *Nouvelle revue de psychosociologie,* 1, p. 31-44.

PROT, B. 2007. « Un point critique du développement : Le concept potentiel », *Psychologie de l'interaction, 23-24,* p. 137-165.

PROT, B. 2009. « La double vie du collectif : l'abstraction est une activité dialogique », dans R. Bélisle, J.-P. Boutinet, *Reconnaissance et validation des acquis*, Laval, Presses de l'université de Laval.

PROT, B. ; BÉGUIN, P. ; MEZZA, J. ; OUVRIER-BONNAZ, R. ; REILLE-BAUDRIN, E. ; VÉRILLON, P. 2008. « Développer le métier pour rénover le référentiel. Une étude réalisée avec des employés en travail temporaire et des enseignants de BEP "Métiers du secrétariat" », Rapport à la Direction générale de l'enseignement scolaire, ministère de l'Éducation nationale.

PROT, B. ; MIOSSEC, Y. 2007. « Le conflit et l'intrus en clinique de l'activité », *Le Télémaque*, 31, p. 63-80.

PROT, B. ; REILLE-BAUDRIN, E. ; CLOT, Y. 2007. « Entre le référentiel et l'activité : le problème de la prospective du métier. Une étude avec des employés administratifs », *CPC Documents*, 1, ministère de l'Éducation nationale.

PUEYO, V. ; MEYLAN, V. 2007 « De la logique "produit" à l'orientation "client" : l'accroissement des exigences temporelles et leurs effets sur l'activité des horticulteurs et des pépiniéristes ». *Activités, expérience et santé à l'épreuve des évolutions du travail : recherches dans quatre secteurs professionnels. Actes du séminaire Âges et travail*, CREAPT CEE.

RABARDEL, P. 1995. *Les hommes et les technologies. Approche cognitive des instruments contemporains*, Paris, Armand Colin.

RENAULT, E. 2004. « L'expérience de l'injustice », *Reconnaissance et clinique de l'injustice*, Paris, La Découverte.

RIBET, N. 2004. « Les parcours du feu : modes d'appropriation de la nature à travers le statut et les usages du feu », *Info DFCI* (Cemagref d'Aix-en-Provence), 53.

RICŒUR, P. 1990. *Soi-même comme un autre*, Paris, Le Seuil.

RICŒUR, P. 1995. *Réflexion faite*, Paris, Éditions Esprit

RICŒUR, P. 2004. *Parcours de la reconnaissance*, Paris, Stock.

ROCHE, P. 2006. « La subjectivation », dans V. de Gaulejac, F. Hanique, P. Roche, *La sociologie clinique. Enjeux théoriques et méthodologiques*, Toulouse, érès.

ROCHE, P. 2007. « Les défis de la proximité dans le champ professionnel », *Nouvelle revue de psychosociologie*, 3, p. 63-82.

ROGER, J.-L. 2007. *Refaire son métier : Essai de clinique de l'activité*. Toulouse, érès.

ROULEAU-BERGER, L. 1999. *Le travail en friche*, Paris, Éditions de l'Aube.

RUBINSTEIN, S.L. 2007. *Anthologie de textes choisis* et édités par V. Nosulenko et P. Rabardel, *Rubinstein aujourd'hui. Nouvelles figures de l'activité humaine*, Toulouse, Octarès.

RUEFF-ESCOUBÈS, C. 1997. *La démocratie dans l'école*, Paris, La Découverte.

RUEFF-ESCOUBÈS, C. 2008. *La sociopsychanalyse de Gérard Mendel*, Paris, La Découverte.

SAINSAULIEU, R. 1977. *L'identité au travail*, Paris, FNSP.

SALMONA, M. 1970. *Le petit entrepreneur et sa relation à l'objet économique*, thèse de doctorat de troisième cycle de psychologie économique, université Paris 7.

SALMONA, M. 1982. « Putain, petite fille rebelle ou belle au bois dormant », *Revue Pénélope pour l'histoire des femmes*, 7 (Femmes et Terre), p. 113.

SALMONA, M. 2003. « Des paysannes en France : violences, ruses résistances », *Les cahiers du genre*, 35, p. 117-140.

SALMONA, M. à paraître. *Femmes mémoires, territoires. Le territoire comme corps*.

SANSOT, P. ; STROHL, H. ; TORGUE, H. ; VERDILLON, C. 1978. *L'espace et son double*, Paris, Le Champ urbain.

SCHELLER, L. 2003. *Elaborer l'expérience du travail : activité dialogique et référentielle dans la méthode des instructions au sosie*, Thèse pour le doctorat de psychologie, Paris, CNAM.

SCHWARTZ, Y. 1992. *Travail et philosophie. Convocations mutuelles*, Toulouse, Octarès.

SCHWARTZ, Y. 2000. *Le paradigme ergologique ou un métier de philosophe*, Toulouse, Octarès.

SCHWARTZ, Y. ; DURRIVE, L. (sous la direction de). 2003. *Travail et ergologie. Entretiens sur l'activité humaine*, Toulouse, Octarès.

SEGRESTIN, D. 1985. *Le phénomène corporatiste. Essai sur l'avenir des systèmes professionnels fermés en France*, Paris, Fayard.

SENNET, R. 2006. *La culture du nouveau capitalisme*, Paris, Albin Michel.

SEWELL, W.-H. 1983. *Gens de métier et révolution*, Paris, Aubier.

SIGAUT, F. 2004. « Folie, réel et technologie. À propos de Philippe Bernardet. *Les Dossiers noirs de l'internement psychiatrique*, Paris, Fayard, 1989 », *Travailler*, 12, p. 117-130.

SIMONDON, G. 1958. *Du mode d'existence des objets techniques*, Paris, Aubier, 2001 (1re éd. 1989).

SIVADON, P. 1952. « Psychopathologie du travail », *L'évolution psychiatrique,* 3, p. 441-474.

SPINOZA, B. 1670/1998. *Le traité théologico-politique*, Paris, PUF.

SPINOZA, B. 1677/1994. *L'éthique*, Paris, Gallimard.

SUCHMAN, L. 1989. *Plans and Situated Actions*, Cambridge, University press.

TAPIE, B. 1986. *Gagner.* Paris, Laffont.

TASSIN, E. 2003. *Un monde commun. Pour une cosmo-politique des conflits.* Paris, Le Seuil.

TEIGER, C. ; BARBAROUX, L. ; DAVID, M. ; DURAFFOURG, J. ; GALISSON, M.T. ; LAVILLE, A. ; THAREAUT, L. 2006. « Quand les ergonomes sont sortis du laboratoire... à propos du travail des femmes dans l'industrie électronique (1963-1973) », *Pistes*, 8, 2, www.pistes.uqam.ca.

TERSSAC, G. de. 1990. *L'autonomie dans le travail,* Paris, PUF.

THERY, L. (sous la direction de). 2006. *Le travail intenable. Résister collectivement à l'intensification du travail,* Paris, La Découverte.

THOM, R. 1976. « Crise et catastrophe », *Revue communications*, 25 – La notion de crise, p. 34-38.

TIBON-CORNILLOT, M. 1979. « L'ordre rationnel et son destin ou l'état moderne et la société reconstruite », *Connexions*, 27 – Pouvoirs des discours.

TOMÁS, J.-L. ; SIMONET, P. ; CLOT, Y. ; FERNANDEZ, G. (à paraître). « Le corps : l'œuvre du collectif de travail », *Revue corps.*

TOSEL, A. 2008. *Spinoza ou l'autre (in)finitude,* Paris, L'Harmattan.

TOSQUELLES, F. 1951. « Le coin du médecin », *Trait d'union*, 36.

TOSQUELLES, F. 1967. *Le travail thérapeutique en psychiatrie,* Toulouse, érès, 2009.

TOSQUELLES, F. 1992. *L'enseignement de la folie*, Toulouse, Privat.

TROGNON, A. ; KOSTULSKI, K. 1996. « L'analyse de l'interaction en psychologie des groupes : économie interne et dynamique des phénomènes groupaux », *Connexions,* 68, p. 73-117.

TRONTO, J. 1993/2009*a*. *Moral Boundaries : A Political Argument for an Ethic of Care*, New York, Routledge. Traduction française par Hervé Maury, *Un monde vulnérable. Pour une politique du* care, Paris, La Découverte.

TRONTO, J. 2009*b* « *Care* démocratique et démocraties du *care* », *dans* P. Molinier, S. Laugier, P. Paperman, *Qu'est-ce que le* care ? *Souci des autres, sensibilité, responsabilité*, Paris, Payot.

VEIL, C. 1957. « Phénoménologie du travail », *L'évolution psychiatrique*, 4, p. 693-721.

VERILLON, P. ; RABARDEL, P. 1995. « Artefact and cognition : A contribution to the study of thought in relation to instrumented activity », *European Journal of Psychology in Education*, IX, p. 77-101.

VERNANT, J.-P. 1965. *Mythe et pensée chez les Grecs,* Paris, Maspero.

VIAL, M. ; CAPARROS-MENCACCI, N. 2007. *L'accompagnement professionnel ? Méthode à l'usage des praticiens exerçant une fonction éducative,* Bruxelles, De Boeck.

VINCENT, D. ; PERRIN, L. 2001. « Raconter sa journée : des histoires de conversations dans la conversation », *Revue québécoise de linguistique,* 29,1, p. 179-201.

VYGOTSKI, L. 1925. « La conscience comme problème de la psychologie du comportement », dans *Conscience, inconscient, émotions,* Paris, La Dispute, 2003, p. 61-94.

VYGOTSKI, L. 1925. *La psychologie de l'art,* Traduction de F. Sève, Paris, La Dispute, 2005.

VYGOTSKI, L. 1929. « Psychologie concrète de l'homme », dans M. Brossard, *Vygotski. Lectures et perspectives de recherche en éducation,* Villeneuve-d'Ascq, Presses universitaires du Septentrion, 2004.

VYGOTSKI, L. 1930. « La méthode instrumentale en psychologie », dans B. Schneuwly, J.-P. Bronckart (sous la direction de), *Vygotski aujourd'hui,* Lausanne, Delachaux et Niestlé, 1985.

VYGOTSKI, L. 1934. *Pensée et langage,* Traduction de F. Sève, Paris, La Dispute, 1997.

VYGOTSKI, L. 2003. *Conscience, inconscient, émotions,* traduction de F. Sève et G. Fernandez, Paris, La Dispute.

WALLON, H. 1932. « Culture générale et orientation professionnelle », dans H. Wallon, *Lecture d'Henri Wallon, choix de textes,* Paris, Éditions Sociales, 1976, p. 205-218.

WALLON, H. 1968. « Les milieux, les groupes et la psychogenèse de l'enfant », *Enfance*, 1-2 Henri Wallon, Écrits et souvenirs. Recueil d'articles, p. 287-296.

WEBER, M. 1905. *L'éthique protestante et l'esprit du capitalisme*, Paris, Plon, 1967.

WELLER, J.-M. 1999. *L'état au guichet. Sociologie cognitive du travail et modernisation administrative des services publics*, Paris, Desclée de Brouwer.

WINNICOTT, D.W. 1971. *Jeu et réalité : l'espace potentiel*, Paris, Gallimard, 2002.

WINNICOTT, D.W. 1988. *Conversations ordinaires,* Paris, Gallimard.

ZALTZMAN, N. 1998. *De la guérison psychanalytique,* Paris, PUF.

ZALTZMAN, N. 1999. « Le garant transcendant », dans E. Enriquez (sous la direction de), *Le goût de l'altérité*, Paris, Desclée de Brouwer, p. 245-256.

ZALTZMAN, N. 2007. *L'esprit du mal,* Paris, Éditions de l'Olivier.

Présentation des auteurs

Pascal BÉGUIN, ergonome ; directeur de recherche au Département « Sciences pour l'action et le développement » (SAD) – UMR 1048 « Activités, produits, territoires » (APT) de l'INRA-AgroParisTech et membre du groupe INRA – SENS (Sciences EN société) – IFRIS (Institut francilien recherche innovation société) ; chercheur associé à l'équipe d'ergonomie du Centre de recherche sur le travail et le développement (CRTD) – EA 4132 – CNAM.

Maryse BOURNEL-BOSSON, psychologue ; maître de conférences en psychologie à l'université de Franche-Comté ; membre associée à l'équipe « Psychologie du travail et clinique de l'activité » du Centre de recherche sur le travail et le développement (CRTD) – EA 4132 – CNAM.

Cécile BRIEC, ergonome ; membre de l'équipe « Psychologie du travail et clinique de l'activité » du Centre de recherche sur le travail et le développement (CRTD) – EA 4132 – CNAM.

Yves CLOT, psychologue ; professeur des universités, titulaire de la chaire de Psychologie du travail du CNAM ; directeur du Centre de recherche sur le travail et le développement (CRTD) – EA 4132, regroupant au CNAM les équipes d'ergonomie, de psychologie du travail et clinique de l'activité, de psychodynamique du travail et de l'action et de psychologie de l'orientation.

Damien CRU, ergonome, préventeur ; professeur associé d'ergonomie à l'ISTIA (Institut des sciences et techniques de l'ingénieur) d'Angers et chercheur associé au LEEST (Laboratoire d'ergonomie et d'épistémologie de la santé au travail) – Unité associée INVS ; consultant AOSST (Approche organisationnelle de la santé au travail) – Paris.

Emmanuel DIET, psychologue, psychanalyste ; chercheur associé au Centre de recherche en psychopathologie et psychologie clinique (CRPPC) – EA 653 – université Lumière Lyon 2 ; analyste de groupe et d'institution (Transition), membre du Collège international de psychanalyse et d'anthropologie (CIPA).

Marie-Anne DUJARIER, sociologue ; maître de conférences en sociologie à l'université Paris 3 Sorbonne nouvelle et à l'École polytechnique ; chercheure au Laboratoire interdisciplinaire pour la sociologie économique (LISE) – CNAM – UMR 6209 – CNRS.

Fabienne HANIQUE, sociologue ; maître de conférences en sociologie à l'université de Paris 7 Denis Diderot ; chercheure au Laboratoire de changement social (LCS) – EA 2375 – université Paris 7 Denis-Diderot.

Katia KOSTULSKI, psychologue ; maître de conférences en psychologie à la chaire de Psychologie du travail du CNAM ; membre de l'équipe « Psychologie du travail et clinique de l'activité » du Centre de recherche sur le travail et le développement (CRTD) – EA 4132 – CNAM.

Dominique LHUILIER, professeure émérite des universités ; Centre de recherche sur le travail et le développement au Conservatoire national des arts et métiers (CNAM).

Malika LITIM, psychologue ; maître de conférences en psychologie du travail à l'université Paris 13 Villetaneuse ; membre de l'équipe de l'Unité de recherche transversale de psychogenèse et de psychopathologie – EA 3413 – université Paris 13 Villetaneuse, et membre associée à l'équipe « Psychologie du travail et clinique de l'activité » du Centre de recherche sur le travail et le développement (CRTD) – EA 4132 – CNAM.

Jean-Pierre MINARY, psychologue ; professeur de psychologie à l'université de Franche-Comté ; directeur du Laboratoire de psychologie de l'université de Franche-Comté – EA 3188.

Pascale MOLINIER, psychologue ; maître de conférences habilitée à diriger des recherches (HDR) à la chaire de Psychanalyse-santé-travail du CNAM ; membre de l'équipe thématique « Psychodynamique du travail et de l'action » du Centre de recherche sur le travail et le développement (CRTD) – EA 4132 – CNAM.

Florence OSTY, sociologue ; maître de conférences à l'Institut d'études politiques (IEP) de Paris ; chercheure au Laboratoire interdisciplinaire pour la sociologie économique (LISE) – CNAM – UMR 6209 – CNRS.

Bernard PROT, psychologue ; maître de conférences à l'INETOP – CNAM ; membre de l'équipe de psychologie de l'orientation du Centre de recherche sur le travail et le développement (CRTD) – EA 4132 – CNAM.

Jacques RHÉAUME, sociologue ; professeur au département de Communication sociale et publique de l'université du Québec à Montréal ; directeur du Centre de recherche et de formation (CRF) du Centre de services sociaux et de santé (CSSS) de la Montagne à Montréal.

Pierre ROCHE, sociologue ; chercheur au CEREQ ; président du comité de sociologie clinique de l'Association française de sociologie.

Claire RUEFF-ESCOUBÈS, sociopsychanalyste ; membre du groupe Desgenettes – Association pour la gestion des activités sociales et psychologiques (AGASP) de sociopsychanalyse.

Michèle SALMONA, anthropologue ; professeur émérite à l'université Paris-Ouest Nanterre La Défense ; cofondatrice du Centre d'anthropologie économique et sociale : applications et recherches (CAESAR) – université Paris-Ouest Nanterre La Défense.

Jean-Luc TOMÁS, psychologue ; enseignant-chercheur en psychologie sociale et du travail à l'université catholique de l'Ouest ; membre de l'équipe « Psychologie du travail et clinique de l'activité » du Centre de recherche sur le travail et le développement (CRTD) – EA 4132 – CNAM.

Table des matières

II. Clinique du travail et organisation du travail

III. Travail, collectif, métier

Achevé d'imprimer
sur les presses numériques de Dupli-Print (95)

Imprimé en France

Parmi les titres déjà parus dans la collection « Clinique du travail »

dirigée par Yves Clot et Dominique Lhuilier

Lydia Martin
Le jeu au travail
Les serious games *: récréation ou instrumentalisation managériale ?*

Damien Collard
Le travail au-delà de l'évaluation
Normes et résistances

Sous la direction de **Gilles Amado, Jean-Philippe Bouilloud, Dominique Lhuilier, Anne-Lise Ulmann**
La créativité au travail

Fabien Brugière
La sous-traitance en piste
Les ouvriers de l'assistance aéroportuaire

Sous la direction de **Renaud Crespin, Dominique Lhuilier** et **Gladys Lutz**
Se doper pour travailler

Alexandra Felder
L'activité des demandeurs d'asile
Se reconstruire en exil

Sous la direction de **Florence Schepens**
Les soignants et la mort

Dominique Lhuilier et **Anne-Marie Waser**
Que font les 10 millions de malades ?
Vivre et travailler avec une maladie chronique

Sous la direction de **Yves Clot** et **Dominique Lhuilier**
Travail et santé
Ouvertures cliniques

Sous la direction de **Yves Clot** et **Dominique Lhuilier**
Agir en clinique du travail

Sous la direction de **Marc Loriol** et **Nathalie Leroux**
Le travail passionné
L'engagement artistique, sportif ou politique

Sous la direction de **Pierre Fournier, Cédric Lomba, Séverin Muller**
Les travailleurs du médicament
L'industrie pharmaceutique sous observation

Damien Cru
Le risque et la règle
Le cas du bâtiment et des travaux publics

Guy Jobert
Exister au travail
Les hommes du nucléaire

Dominique Dessors
De l'ergonomie à la psychodynamique du travail
Méthologie de l'action

Sous la direction de **Yves Clot** et **Dominique Lhuilier**
Agir en clinique du travail

Claude Veil
Vulnérabilités au travail
Naissance et actualité de la psychopathologie du travail

Sous la direction de **Patrice Cingolani**
Un travail sans limites ?
Subordination, tensions, résistance

Sous la direction de **Delphine Corteel** et **Stéphane Le Lay**
Les travailleurs des déchets

Bernard Doray
Psychopathologie du travail

Dominique Lhuilier
Cliniques du travail

Louis Le Guillant
Le drame humain du travail
Essais de psychopathologie du travail

Jean-Luc Roger
Refaire son métier
Essai de clinique de l'activité

Sous la direction de **Danièle Linhart**
Pourquoi travaillons-nous ?
Une approche sociologique de la subjectivité au travail

Gabriel Fernandez
Soigner le travail
Itinéraires d'un médecin du travail

François Danet
La médecine d'urgence
Vers de nouvelles formes de travail médical

Sous la direction de **Marc Loriol,**
Marie Buscatto et Jean-Marc Weller
Au-delà du stress au travail
Une sociologie des agents publics au contact des usagers